中医经典

秘方大全

土荣华 牛林敬◎编著

上海科学普及出版社

图书在版编目（CIP）数据

中医经典秘方大全 / 土荣华, 牛林敬编著. -- 上海:
上海科学普及出版社, 2018
（中医养生疗方丛书）

ISBN 978-7-5427-7263-3

Ⅰ.①中… Ⅱ.①土… ②牛… Ⅲ.①秘方－汇编
Ⅳ.①R289.2

中国版本图书馆CIP数据核字(2018)第158587号

责任编辑　俞柳柳
助理编辑　陈星星

中医经典秘方大全
土荣华　牛林敬　编著
上海科学普及出版社出版发行
（上海中山北路832号　邮政编码200070）
http://www.pspsh.com

各地新华书店经销　三河市双升印务有限公司印刷
开本710×1000　1/16　印张24.75　字数310 000
2018年7月第1版　2019年10月第2次印刷

ISBN 978-7-5427-7263-3　定价：38.80元

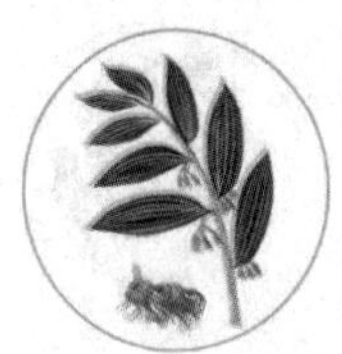

前　言

秘方，古时称“禁方”，指有效而密不外传的方剂。它是我国传统医学的一部分，是中医学发展过程中遗留下来的宝贵财富。许多秘方，更是如醇酒，历久弥香。它们不仅药源易得、价格低廉、使用方便、易学易用，而且疗效显著，鲜有不良反应。对于普通常见病、多发病的效果可谓立竿见影，在解决一些疑难杂症方面更是行之有效，甚至能药到病除，因此深受医生、患者的关注。

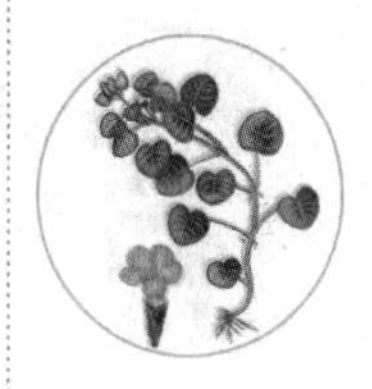

我国古代皇家有许多的“宫廷秘方”，山中高人也有许多“独家秘方”，民间流传亦有不少的“祖传秘方”，其来源主要是历代医家经验的积累、门派和家族内部流传所得，这其中不乏奇方、妙方。我们要充分挖掘、研究、开发和利用，使它们服务于广大的百姓，造福于人类。

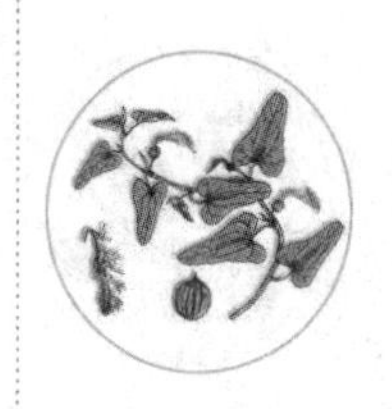

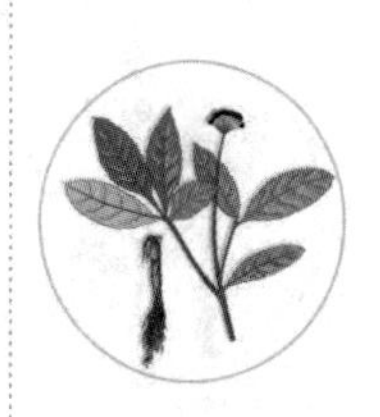

基于此，我们特组织了部分专家和临床医务工作者，汇集编成了《中医经典秘方大全》一书。其所收录的皆为生命力极强、千百年来私家秘传、经著名老中医多次验证、疗效显著的秘方，它们集实践与医理于一体，内容翔实，说理严密，条目清楚，通俗易懂。分列内科、外科、妇

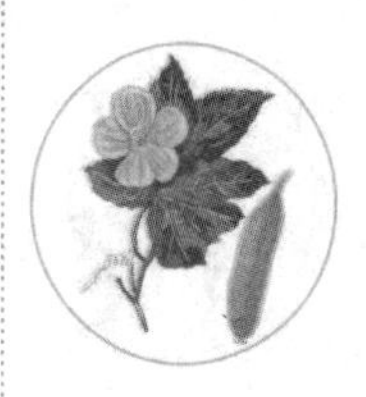

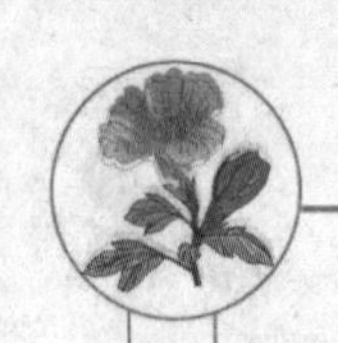

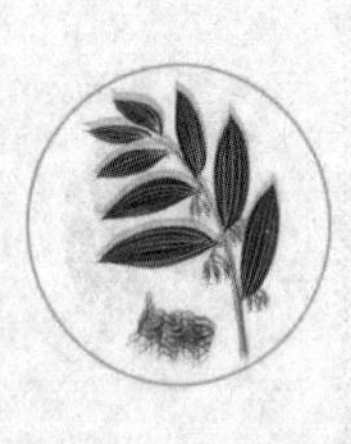

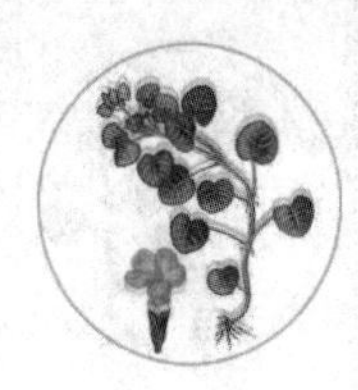

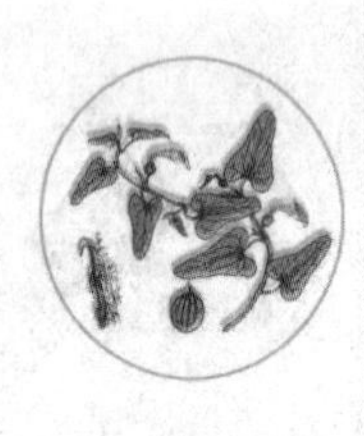

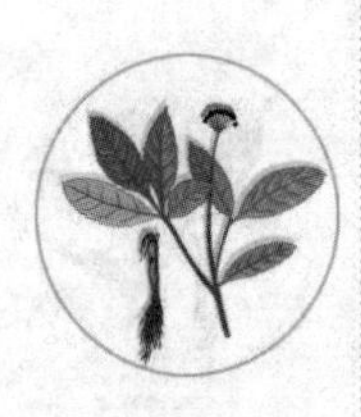

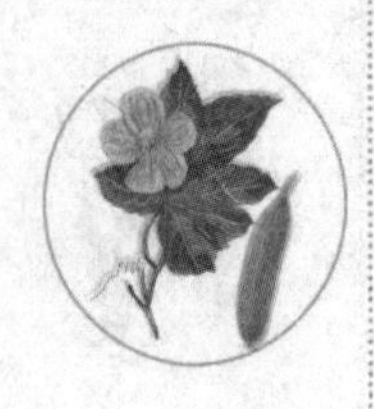

科、儿科、五官科、皮肤科、美容科等，汇编大量处方，从药方的“配方”“制用法”到“功效”进行全方位的说明。既有内服之方，亦有外用之法，更兼生活宜忌，具有很强的实用价值、学术价值与收藏价值。本书内各方中之物皆属平常，举手可得，故于民于医皆可谓良师与益友。

《中医经典秘方大全》装帧美观、设计大方、内容翔实、图文并茂，是一本实用健康生活大典。当你翻开本书，找到适宜的方子，体验这些优秀的千古良方，你将会发现，它是你忠心的私人保健医生，是你贴心的护士，它会让你受益无穷。

编　者

2018年6月

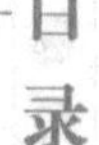

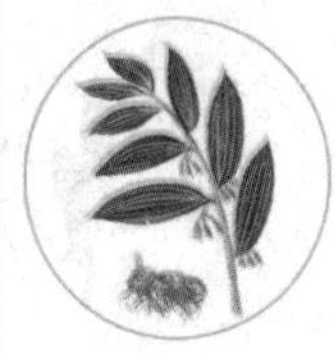

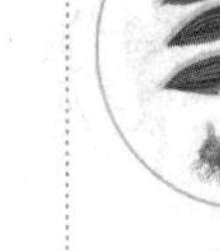

目 录

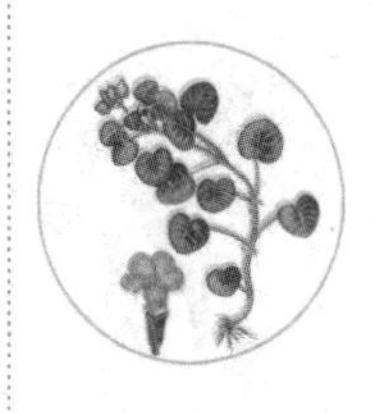

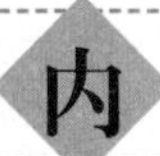

第一章 内 科

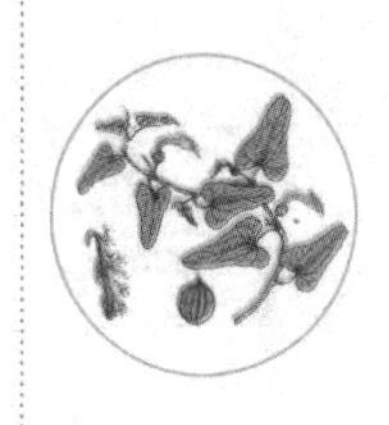

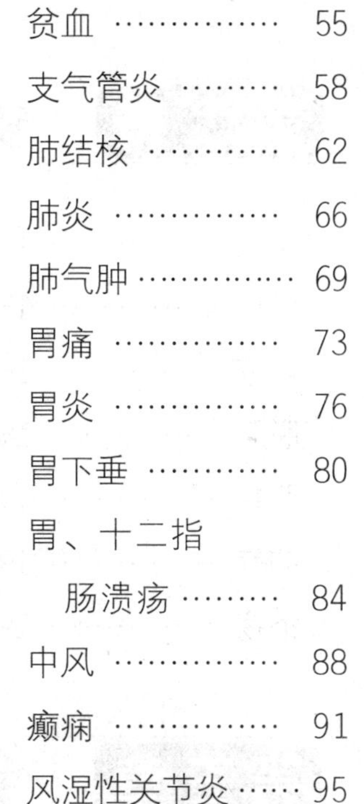

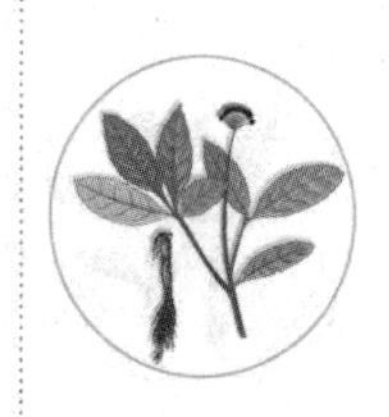

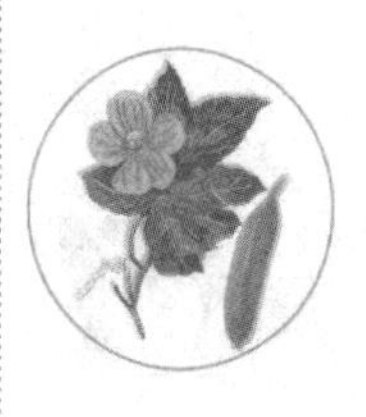

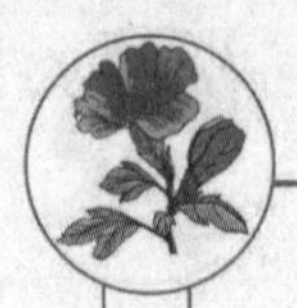

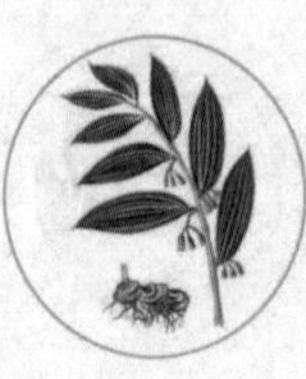
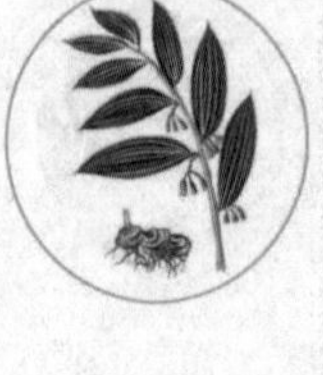
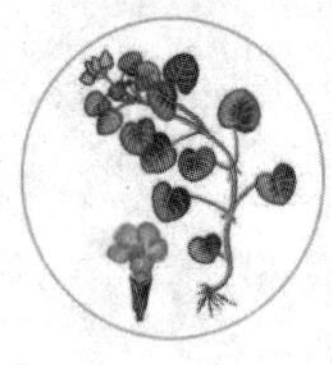
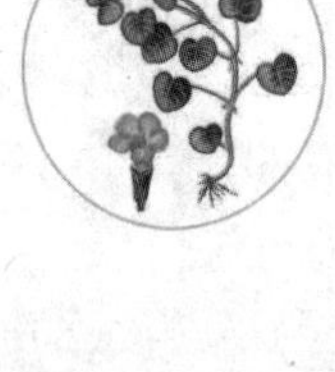
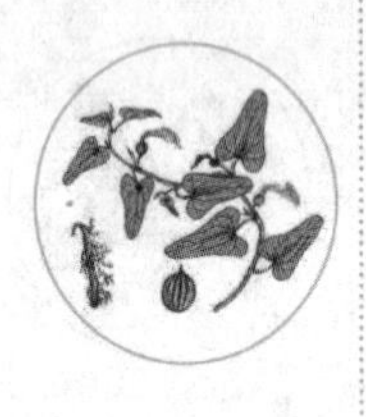

第二章 外科

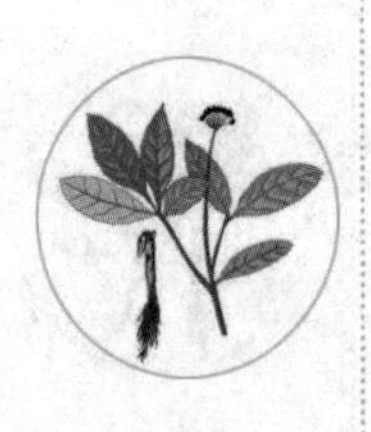
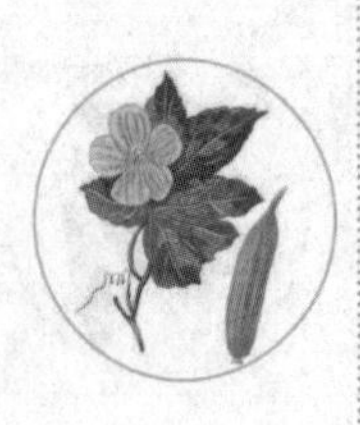

第三章 妇科

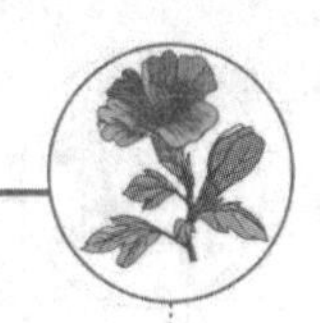

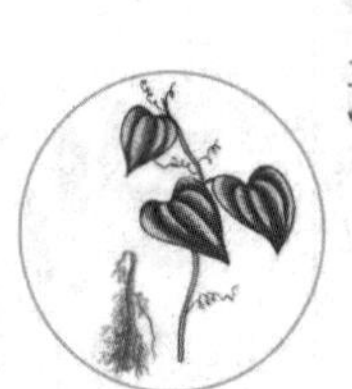

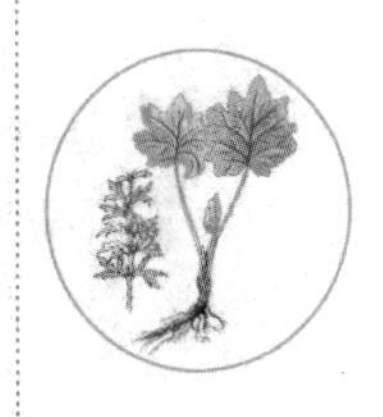

第四章 儿科

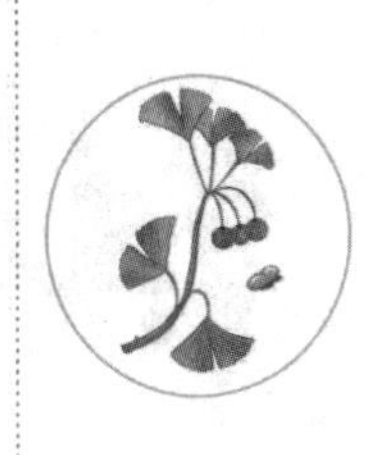

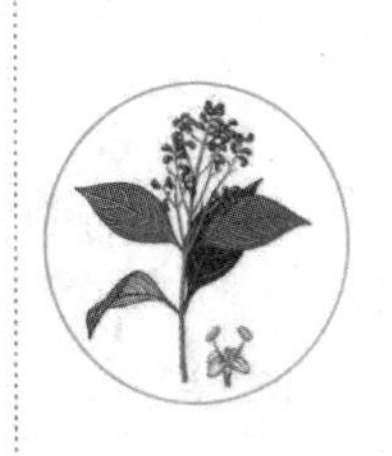

第五章 五官科

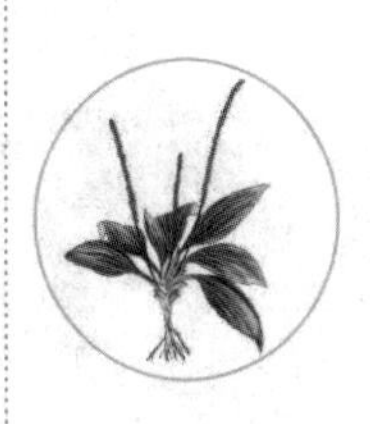

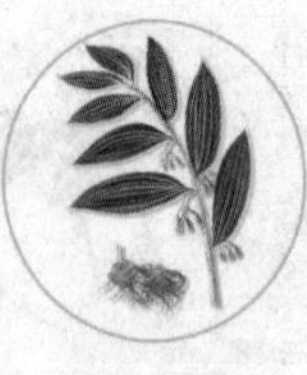
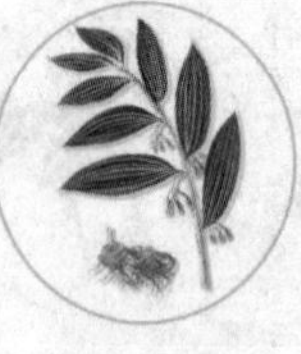

第六章 皮肤科

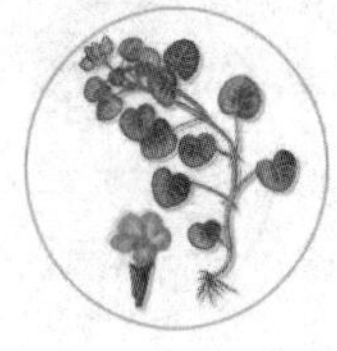
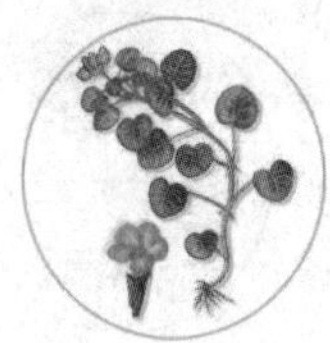

第七章 美容科

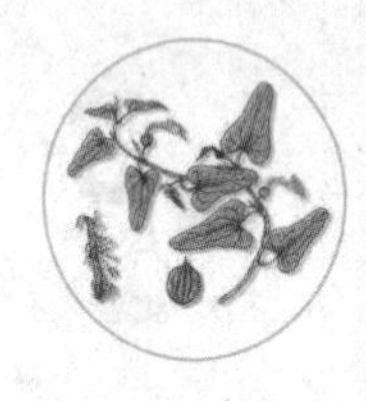
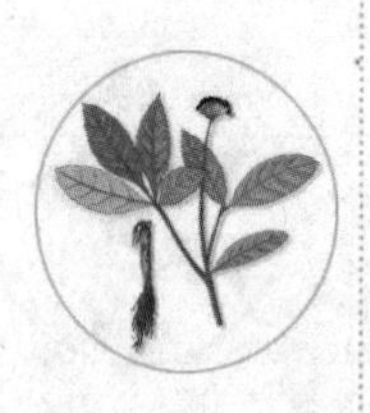
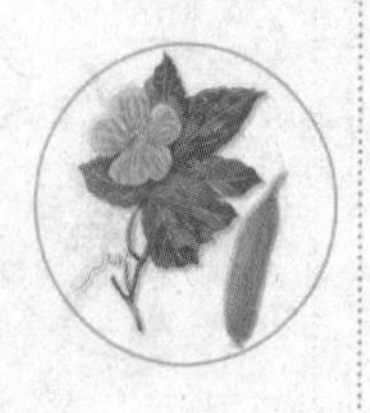

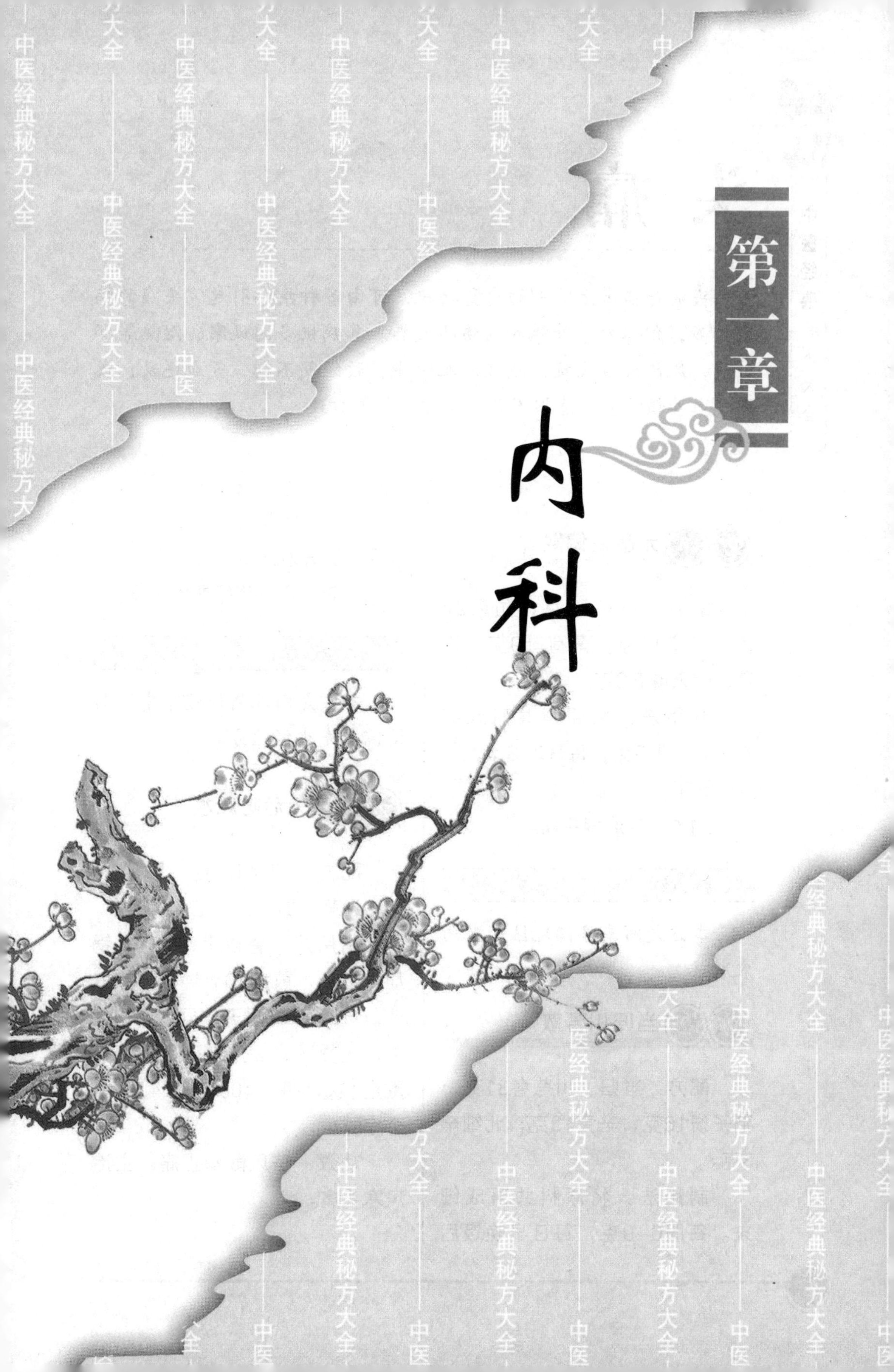

第一章 内科

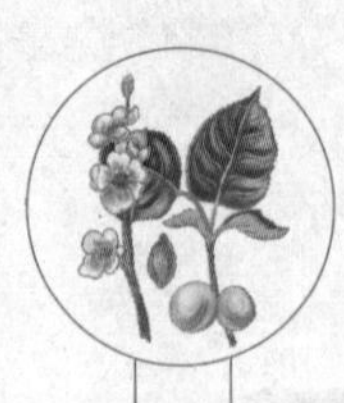

头痛

头痛是临床上常见的自觉症状，可由多种疾病引起。头痛的病因较多，但不外乎外感和内伤两大类。其病机多因风寒、湿热等邪外侵，风阳火毒上扰，痰浊瘀血阻滞，致经气不利，气血逆乱；或因气血营精亏虚、清阳不升、脑神失养等所致。

方1 无敌治偏散

配方：白芷31克，防风22克，细辛16克，薄荷叶9克，川芎、明天麻各6克。

制用法：将原料共研成细末，每次服6克，每日2~3次，茶叶汤送下。

功效：专治偏头痛。

备　注

本方是河南洛阳地区一老药农所献。

方2 当归川芎散

配方：当归、川芎各31克，荆子炭16克，辛夷13克，北细辛3克。

制用法：将原料共研成细末。每服6~9克，每日早晚饭后服用，白开水送下。

功效：用于治疗血虚头痛。

备　注

本方是河北省保定市中医刘博儒老先生经验方。

方3 羌活防风水

配方：羌活50克，防风30克，川芎、藁本、白芷各40克。

制用法：将以上5味药入锅加水适量，煎煮20分钟，去渣取汁，与3 000毫升开水同入泡脚盆中，先熏蒸，后泡洗双足，每晚熏泡1次，每次40分钟。4日为1个疗程。

功效：祛风散寒止痛。主治风寒头痛。

方4 党参当归水

配方：党参、当归各20克，川芎10克。

制用法：将上药加清水1 500毫升，煎数沸，取药液倒入脚盆内，待水温适宜（约45℃）时浸泡双脚。每日1次，8日为1个疗程。

功效：适用于气血不足所致的头痛。

方5 蔓荆子菊花汤

配方：蔓荆子10克，野菊花12克，决明子18克，香附10克。

制用法：水煎服。每日1剂，每日服3次。

功效：疏风清热，清利头目。治疗风热上攻，头痛目眩，面红耳赤，口干舌燥等。本方药性偏寒，脾胃虚寒患者不宜久服。

方6 川芎白芷散

配方：川芎、白芷各30克，全蝎12克，细辛10克。

制用法：将上药共研细末，分装3克1包，每日服3次，每次1包，温开水送服。

功效：本方对血管神经性头痛、三叉神经痛引起的偏头痛疗效显著，对单侧或双侧头痛如刀割，头痛连目、连牙、连耳也有一定的效果。

方7 白芷汤

配方：白芷9克。

制用法：水煎分2～3次服。或研末，每次服3克，每日3次。

功效：适用于偏头痛及感冒头痛者。

方8 黄芩大黄汤

配方：黄芩3克，生大黄(研)9克。

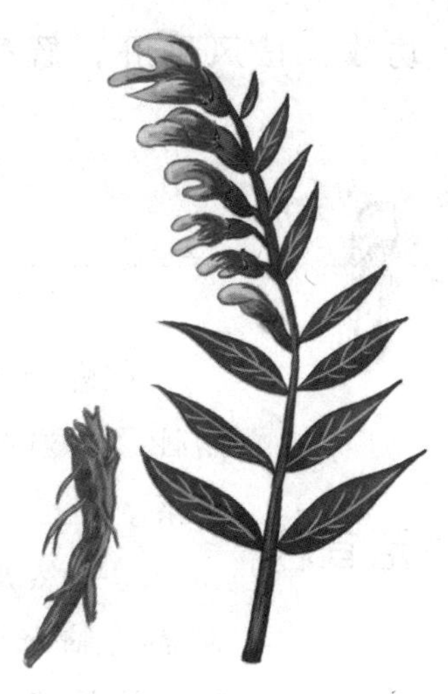

黄芩

制用法：和白酒1小碗一起煮服。

功效：适用于偏头痛属热者。

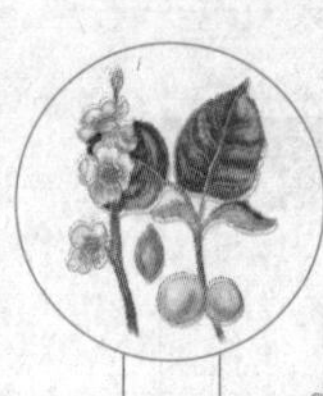

方9 荆芥穗散

配方：荆芥穗适量。

制用法：将荆芥穗研细末内服。每日3次，每次15克，热水冲服。

功效：本方有发汗解热作用，对偏头痛有较好的疗效，无不良反应。

方10 全蝎末

配方：全蝎末适量。

制用法：以全蝎末少许置于"太阳穴"，以胶布封固，每日一换。

功效：祛风平肝，解痉止痛。用治偏头痛。

方11 白果汤

配方：带壳生白果20克。

制用法：将生白果捣裂，去膜及胚芽，入砂锅，加水500毫升，水煎，每日分2次服完。

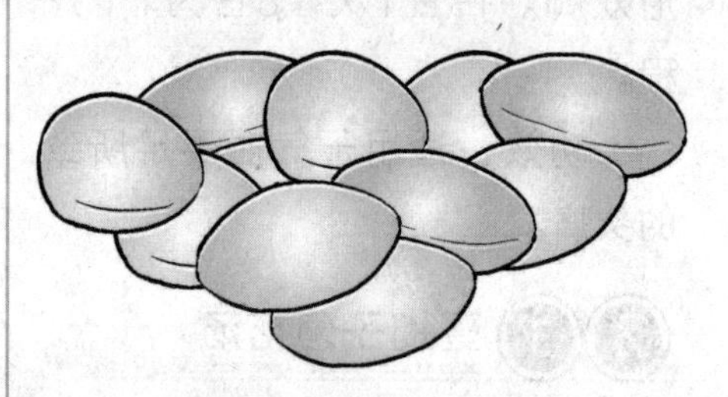

白果

功效：补肾益肺，扩张脑血管。治疗脑血管硬化性头痛、头晕。

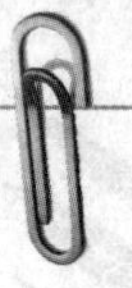

生活宜忌

①忌食烟、酒、咖啡、巧克力、辛辣等热性、刺激性食品。饮食宜清淡，多食水果、蔬菜。

②突然出现剧痛，兼有手足冰冷、呕吐，常常是脑血管意外的先兆表现，应马上去医院就诊检查。

发热

发热指体温超过正常的征象，可由多种疾病引起。中医学分为外感性发热和内伤性(非感染性)发热。

外感热多由六淫、疫疠等外邪侵袭引起，有表证、里证、半表半里证之分。表证为畏寒、恶风、头痛、鼻塞等，治宜发表解热；里证常见壮热并伴烦躁、口渴、腹满胀痛、便秘、泄痢等，治宜清里除热；半表半里证见寒热往来、胸胁痞满、口苦咽干等，治宜和解。若邪气入于营分、血分，则出现高热，治宜清凉解毒、凉血开窍；内伤发热宜甘温除热；阴虚发热多为低热或潮热，并有虚烦、盗汗、面赤如火、消瘦等，治宜滋阴消热等。

方1 龙葵根汤

配方：新鲜龙葵根150克（干品50克）。

制用法：加5碗水煎成3碗。先喝2碗，晚上再服1碗。

功效：退热。

备注

龙葵的嫩叶是一种健康食品，吃起来苦中带甜，种子成熟后呈黑色，也可食用。

方2 香菜根汤

配方：香菜根250克。

制用法：将香菜根洗净放入砂锅内，加3碗水，煎成1碗后，除去杂质喝掉。

功效：发汗退热。

方3 老萝卜干汤

配方：1/3条老萝卜干。

制用法：将老萝卜干洗净切片，稍在水中搓洗一下。放入锅中加3~4碗水，煮开后再用小火煮10分钟即可。每次喝1碗，每日喝3~5碗。

功效：退热。

备注

民间大人小孩发热时应用，屡试不爽。

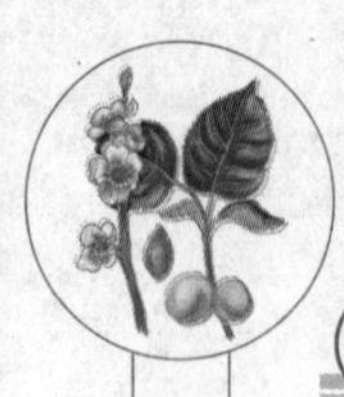

方4 绿豆可乐汤

配方：绿豆、可乐、姜丝各适量。

制用法：先煮绿豆，然后倒入可乐、姜丝，煮完后趁热猛喝两大碗，坚持喝3日。

功效：解除浑身关节疼痛，发汗退热。

方5 芦根薄荷水

配方：芦根50克，薄荷、浮萍各20克，白菜根2个。

制用法：将上药煎沸20分钟，去渣，加开水3 000毫升，熏洗双足。每日2次，每次20分钟。

功效：主治流感发热。

方6 石膏板蓝根水

配方：生石膏（先煎）30克，板蓝根、大青叶各20克，柴胡10克。

制用法：将上药煎沸5分钟，去渣取汁，与2 000毫升开水同入泡脚盆中，先熏后洗。每日2次。

功效：主治感冒发热。

方7 绿豆绿茶饮

配方：绿豆50克，绿茶5克，冰糖15克。

制用法：绿豆洗净，捣碎，放入砂锅加水3碗煮至1.5碗，再加入茶叶煮5分钟，纳入冰糖拌化，待温后分2次服食。每日1料，连服3日。

功效：清热祛火。适用于春季里有积热。

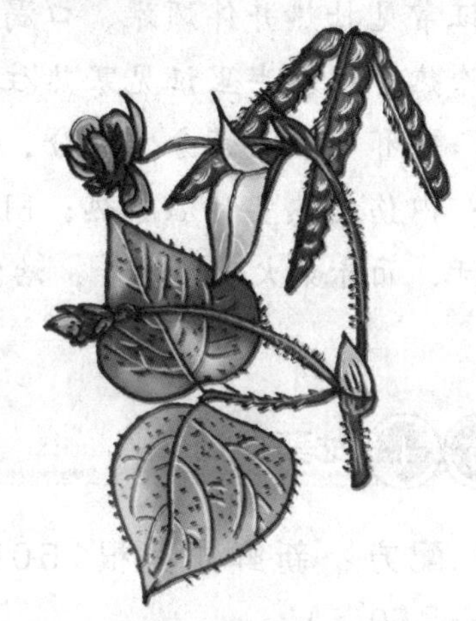

绿豆

方8 生地黄粳米粥

配方：生地黄汁约80毫升(或用干地黄60克)，粳米100克，酸枣仁10克，生姜2片。

制用法：将地黄洗净后切段，每次搅取其汁50毫升，用粳米加水煮粥，煮沸后加入地黄汁、酸枣仁和生姜，煮成稀粥食用。

功效：养阴清热。适用于阴

虚发热。

方9 山藿香汤

配方：山藿香45克。

制用法：水煎服，频饮。

功效：用于治疗感冒发热、咳嗽。

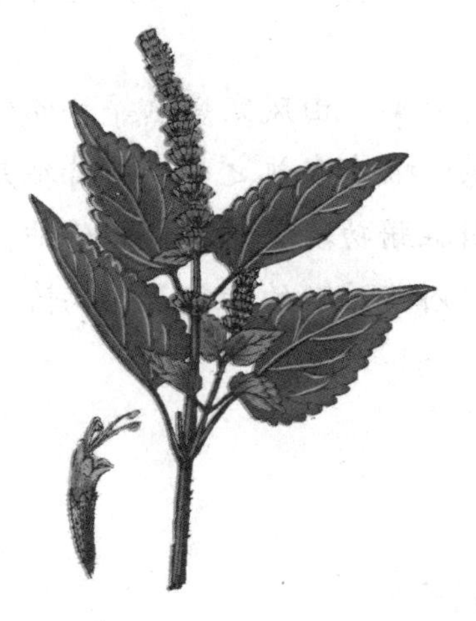

藿香

方10 枸杞根何首乌汤

配方：枸杞根30克，何首乌20克，胡黄连10克。

制用法：水煎服。

功效：用于治疗外感性感染高热。

方11 牡丹皮山栀子汤

配方：牡丹皮15克，山栀子12克，黄芩、当归各10克，赤芍药、白芍药各8克。

制用法：水煎服。

功效：用于治疗外感性感染高热。

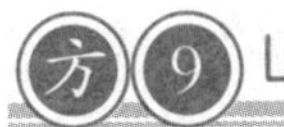

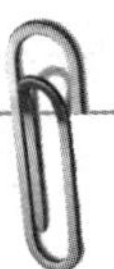

生活宜忌

凡发热患者，饮食宜选择清淡而易于消化的流食或半流食，以补充人体消耗的水分；宜吃具有清热、生津、养阴作用的食品；宜吃富含维生素及纤维素的蔬菜瓜果。忌吃黏糯滋腻、难以消化的食品；忌吃高脂肪及油煎熏烤炒炸的食物。

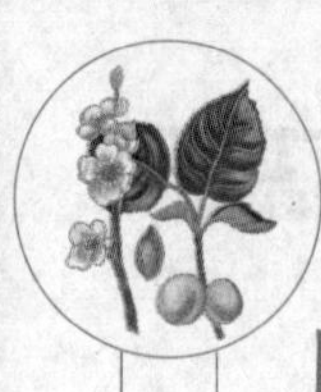

咳 嗽

咳嗽是呼吸系统最常见的疾病之一，其有声为咳，有痰为嗽，既有声又有痰者称为咳嗽。发病多见于老人和幼儿，尤以冬春季节为最多。以咳嗽为主要临床症状的疾病，多见于现代医学的呼吸道感染，急慢性支气管炎，肺炎，肺结核，百日咳，支气管扩张等病。

咳嗽分成外感咳嗽与内伤咳嗽两大类。由风寒燥热等外邪侵犯肺系引起的咳嗽，为外感咳嗽。外感咳嗽有寒热之分，其特征是：发病急，病程短，常常并发感冒。因脏腑功能失调，内邪伤肺，致肺失肃降，引发咳嗽，为内伤咳嗽；内伤咳嗽的特征是：病情缓，病程长，因脏腑功能失常引起。

方 1 三奇散

配方：熟地黄30克，款冬花、鼠麴草各9克。

制用法：将原料以4碗水用中火煮成2碗，分2次服用，大约隔4小时服用1碗；如果病情严重时，每日煮2帖，每4小时服1碗。儿童减半，5岁以下小儿则再减少，体重超过70千克者可增加服用量。

功效：止咳。

备 注

患者应随时注意保暖，少吃橘子。

方 2 白糖拌广柑

配方：广柑、白糖各500克。

制用法：将广柑去皮核，放小锅中，加白糖250克，腌渍1日，至广柑肉浸透糖，加清水适量，文火蒸至汁稠，停火；再将每瓣广柑肉压成饼，加白糖250克，拌匀倒盘内，通风阴干，瓶装，每次服5～8瓣，日3次。

功效：理气燥湿化痰。适用于痰多咳嗽之犯肺证。

方3 蜂蜜萝卜

配方：蜂蜜、新鲜萝卜各150克。

制用法：将萝卜洗净、切丁、放入沸水中煮沸捞出，控干水分，晾晒半日。把萝卜丁放入锅中加蜂蜜，用小火煮沸调匀，晾凉后服用。

功效：理气除胀，消食化痰止咳。

方4 鱼腥草杏仁水泡脚

配方：鱼腥草50克，杏仁25克。

制用法：将上药加水适量，煎煮20分钟，去渣取汁，与2 000毫升开水同入泡脚盆中，先熏足，后温洗双足，每日熏泡1次，每次30分钟。6日为1个疗程。

功效：疏风清热，化痰止咳。主治风热咳嗽。

方5 栀子桃仁水

配方：栀子、桃仁各30克，杏仁、胡椒各20克。

制用法：将上药研细末，用纱布包扎好后放入锅内煮沸，待药温适宜，即可泡洗双脚，每次20分钟，每日2次，5日为1个疗程。

功效：宣肺止咳，化痰行气。主治慢性咳嗽。

方6 丝瓜花蜂蜜饮

配方：洁净丝瓜花10克，蜂蜜适量。

制用法：将丝瓜花放入瓷杯内，以沸水冲泡，盖上盖温浸10分钟，再调入蜂蜜，趁热顿服，每日3次。

功效：主治风热咳嗽。

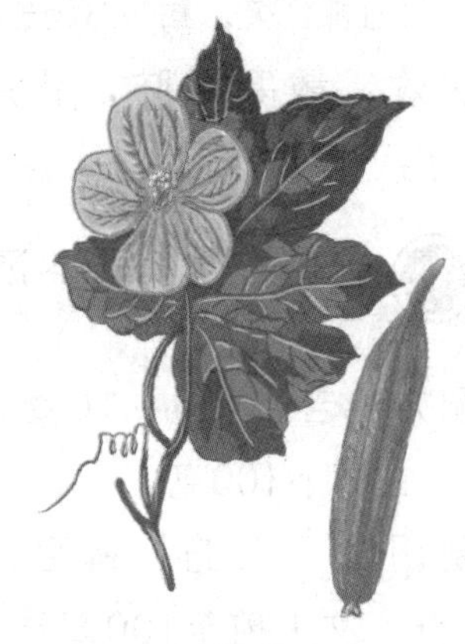

丝瓜

方7 桑白皮天门冬汤

配方：桑白皮30克，天门冬60克。

制用法：用3碗水熬40分钟后，除杂质即可。

功效：止咳。

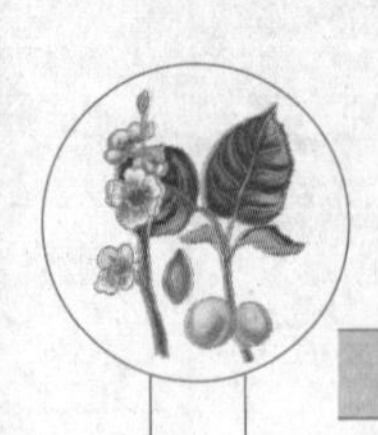

备　注

患者不要吃柑橘等凉性的食物。

方8 橘红生姜蜂蜜膏

配方：橘红60克，生姜30克，蜂蜜250克。

制用法：先将橘红、生姜2味用水煎煮，15分钟取煎液1次，加水再煎，共取煎液3次，合并煎液，以小火煎熬浓缩，至稠黏时，兑入蜂蜜，至沸停火，装瓶备用。每日服3次，每次3汤匙。

功效：散寒温肺，化痰止咳，适用于风寒咳嗽。

方9 苦杏仁生姜萝卜汤

配方：苦杏仁6～10克，生姜3片，白萝卜100克。

制用法：上药打碎后加水400毫升，文火煎至100毫升，可加少量白糖调味，每日1剂，分3次服完。

功效：散寒化痰止咳，适用于外感风寒咳嗽。

方10 芫荽汤

配方：芫荽(香菜)、饴糖各30克，大米100克。

制用法：先将大米洗净，加水煮汤。取大米汤3汤匙与芫荽、饴糖搅拌后蒸10分钟。趁热1次服，注意避风寒。

功效：发汗透表。用于治疗伤风感冒引起的咳嗽。

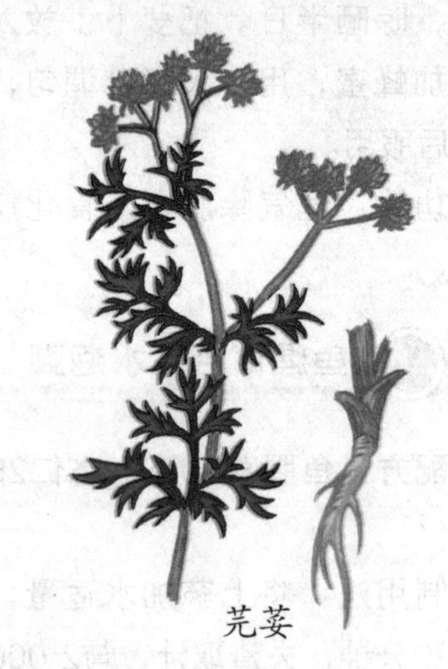
芫荽

方11 红糖姜枣汤

配方：红糖30克，鲜姜15克，红枣30克。

制用法：以水3碗煎至过半。顿服，服后出微汗即愈。

功效：驱风散寒。治伤风咳嗽、胃寒刺痛、产后受寒腹泻、恶阻等。

方12 蚕豆花煎汤

配方：蚕豆花9克。

制用法：水煎去渣。冰糖适

量调服。

功效：用于治疗虚咳吐血。

姜茶止咳

配方：茶叶7克，生姜10片。

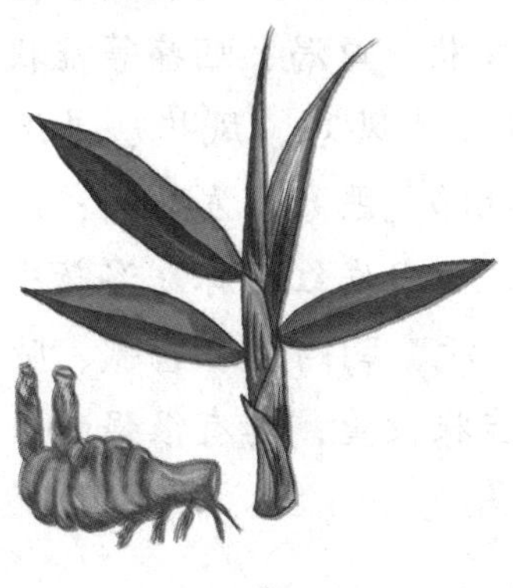

生姜

制用法：将去皮生姜与茶叶一并煮成汁，饭后饮服。

功效：温肺止咳。

艾叶水泡脚

配方：艾叶50克，水2 000毫升。

制用法：将艾叶洗净后放入开水中煎煮20分钟，去渣。将汤液倒入小脚盆里，先熏双脚15分钟，水温降低后，双脚浸泡其中30分钟，每晚浸泡1次，连续7次。

功效：用于治疗咳嗽。

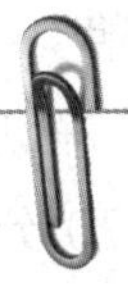

生活宜忌

咳嗽未愈期间注意饮食调理，可以收到事半功倍的效果。

①忌冷、酸、辣食物。

②宜多喝水。

③饮食宜清淡。

民间有“生梨炖冰糖”治疗咳嗽的习惯，不过这种吃法对咳嗽初起（新咳）是不妥当的。中医认为新咳治疗应以宣、散为主，而冰糖润肺，有遏邪可能。

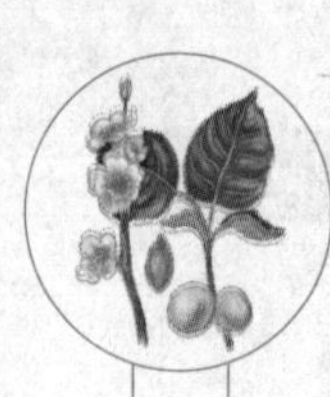

感冒

感冒俗称“伤风”，四季均可发病。多因气候冷暖失常，风邪病毒侵袭人体所致。引起头痛、发热、鼻塞、流涕、喷嚏、恶寒、四肢酸痛、无汗、咽痒不适、痰稠、咳嗽、口渴、咽痛等症状。依据所感外邪和症状的不同，感冒又可分为风寒、风热、暑湿等证候。风寒者舌苔白、脉浮紧或浮缓、流涕、恶寒、发热等；风热者恶风、头痛、咽痛、舌苔黄、鼻涕黄、舌尖发红、脉象浮数；暑湿者(夏季多见)头胀痛、沉重、鼻塞、少汗、胸闷、舌苔腻、脉象濡数。流行性感冒与感冒相似，但全身症状较重，具有很强的传染性和流行性，好发于冬、春季节。

方1 银翘汤

配方：金银花、连翘、板蓝根各30克，荆芥10克。

制用法：煎成50%浓汁，每服30~60毫升，每日3次。服药后多饮水。

功效：用于治疗风热感冒，咽肿喉痛，目赤发热或咳嗽痰黄。

备注

①咽喉肿痛加山豆根、锦灯笼各10克；咳嗽加甘草、杏仁、桔梗各10克。②风寒外感忌用。

方2 二冬炒姜丝

配方：嫩姜100克，冬菇、冬笋各50克，香菜梗25克。

制用法：①将姜洗净切成细丝，冬菇用温水浸泡20分钟后洗净切成细丝，把冬笋、香菜梗分别切成细丝和长段。②锅内放入少许植物油烧至五成热时，放入冬菇丝、冬笋丝翻炒后，再放入姜丝煸炒，加入适量料酒、米醋、精盐、味精、白糖翻炒；再加入1个鸡蛋清和适量湿淀粉汁翻炒；加入香菜梗段翻炒几下即可。

功效：清热解毒，温里散寒。

备 注

非常适合在春季食用。

方3 姜母红枣汤

配方：姜母片适量，红枣15个，红糖适量。

制用法：将姜母片、红枣与3勺红糖一起煮汤，每日2次，服用后盖被发汗效果更佳。

功效：姜母能出汗排菌，红枣通气、顺气，红糖活血促循环。

备 注

姜母红枣汤是多年来民间用以治疗感冒且非常有效的验方。

方4 竹叶辣椒水泡脚

配方：竹叶、辣椒根各30克。

制用法：煎水取汁，候温泡脚，然后盖被子卧床，微出汗即愈。每次30分钟，每日1~2次。

功效：发汗解表。适用于风寒感冒。

方5 半边莲散

配方：半边莲3克。

制用法：晒干研细末，温开水调服。

功效：用于治疗流感。

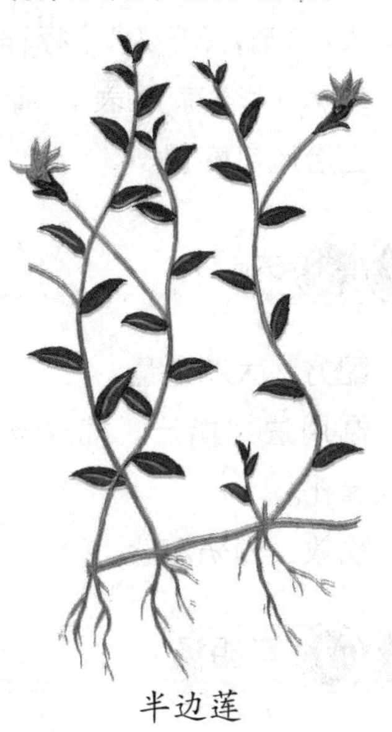

半边莲

方6 神曲茶叶洋葱水

配方：神曲10克，茶叶30克，洋葱20克。

制用法：将洋葱切片，与神曲、茶叶入开水中。待水温适宜后浸泡双脚，每次30分钟，每日2次。

功效：发汗解表，祛风止痛。适用于预防感冒和感冒初期。

方7 金银花连翘薄荷水

配方：金银花30克，连翘50克，薄荷30克。

制用法：将以上3味药入锅加

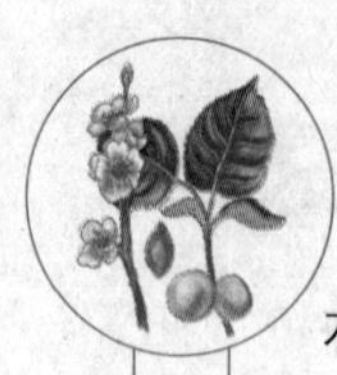

水适量，煎煮20分钟，与开水同入泡脚盆中，先熏蒸，后泡洗双脚。每日熏泡1~2次，每次30分钟，每日1剂，3日为1个疗程。

功效：辛凉解表，清热解毒。主治风热感冒。

方8 大蒜汁

配方：大蒜适量。

制用法：捣汁。棉球蘸汁，塞入鼻孔。

功效：预防流感。

方9 柴胡汤

配方：柴胡15克。

制用法：用根或全草入药，水煎服，每日1剂，分3次温服。

功效：主治感冒、流感。散寒解表，泻肝火，退热效果好。

方10 麻豆汁

配方：绿豆30克，麻黄9克。

制用法：将绿豆与麻黄一起用水淘洗一下，放入锅内加水烧开，撇去浮沫，改用小火煮至豆花开，饮汁。

功效：主治流感。

方11 苦瓜汤

配方：苦瓜适量。

制用法：水煎服。

功效：预防流感。

方12 口含生大蒜

配方：生大蒜1瓣(去皮)。

制用法：将蒜瓣含于口中，生津则咽下，直至大蒜无味时吐掉，连续3瓣即可奏效。

功效：辛温解表，解毒杀菌。用于感冒初起，症见鼻流清涕、风寒咳嗽等。

方13 干白菜根汤

配方：干白菜根1块，红糖50克，姜3片。

制用法：加水共煎汤。每日服 3 次。

功效：清热利尿，解表。用于治疗风寒感冒。

方14 葱姜豆豉

配方：葱白5根，姜1片，淡豆豉20克。

制用法：用砂锅加水1碗煎煮。趁热顿服，然后卧床盖被发汗，注意避风寒。

功效：解热透表，解毒通阳。用于治疗感冒初起，症见鼻塞、头痛、畏寒、无汗等。

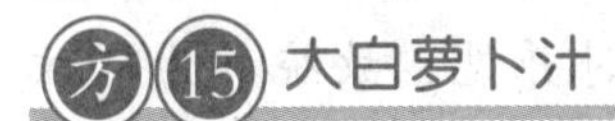

方15 大白萝卜汁

配方：大白萝卜1个。

制用法：将大白萝卜洗净，捣烂取汁。滴入鼻内，治各种头痛；饮用，用于治疗中风。

功效：用于治疗感冒头痛、火热头痛、中暑头痛及中风头痛等。

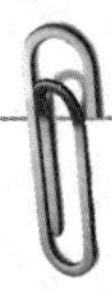

生活宜忌

①饮食应清淡。
②注意室内卫生。
③感冒期间要常换牙刷以免反复感染。

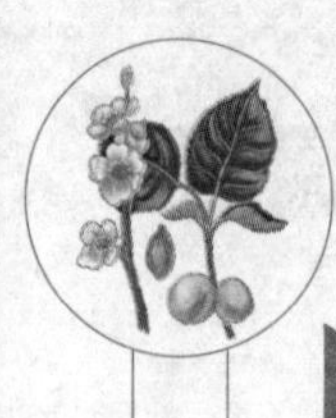

眩晕

眩是目眩，即眼花或眼前发黑，视物模糊；晕是头晕，即感觉自身或外界景物旋转，站立不稳，因两者同时并见，故统称为“眩晕”。究其原因有四：

一是外邪袭人，邪气循经脉上扰巅顶，清窍被扰，可发生眩晕。

二是脏腑功能失调，或肾精亏耗，不能生髓，髓海不足，发生眩晕；或是肝阳上亢，上扰清窍，发为眩晕；或是脾胃不足，气血亏虚，脑失所养。

三是痰湿中阻，痰湿上犯，蒙蔽清阳而发眩晕。

四是瘀血内阻，清窍受扰而生眩晕。

方1 摇神汤

配方：生石决明（先下）21～45克，生牡蛎（先下）15～30克，生地黄、生白芍、夜交藤各9～15克，白蒺藜9～12克，酸枣仁9～18克，合欢花6～12克，远志、黄芩各6～9克，香附6克。

制用法：水煎服。每日1剂。

功效：治眩晕有奇效。

备注

本方是河北省保定市中医刘博儒老先生经验方。

①凡阴虚火旺而致的头痛、眩晕、失眠、抑郁、烦躁、汗多、易怒、心悸、胁痛等均可用此方治疗。②肝血虚目昏、面色萎黄者用白芍药，加当归、何首乌、阿胶。肝阳上扰而致头晕目眩者重用生牡蛎，加生代赭石、天麻。肝风内动而致筋惕肉瞤者加菊花、钩藤、白僵蚕。肝火上炎而致头痛目赤者加龙胆草、芦荟、青黛。肾阴不足腰膝软、五心烦热者重用生地黄，加山萸肉、天冬、女贞子、龟板胶、当

归；兼见肾阳不足者去白蒺藜、远志，加肉桂、附片、肉苁蓉，同时注意阴中求阳，配熟地黄、龟板、桑葚、枸杞子。

方2 大建中汤

配方：人参、干姜、蜀椒、饴糖各适量。

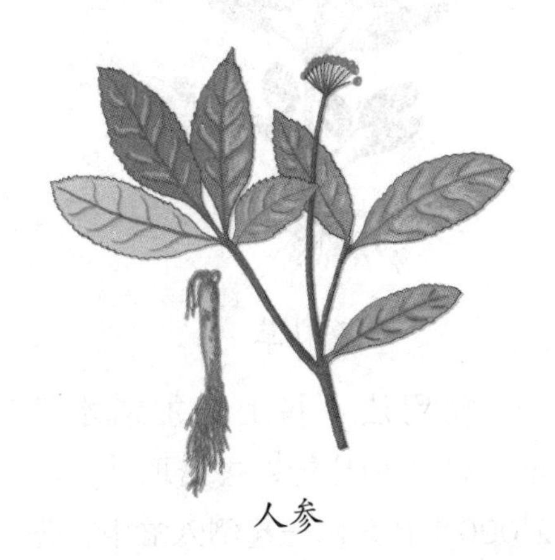

人参

制用法：治眩晕加法半夏6克，白术9克，水煎服，每日1剂。

功效：对治疗嗜睡、眩晕均有良好效果。

备注

本方出自《金匮要略·腹满寒疝宿食病》篇，是建中补虚的名方。

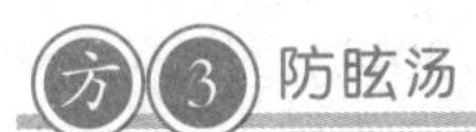

方3 防眩汤

配方：党参、法半夏各9克，当归、熟地黄、白芍药、白术各30克，川芎、山萸肉各15克，陈皮3克，天麻9克。

制用法：水煎服。每日1剂。

功效：治疗以眩晕为主症的高血压、低血压、脑动脉硬化、梅尼埃病等，有意想不到的功效。

备注

本方出自经方家曹颖甫先生治眩晕症所录。

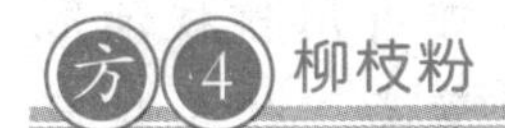

方4 柳枝粉

配方：柳树枝。

制用法：取柳树枝晒干研末备用（最好在清明前后数日采取，阴干，存过冬）。用时，根据辨证选一二味中药煎汁冲服10克柳树枝粉；若辨为火证，取夏枯草15克；风证，取钩藤30克；气虚取太子参30克；痰证，取制半夏12克；瘀证，取丹参15克；血虚取当归12克；阴虚取女贞子、墨旱莲各15克；阳虚取淫羊藿、仙茅各15克，每日1次。

功效：疗效：经治25例，以头眩晕为主症，兼呕吐、头痛、胸闷、气急等；其中肝风内动10例，肝火上炎4例，痰湿上蒙4

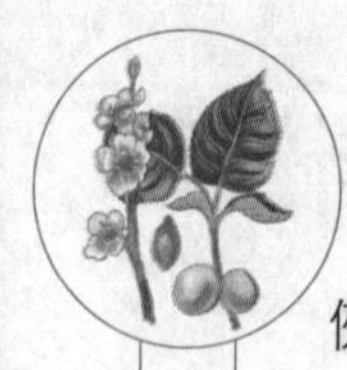

例，瘀血阻滞2例，阴虚3例，气虚1例，均经他法治疗未效者。用上法治疗后全部治愈，见效最快为2日，慢为7日。药后未见不良反应。

备注

按柳枝入药，早有文献记载，《本草纲目》谓“煎服，治黄疸，白浊；酒煮，熨诸痛肿，去风，止痛，消肿”。经现代药理研究，证实含有水杨酸苷等成分。近年来亦有用柳枝治冠心病、慢性气管炎、传染性肝炎、烧烫伤等有效。至于治眩晕，是否系水杨酸苷等成分促使血管微循环改善，尚待进一步研究证实。

方5 镇眩汤

配方：川芎、白芍药各10～16克，当归、生地黄、桂枝各10～12克，白茯苓12～18克，白术、甘草各10克，生龙骨、生牡蛎（先下）各30～60克。

制用法：每日1剂，水煎2次，每次煎取200～300毫升，早晚各服1次，15日为1个疗程。

功效：主治眩晕症有良效。

方6 夏枯草水

配方：夏枯草30克，钩藤、菊花各20克，桑叶15克。

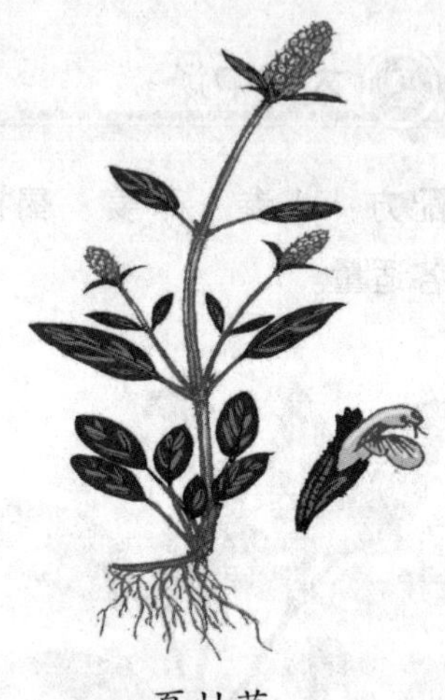

夏枯草

制用法：将上药加清水适量，煎煮30分钟，去渣取汁，与2 000毫升开水一起倒入盆中，先熏蒸，待温度适宜时泡洗双脚，每日早、晚各1次，每次熏泡40分钟，10日为1个疗程。

功效：清热平肝。适用于肝阳上亢所致的眩晕、头胀痛、耳鸣、易怒、失眠多梦等。

方7 四瓜藤水

配方：苦瓜藤、甜瓜藤、西瓜藤、黄瓜藤各30克。

制用法：将上药加清水2 000毫升，煎至1 500毫升时，澄出药液，倒入脚盆中，先熏蒸，待温度适宜时泡洗双脚，每晚临睡前泡洗1次，每次40分钟，20日为1个疗程。

功效：主治肝阳眩晕，症见眩晕、头胀痛、易怒、失眠多梦等。

方8 白僵蚕等煮鸡蛋

配方：白僵蚕9克，荆芥穗、羌活、白芷、明天麻各6克，青皮9克，鸡蛋2枚。

制用法：将上药与鸡蛋加水适量，共煮之，待鸡蛋熟后去壳，再煮，令药味入透，取出鸡蛋即可食用。

功效：祛风止眩晕。主治风邪所致头目眩晕。

方9 荆芥薄荷汤

配方：荆芥10克，薄荷9克，蝉蜕6克，桑叶5克，菊花9克。

制用法：水煎服。每日1剂，分2次服。

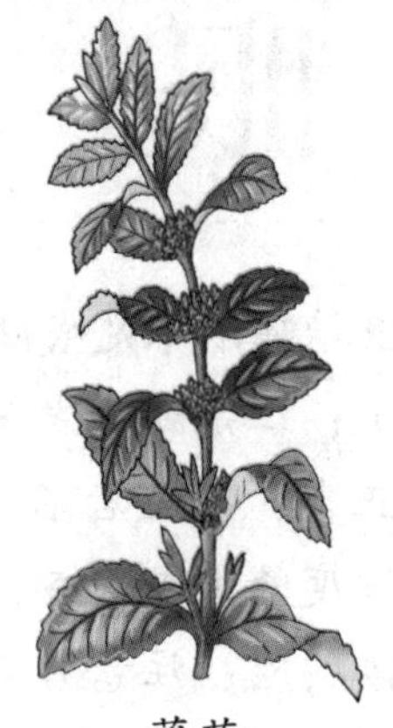

薄荷

功效：解毒祛风。适用于外感风寒所致眩晕。

方10 夏枯草炖猪肉

配方：夏枯草15克，瘦猪肉60克。

制用法：将夏枯草、猪肉加水适量，煮至肉熟即可。喝汤吃肉，每日2次。

功效：清肝火，散郁结，降血压。适用于伴有高血压、目赤、头痛等肝火上炎之眩晕。

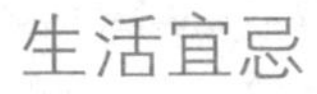

生活宜忌

保持心情舒畅；避免劳累过度；注意饮食营养。

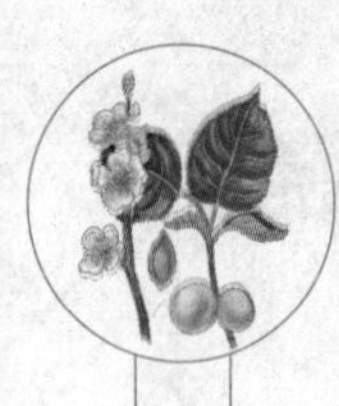

失 眠

失眠指睡眠不足或睡不深熟。有几种形式：一是难以入睡（起始失眠）；二是睡眠浅而易于惊醒（间断失眠）；三是睡眠持续时间早于正常，早醒后不能再入睡(早醒失眠)。引起失眠的主要原因是精神过度紧张或兴奋，并伴以头昏脑涨、头痛、多梦、记忆力减退、神倦胸闷、注意力不集中、食欲不振，手足发冷等，常见于神经官能症、神经衰弱等；如失眠伴以情绪不稳、过敏、潮热、出汗、头痛头晕、血压波动，月经紊乱等，年龄在45～55岁间的可能是围绝经期综合征；如因环境嘈杂或服用浓茶、饮料、药物、心中有事、抑郁不结、疼痛等各种原因引起的，均应根据病因，镇定安眠，调节心理。

方1 丹参夜交藤汤

配方：丹参47克，夜交藤16克。

制用法：水煎服。每日1剂。

功效：对神经衰弱引起的失眠有特效。

备　注

本方是江西余干县瑞洪乡医院中医李文孝家传验方。

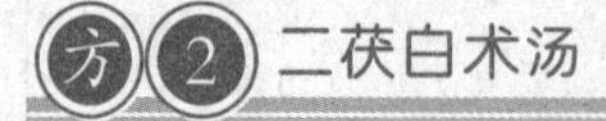

方2 二茯白术汤

配方：茯苓、茯神、白术、山药、寒水石、酸枣仁各5克，炙甘草、炙远志各2克，人参1克。

制用法：水煎服，空腹或睡前服用。

功效：对失眠有很好的疗效。

备　注

本方是南通中医陈思贤家传验方。

方3 补脑安神汤

配方：五味子、酸枣仁、茯神、石莲籽、生龙齿（先下）各

16克，何首乌、熟地黄、柏子仁各13克，远志、乌梅各9克。

制用法：水煎服。每日1剂。

功效：主治失眠、头痛、口干、入睡困难、脉沉细。

备　注

本方是山东中医药大学附属医院中医郭鸿翔的经验方。

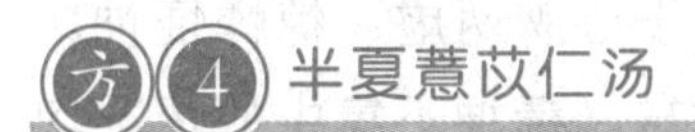

方4 半夏薏苡仁汤

配方：法半夏、薏苡仁各60克。

制用法：浓煎，临睡服下。

功效：半夏秫米汤是和胃的主方。其方由半夏、秫米两药组成。李时珍《本草纲目》载：半夏除“目不得瞑”，吴鞠通谓：“半夏逐痰饮而和胃，秫米秉燥金之气而成，故能补阳明燥令之不及而渗其饮，饮则胃和，寐可立至。”现代药理研究证实：法半夏对中枢神经有良好的镇静和安定作用。因药房不备秫米，遵吴鞠通意，用薏苡仁代之。

备　注

心脾亏虚加党参，心阴不足加麦冬，痰热扰心加黄连，胃中不和加神曲。

方5 桑葚糖水

配方：鲜桑葚100克，冰糖10克。

制用法：加水共煎煮。以糖调饮。

功效：补肝益肾。用治神经衰弱之失眠、习惯性便秘等。

备　注

《随息居饮食谱》说，此方还有滋肝肾、补血、祛风湿、健步履、息虚风、清虚火等功效。

方6 荷叶丹参水泡脚

配方：荷叶、丹参各25克，红花10克，川椒5克。

制用法：将上药加清水适量，煎煮40分钟，去渣取汁，与1 500毫升开水同入脚盆中，先熏蒸，待温度适宜时浸泡双脚30分钟，每晚临睡前1次。15日为1个疗程。

功效：宁心安神。主治各类失眠。

方7 龙眼莲子枣仁水泡脚

配方：龙眼肉、莲子、酸枣仁各30克，米醋30毫升。

制用法：将前3味加水500毫

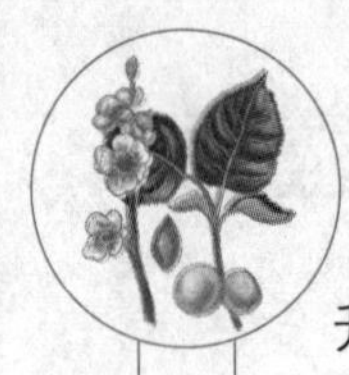

升煮熟，然后倒入米醋再煮3~5分钟，与1 500毫升开水同入盆中，先熏蒸，待温泡洗双脚。每晚临睡前1次，每次30分钟，15日为1个疗程。

功效：安神催眠。适用于神经衰弱、心悸、失眠。

方8 黑芝麻明天麻丸

配方：黑芝麻30克，明天麻、焦黄柏各12克，破故纸15克，焦酸枣仁、大枸杞子各24克，血茸片5克。

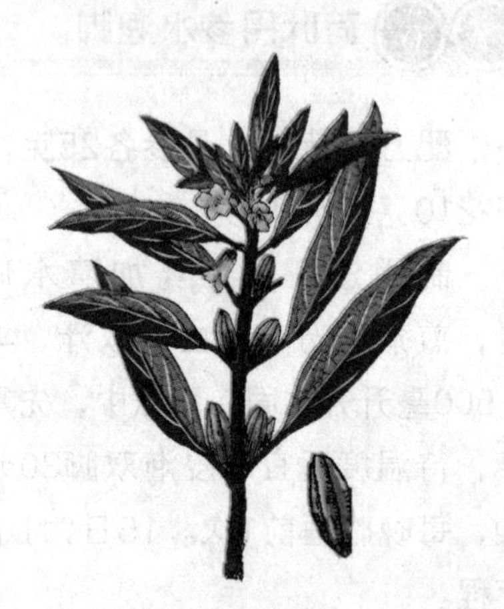

黑芝麻

制用法：共研细末，炼蜜为丸，早晚各服5克，开水送下。如头痛甚者加羌活、藁本；失眠甚者重用焦枣仁；记忆力减退者，重用茸参。

功效：主治头痛失眠。

方9 大枣小米茯神粥

配方：大枣5个，小米50克，茯神10克。

制用法：先将茯神用水煮透，滤取汁液。用茯神汁液再煮小米和大枣为粥。每日分2次服用。

功效：健脾养心，安神益智。对于心脾两虚、惊悸怔忡、失眠健忘、精神不集中的情况均可应用。

方10 莲子心

配方：莲子心30个。

制用法：水煎入盐少许，每晚临睡时服。

功效：清热泻火，宁心安神。用于治疗失眠、心悸、烦躁。

方11 龙眼酒

配方：龙眼肉100克，60度白酒400毫升。

制用法：将龙眼肉放在细口瓶内，加入白酒，密封瓶口，每日振摇1次，半月后可饮用。每日2次，每次10～20毫升。

功效：补益心脾，养血定神。适用于虚劳衰弱、失眠、健忘、惊悸等。

芹菜根汤

配方：芹菜根60克。

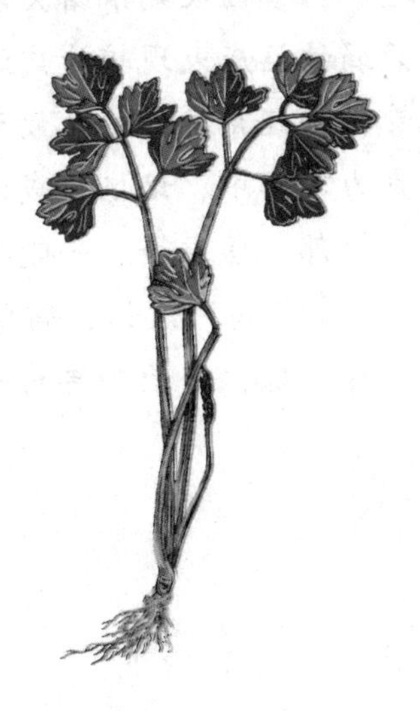

芹菜

制用法：水煎，睡前服。

功效：用于治疗失眠。

百合粉

配方：干百合12克。

制用法：将百合磨成粉，早晚分2次冲服。

功效：清心安神，养阴润肺。用于治疗伴有心悸、健忘、心神不宁的失眠。健康者久服，可起到保健延年的作用。

酸枣仁散

配方：酸枣仁15克。

制用法：焙焦为末，顿服，每日1次，睡前服。

功效：补肝益胆，宁心安神。治疗失眠、心悸。

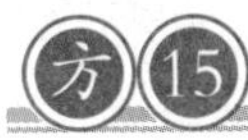

糯稻根汤

配方：糯稻根60克。

制用法：水煎，每晚服1大碗。

功效：用于治疗失眠。

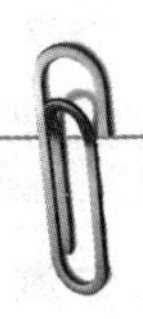

生活宜忌

消除心理压力，保持心情舒畅；睡前用热水泡脚20~40分钟；消除环境噪声干扰；适当加强体育锻炼。

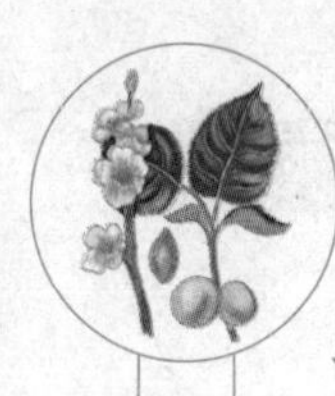

神经衰弱

神经衰弱是神经官能症中常见病症之一，多因长期情绪失调，用脑过度或病后体弱等原因引起。神经衰弱的临床表现较为广泛，涉及人体大部分器官和系统，但与心血管、神经系统的关系最为密切。主要表现为容易疲劳、易激动、注意力不集中、记忆力减退、头昏、头痛、失眠、乏力、烦躁、多疑、抑郁、焦虑等。一般病程较长，常反复波动。治疗主要是提高患者对疾病的认识，解除顾虑，树立战胜疾病的信心，进行适当的体育锻炼，给予必要的药物治疗。

方1 茯苓银耳汤

配方：茯苓15克，银耳50克，鸽蛋20个，味精15克，料酒、鸡油各15毫升，淀粉25克，盐少许。

制用法：将茯苓研末成粉，兑入50～70毫升水，在砂锅内熬煮20分钟，除去沉淀杂质待用。银耳用温水发好，洗净去根待用。鸽蛋洗净，磕入抹好油的梅花模子内，同时净银耳镶在鸽蛋上，蒸1～2分钟取出放盘内待用。锅烧热放油，加入鸡汤、调料和煮好的茯苓汁液，滚几开后，勾芡并加鸡油，淋于银耳上即成。

功效：养心安神，健脾除湿，利尿消肿，润肺补肾，生津止咳。适用于失眠健忘、头晕眼花、脾胃不合引起的泄泻、肾炎水肿等。

备注

本方系听鹂馆寿膳堂滋补药膳之一。听鹂馆寿膳堂，原是为慈禧做寿的宴会处所。菜点要求既要精美，又要具有营养和滋补功能，就连菜名也都带有延年益寿吉祥意味，诸如“万寿无疆”

席、“延年益寿”席等。茯苓梅花银耳就是“延年益寿”席中的一道菜。

方2 百合鸡蛋安神汤

配方：百合7个，蛋黄1个，泉水适量。

制用法：用水将百合浸泡1夜，用泉水煮取1碗，去渣，冲入生蛋黄，每次服半碗，每日2次。

功效：主治病后神经衰弱，坐卧不安者或妇女的歇斯底里。

备 注

本方摘自《金匮要略》。

方3 双五茶

配方：五加皮9克，五味子3克。

制用法：将原料放入杯中，冲入沸开水，盖上杯盖，大约10分钟即可饮用。可连续冲泡，直到没味为止。最好饮用时间为睡前2～3小时。

功效：主治神经衰弱。

备 注

神经衰弱者可以饮用一段时间后，停几天再服；如果病情有所改善，则可减少饮用次数，以后每周饮用1~2次即可。对于神经衰弱者不妨服用红参或西洋参，以补充体力，同时可借人参的功效达到改善体质的目的，燥热者以西洋参为主。

方4 玫瑰花烤羊心

配方：鲜玫瑰花（干品15克）、盐各50克，羊心500克。

制用法：先将玫瑰花放在小锅中，加入食盐和适量水煎煮10分钟，待冷备用。羊心洗净，切作块，用竹签串在一起后，蘸玫瑰盐水反复在火上烤，嫩烧即可。趁热食用。

功效：养血安神。用于治疗心血亏损所致惊悸失眠。

方5 百合水

配方：鲜百合100克，酸枣仁20克，远志15克。

制用法：将鲜百合浸泡一夜，与酸枣仁、远志加水2 000毫升煮沸，取汁入盆中，先熏蒸，待温度适宜时浸泡双脚，每日睡前1次，每次30分钟，7日为1个疗程。

功效：安神宁心，益气补

中。对神经衰弱型失眠、多梦很有效。

方6 枸杞大枣水

配方：枸杞子50克，大枣20枚。

制用法：将上药加水适量，煎煮30分钟，去渣取汁，与1 000毫升开水同入脚盆中，先熏蒸，待温泡洗双脚，每晚1次，每次40分钟。10日为1个疗程。

功效：滋肾养肝，安神清心。适用于肝肾阴虚所致的神经衰弱。

方7 蜂蜜水

配方：蜂蜜100克。

制用法：将蜂蜜加入2000毫升开水中，先熏蒸，待温度适宜时泡洗双脚，每日睡前1次，每次30分钟。10日为1个疗程。

功效：养心安神。主治心阴不足所致的心烦、失眠。

方8 枣仁黄花散

配方：酸枣仁10克，干黄花菜20根。

制用法：将酸枣仁、黄花菜炒至半熟，捣碎研成细末，睡前1次服完。

功效：疏肝健脾，宁心安神。适用于肝气郁结所致神经衰弱。

方9 百合猪肉汤

配方：百合50克，瘦猪肉200克，盐少许。

制用法：瘦猪肉切成小块，与百合加盐共煮烂熟，顿服。

功效：清热润肺，养血安神。用治神经衰弱之失眠，肺结核之低热、干咳、气促等。

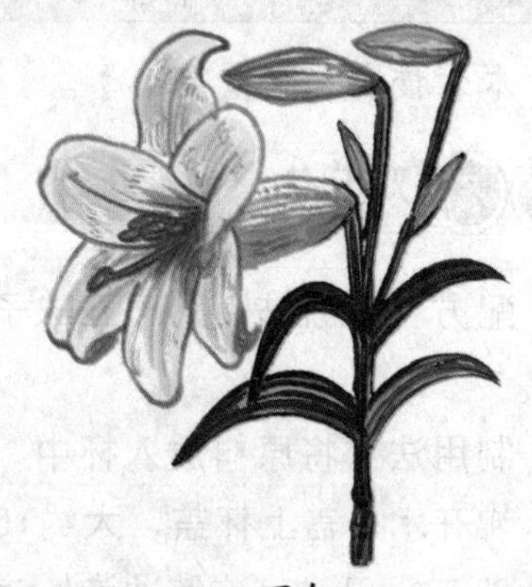

百合

方10 鲜花生叶汤

配方：鲜花生叶40克。

制用法：洗净手加水两大碗，煎至1大碗。早晚2次分服，连服3日。

功效：镇静安神。适用于神

经衰弱所致头痛、头昏、多梦、失眠、记忆力减退。对脑震荡后遗症引起的上述症状，亦有较理想的疗效。

方11 枸杞大枣蛋汤

配方：枸杞子30克，大枣10枚，鸡蛋2个。

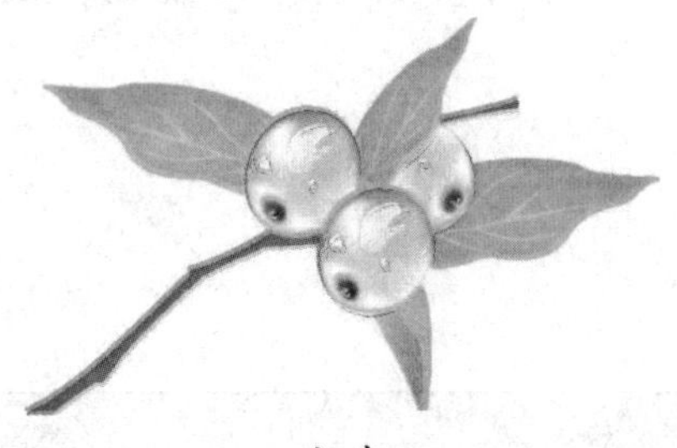

大枣

制用法：放砂锅内加水适量同煮，蛋熟后去壳再共煎片刻，吃蛋喝汤，每日1次，连服数日。

功效：滋肾养肝。适用于肝肾阴虚所致神经衰弱。

方12 龙眼莲子枣仁汤

配方：龙眼肉（即桂圆肉）、莲子、酸枣仁各30克，米醋30毫升。

制用法：将前3味加水500毫升煮熟，然后倒入米醋再煮3～5分钟。每晚服用1次，经常服用有效。

功效：安神催眠。适用于神经衰弱，心悸、失眠。

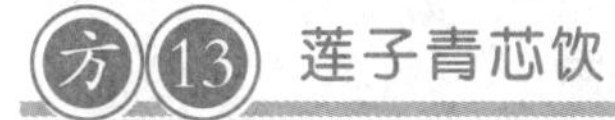

方13 莲子青芯饮

配方：莲子青芯2克。

制用法：用开水浸泡。当茶饮。

功效：清心开胃。主治心烦失眠、食欲差。

方14 蜂蜜水

配方：蜂蜜50克。

制用法：温开水1杯加蜂蜜调和。睡前顿服。

功效：养心安神。主治心阴不足所致的失眠多梦。

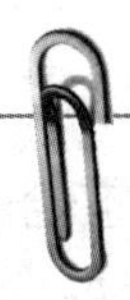

生活宜忌

①调整情绪，保持心情愉快。

②加强体育锻炼，多参加有益的社会活动。

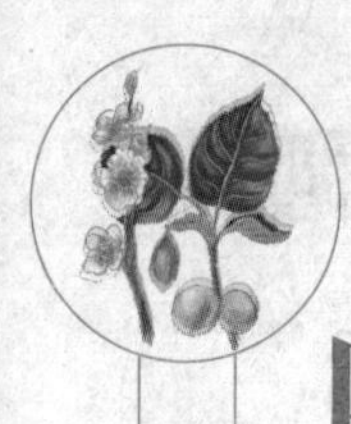

哮喘

哮喘是因气管和支气管对各种刺激物的刺激不能适应，而引起的支气管平滑肌痉挛、黏膜肿胀、分泌物增加，从而导致支气管管腔狭窄。喘症以呼吸困难，甚至张口抬肩、鼻翼扇动、不能平卧为特征；哮症是一种发作性的痰鸣气喘疾患，发作时喉中哮鸣有声、呼吸气促困难，甚则喘息难以平卧。由于哮必兼喘，故又称作哮喘。

方1 红卞萝卜炖鸡蛋

配方：红卞萝卜1 500克，鸡蛋、绿豆各适量。

制用法：①冬至时日买红卞萝卜，去头尾，洗净，用无油污洁净刀切成3毫米厚的均匀片，再以线穿成串，晾干后收藏好。②每次取萝卜干3片，鸡蛋1个，绿豆6克，共放入锅内，加水煮30分钟至豆熟烂。③服时剥去鸡蛋壳，连同萝卜、绿豆及汤一起吃下。从三伏第一日开始服用，每日1次，连续用30日。

功效：止咳平喘。治慢性气管炎和支气管哮喘。

备　注

①方剂中的食物原料，只能选用这种“红卞萝卜”，不能用其他萝卜代替。②烹制和服用时，不要加其他作料。用沙锅或瓷器皿煮制，不能用金属锅或油污容器。③饭前空腹食，早晚均可。④制作时间以冬至这一天为最理想，“三伏”即指头伏第一日至末伏最后一日这段时间。

方2 平喘丸

配方：白芥子、百合、白术、苏梗、苏子、川贝母、桑白皮、杏仁、陈皮、茯苓各120克，黄芪、阿胶各180克，当归、天门冬、知母、半夏、生地黄各60克。

制用法：将原料共研细末，炼蜜为丸，每丸9克。每次服1丸，日服2～3次。

功效：治疗喘症。

备　注

本方是广东一名游医所献。

方3 抗喘丸

配方：棉花籽2 500克，杏仁1 000克，麻黄750克。

制用法：棉花籽炒熟去壳炒香，杏仁去皮炒熟，同麻黄共研细末，炼蜜为丸，每丸6克。每日3次，每次1丸。

功效：治疗支气管哮喘。

备　注

①干咳无痰、心脏病性哮喘者禁用。②本方是湖北省光化县老中医萧毓森所献。

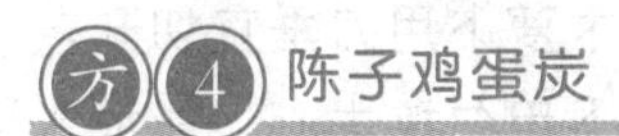

方4 陈子鸡蛋炭

配方：陈子（又名柑子）、鸡蛋各适量。

制用法：陈子1个，中间挖孔，放1个鸡蛋，并封好，用柴火烧成炭，取出蛋服之，连服3～5个见效。

功效：主治哮喘。

备　注

本方为贵州民间验方。贵州许多民族医生经常使用本方。

方5 白茅根桑白皮汤

配方：白茅根、桑白皮各1握。

制用法：水煎饭后服。

功效：用于治疗支气管哮喘。

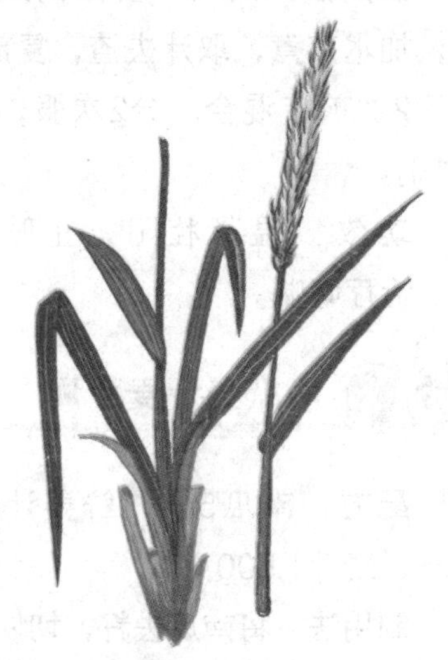

白茅根

方6 桑白皮忍冬藤水

配方：桑白皮100克，忍冬藤80克，麻黄20克。

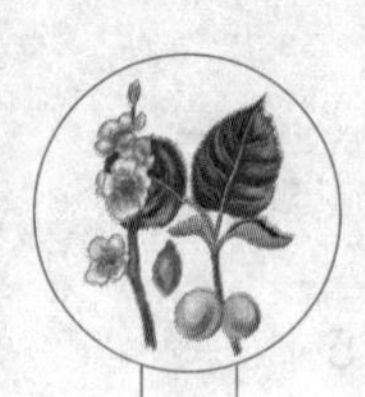

制用法：将上药入锅加水适量，煎煮20分钟，去渣取汁，与1 500毫升开水同入脚盆中，先熏蒸，待温度适宜时泡洗双足。每日熏泡2次，每次30分钟，7日为1个疗程。

功效：清热宣肺，平喘化痰。主治热痰所致的哮喘。

方7 海马当归汤

配方：海马(干品)3克，当归6克。

制用法：海马、当归同入沙锅，加水煎煮，取汁去渣，复煎1次，2次煎液混合。分2次服，每日1剂。

功效：温肾壮阳，止咳平喘。治疗哮喘。

方8 南瓜姜汁麦芽膏

配方：南瓜5个，鲜姜汁60毫升，麦芽1 500克。

制用法：将南瓜去籽，切块，入锅内加水煮烂，用纱布绞取汁，再将汁煮剩一半，放入姜汁、麦芽，以文火熬成膏。每晚服150克，严重患者早、晚服用。

功效：平喘。用于多年哮喘，入冬哮喘加重者。

方9 卷柏马鞭草汤

配方：卷柏、马鞭草各15克。

制用法：水煎服。

功效：用于治疗支气管哮喘。

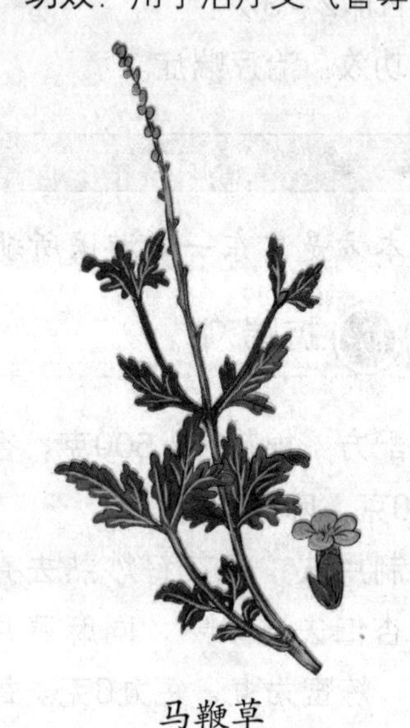

马鞭草

方10 卞萝卜方

配方：大卞萝卜(粉红色皮，白心，新鲜的)、鸡蛋各3个。

制用法：冬至或冬至前后制作，将大卞萝卜用刀垂直切开，将两半萝卜用勺挖去心，能放入半侧鸡蛋(稍大些)，再将两半萝卜对上严紧合缝，用线绳捆扎，注意鸡蛋包在萝卜心中不得挤碎或裂皮，然后种在花盆里，浇水，使萝卜成活，滋生新叶。待数九过后(够81天)，取出萝卜，洗净切片，加水先煮半小时，再将鸡蛋去皮打入汤中煮，不加任何调料，使菜烂蛋熟。分4~5次吃完，可连续服用多次。

功效：止咳化痰。用于治疗支气管哮喘。

浮小麦大枣汤

配方：浮小麦60克，大枣7枚。

制用法：加水共煎服。

功效：止咳平喘，敛汗。用于治疗寒热痰喘、大汗不止。

紫金桔连汤

配方：紫菀、金银花、桔梗、连翘、鱼腥草各20克，浙贝母、前胡、杏仁、半夏各10克。

制用法：水煎服。

功效：治感冒所致的哮喘。

清炖猪心

配方：猪心1个，盐少许。

制用法：锅内加水炖，开锅后用文火炖熟。食肉饮汤，日服2次。

功效：补虚养血。用于治疗支气管炎、惊悸、失眠、自汗。

萝卜汁

配方：鲜白萝卜500克。

制用法：将萝卜洗净带皮切碎，绞取汁。内服。

功效：化痰热，散瘀血，消积滞。用于治疗急性气管炎咳喘，连服5~7日见效。

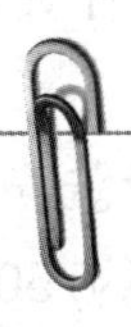

生活宜忌

①寒冷时外出，要戴上口罩。老年人冬季不要到人多的地方去，可移居到温暖的地区，注意预防感冒。

②避免过劳和过食。由于过劳和过食都容易引起哮喘发作，所以在容易发作的季节一定要注意，特别是儿童更要注意。

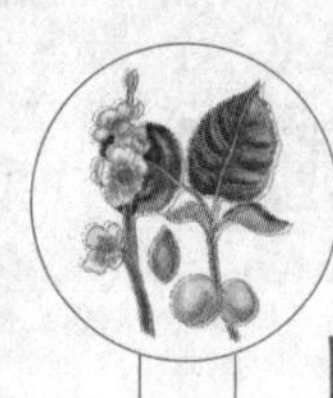

呕 吐

呕吐是指胃内容物和部分小肠内容物通过食管反流出口腔的一种反射性动作。多由胃寒、胃热、伤食、痰浊、肝气犯胃等导致。胃寒多见呕吐清稀、口中多涎、喜热恶冷、舌苔白润等，治宜温胃降逆。胃热多见食入即吐、吐物酸苦、口臭、喜冷恶热、舌苔黄腻等，治宜和胃清热。伤食引起的多见胃脘胀满不舒、嗳气腐臭、呕吐宿食、舌苔厚腻等，治宜消导和胃。痰浊引起的多有眩晕、胸闷、心悸、呕吐痰涎或清涎、舌苔清腻等，治宜和胃化痰。肝气犯胃，多见胁痛脘胀、呕吐酸苦等，治宜泄肝和胃。本证可见于胃炎、幽门梗阻、颅内压增高等多种疾患。

方1 饮羊奶

配方：鲜羊奶适量。

制用法：将羊奶煮沸，每次饮1杯，每日2次。

功效：滋阴养胃。治阴虚所引起的反胃，干呕等症。

备　注

羊奶比牛奶营养更丰富，尤其是绵羊奶蛋白质及脂肪量较多，是很好的补益之品。羊奶归入胃、心、肺经，含蛋白质、脂肪、碳水化合物、钙、磷、铁及多种维生素成分，有滋润心、胃的功能。

方2 枇杷叶醋

配方：枇杷叶20片，醋适量。

制用法：将枇杷叶洗净阴干四五日，将枇杷叶放入约750毫升的广口瓶中，加醋后盖好盖子，保存2个月即可饮用。冬天每2日喝1次，夏天每日喝1次。

功效：对因胃病而引起的恶心、呕吐有很好的功效。

备　注

①以稀释的枇杷叶醋含漱也

有效果。②为了不给胃太大刺激，也可以把枇杷叶醋以水冲淡。

方3 竹沥绿豆汤

配方：绿豆50克。

制用法：熬汤，服用时兑入鲜竹沥50毫升，饮用。

功效：用于治疗呕吐。

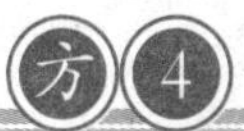

方4 醋浸生姜饮

配方：鲜姜60克，醋、红糖各适量。

制用法：先将生姜洗净切片，以醋浸泡一昼夜。用时取3片，加红糖以开水冲泡，代茶饮用。

功效：治食欲不振、反胃及胃寒引起的胃痛。

方5 姜汁炖砂仁

配方：生鲜姜100克，砂仁5克。

制用法：将鲜姜洗净，切片，捣烂为泥，用纱布包好挤汁。将姜汁倒入锅内，加清水半碗，放入砂仁，隔水炖半小时，去渣即成。

功效：益胃，止呕。治胃寒呕吐、腹痛、妊娠呕吐等。

方6 老姜菖蒲汁

配方：老生姜50克，石菖蒲15克。

制用法：洗净共捣取汁。加适量开水冲服，每日2次。

功效：和胃止呕。治霍乱上吐下泻。

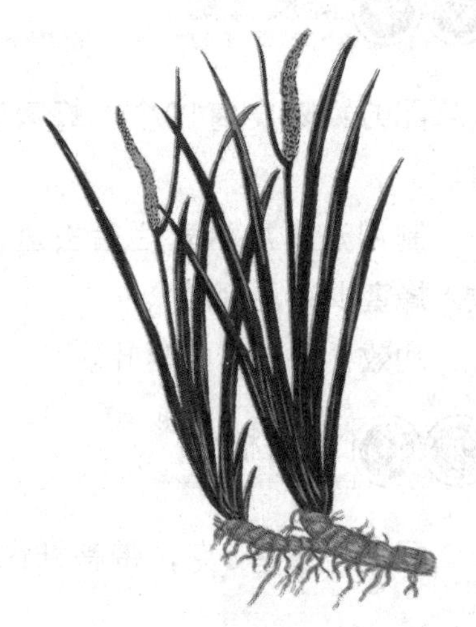

石菖蒲

方7 龙眼酒

配方：龙眼肉、上等白酒各适量。

制用法：将龙眼肉浸入酒内百日。每顿饭后饮用。

功效：壮阳益气，补脾胃。用于治疗气虚水肿、脾虚泄泻、妇女产后水肿、健忘、怔忡、自汗、惊悸、体倦、厌食等。

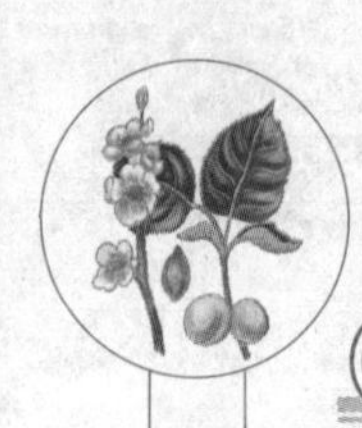

方8 白胡椒生姜紫苏汤

配方：白胡椒、生姜、紫苏各5克。

制用法：水煎服，每日2次。

功效：健胃止呕。用治食荤腥宿食不消化引起的呕吐及腹痛。

方9 陈皮梅羹

配方：陈皮梅10个，蜂蜜适量。

制用法：加水煮烂后去渣，放入蜂蜜少许，食用。

功效：用于治疗呕吐。

方10 丁香柿饼

配方：丁香3克，带蒂柿饼5个。

制用法：蒸熟后一次食用。

功效：用于治疗呕吐。

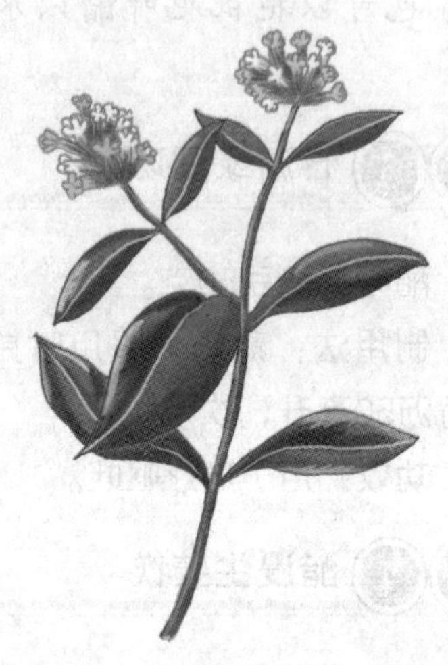

丁香

方11 生地黄粥

配方：生地黄20克，淡竹叶3克。

制用法：加水煮取药汁，放入粳米50克，熬粥食用。

功效：用于治疗呕吐。

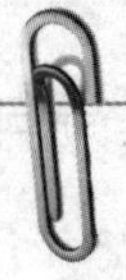

生活宜忌

①忌烟、酒及葱、蒜等刺激性食品，宜进食清淡、容易消化的食物。

②忌油腻、味甘、坚硬不易消化食物，及生冷水果等。

③注意保暖，保持心情舒畅。

呃逆

呃逆是指胃气上逆冲膈、喉间呃呃连声、声短而频、令人不能自制的一种病证。一般是因为寒气蕴蓄、燥热内盛、气郁痰阻、气血亏虚导致胃失和降、上逆动膈而形成。若在其他急慢性疾病过程中出现，则为病势转向严重的预兆。其临床表现为：呃呃连声、响亮而急促，或呃声低怯并伴有脘中冷气、口渴便秘、虚烦不安、心腹胀满等为主症。

方1 黑芝麻

配方：黑芝麻、白砂糖各适量。

制用法：炒熟、杵碎，拌入白砂糖，服食数匙。

功效：滋养肝肾，润肠通便。

备　注

黑芝麻能滋养肝肾，润肠通便。用之治呃逆，可能同“香能治呃”有关。因黑芝麻炒熟杵碎后，香味浓烈。

方2 六味地黄汤

配方：熟地黄、泽泻、桃仁、赤芍药各10克，山萸肉、山药、茯苓、麦门冬各15克。

制用法：水煎服。每日1剂。

功效：主治术后顽固性呃逆。

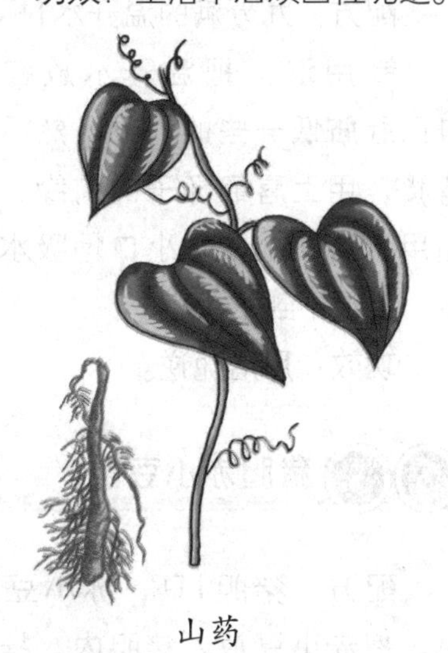

山药

方3 米醋止呃方

配方：米醋适量。

制用法：呃逆发作时服米醋

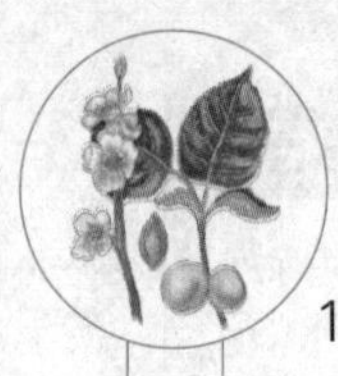

10～20毫升，一般可立即生效，止后复发再服仍效。

功效：米醋味酸苦性温，酸主收敛，功能散瘀解毒，下气消食。故中焦虚寒胃气上逆之呃逆用之甚佳。

备注

如肝火犯胃、嘈杂泛酸者忌之。

方4 温开水

配方：九分满的温开水1杯。

制用法：把温开水放在比自己肚脐低一些的地方，然后慢弯腰，用上唇靠杯子的前缘，开始用下唇一小口一小口地吸水咽下，至吸不到水为止。

功效：用治呃逆。

方5 猪胆赤小豆散

配方：猪胆1只，赤小豆20粒。把赤小豆放入猪胆内，挂房檐下阴干后共研细粉备用。

制用法：每日服2克，分2次用白开水冲服。

功效：主治顽固性呃逆。

方6 何首乌鸡蛋汤

配方：蒸何首乌30～40克，鸡蛋2个。

制用法：将何首乌放在锅内加水500毫升，煎至300毫升，去渣后打入鸡蛋，每日2次，服药吃鸡蛋，连服3日。

功效：主治顽固性膈肌痉挛致呃逆。

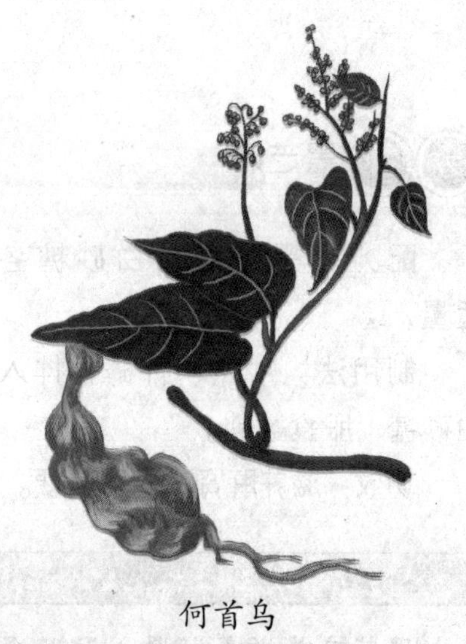

何首乌

方7 益气止呃汤

配方：人参、高良姜、干姜、柿蒂各6～9克，旋覆花适量。

制用法：前药与代赭石、吴茱萸、丁香、炙甘草各6～12克，炒白术9～20克，共同煎汁，每日1剂，早晚分服，进食困难者可分数次服。

功效：治癌症导致的呃逆。

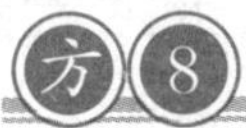

冰糖芦根水

配方：鲜芦根100克，冰糖50克。

制用法：加水共煮。代茶饮。

功效：清热生津，祛烦止呕。治由于胃热引起的口臭、烦渴、呃逆、呕吐等。

荔枝干

配方：荔枝干7个。

制用法：连皮核烧存性，研为细末。白开水送下。每次9克，每日2次。

功效：治呃逆连声不止。

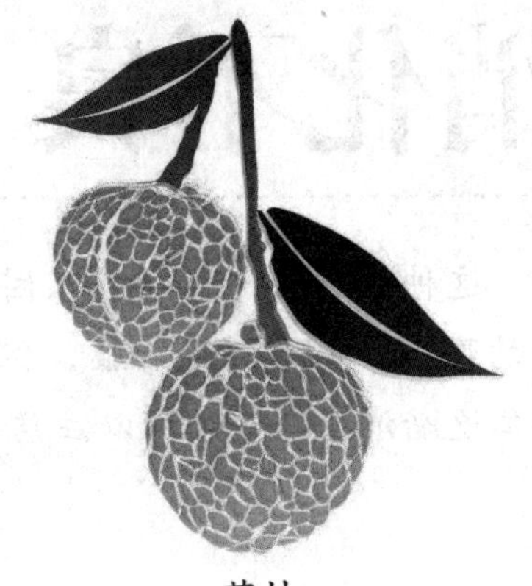

荔枝

方10 白糖止呃方

配方：白糖1汤匙。

制用法：打呃时立即吃1汤匙白糖。持续打呃6周以上者，可重复使用此法数次。

功效：止呃。对呃逆有较好疗效。

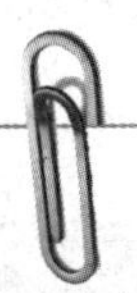

生活宜忌

①不抽烟，不喝酒。生活要有规律，不熬夜，保持心情愉快。

②注意保暖，适时增添衣物。

③不食过冷、过烫、过硬、过辣、过黏的食物，更忌暴饮暴食。

④加强体育锻炼，提高机体抗病能力。

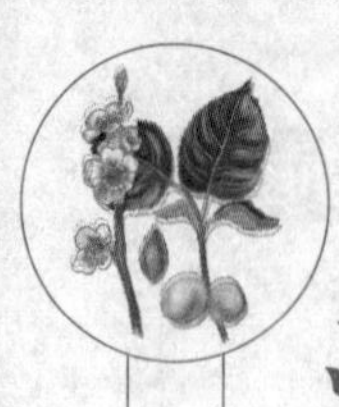

消化不良

这种症状没什么痛苦，因为只是腹内食物多而未消化，不像一般的腹胀，会感到不舒服，但因食物未完全消化，而无法吸收，致身体逐渐消瘦，必须加以注意。

方1 山楂神曲粥

配方：山楂（去核）50克，粳米30克，神曲（研成细粉）20克。

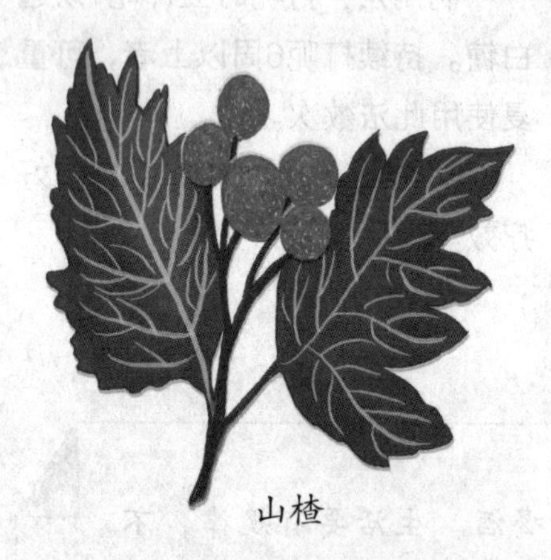

山楂

制用法：将原料混合后煮粥，熟后稍加白糖即可食用。

功效：消食导滞，和胃健脾。用于治疗小儿消化不良。

备注

服用本方时应少食油腻食品。

方2 饭团烧灰

配方：约鸡蛋般大小饭团一块。

制用法：将原料放在火里，将其烧成灰，必须彻底完全成灰，不可稍留焦物，取出时也不能有其他附着物，尽量让它冷却，再放进锅里用水煮成药汤一样，每次1小碗，可煎2～3次。

功效：消食消积滞。

备注

本方为土方，广为人采用。

方3 榛子仁汤

配方：榛子仁100克，党参25克，怀山药50克，砂仁（后入）4克，陈皮10克，莲子25克。

制用法：水煎服，每日1剂。

功效：补益脾胃。用于治疗脾胃虚弱所致的饮食减少、身体瘦弱、气短乏力等。

方4 牛肉砂仁汤

配方：牛肉1千克，砂仁、陈皮各5克，生姜15克，桂皮3克，盐少许。

制用法：先炖牛肉至半熟，然后将以上各味共炖烂，服前加盐调味，取汁饮用。

功效：健脾醒胃。常用于脾胃虚弱而致的消化不良，久服能增进健康。

方5 咖啡粉

配方：咖啡粉 10 克，白糖少许。

制用法：将咖啡粉与白糖拌匀。用开水1次冲服，每日服2次。

功效：消食化积，止腹痛。

方6 炖牛肉

配方：牛肉 1 500 克，砂仁、陈皮各 5 克，生姜 25 克，桂皮、胡椒粉各 5 克，葱、盐、酱油各适量。

制用法：锅内水沸后，上述各味同煮，再沸，改用文火炖至肉烂，取出牛肉切片。食用。

功效：用于治疗脾胃虚寒所致不思饮食、身体瘦弱。

方7 胡萝卜粥

配方：胡萝卜500克，糯米100克，红糖适量。

制用法：胡萝卜洗净，切成小块，同糯米加水煮粥，调入红糖。温服。

功效：补中益气，消胀化滞。用于治疗脘胀食滞。

方8 萝卜饼

配方：白萝卜、面粉各150克，瘦猪肉60克，姜、葱、盐、油各适量。

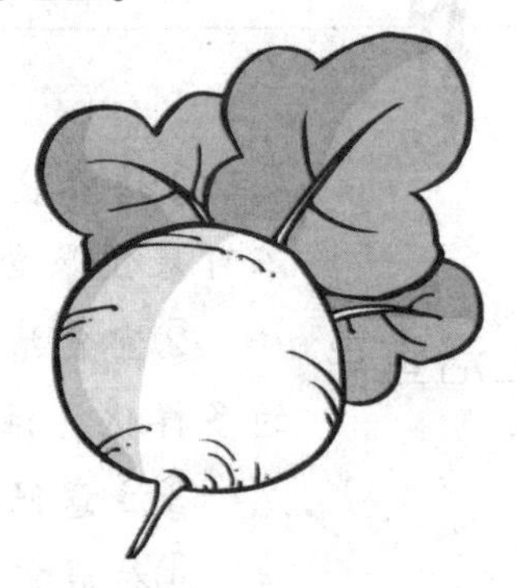

白萝卜

制用法：将白萝卜洗净切丝，用豆油翻炒至五成熟时待用。将肉剁碎，调成萝卜馅。将面粉加水和成面团，揪成面剂

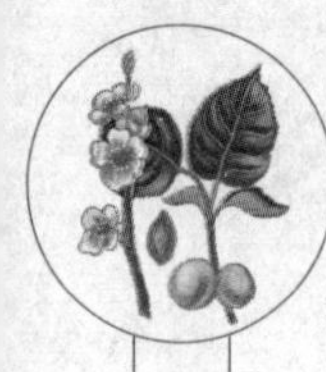

子，擀成薄片，填入萝卜馅，制成夹心小饼，放锅内烙熟即成。

功效：健胃理气，消食化痰。适用于食欲不振、消化不良、咳喘多痰等。

方9 萝卜酸梅汤

配方：鲜萝卜250克，酸梅2枚，盐少许。

制用法：将萝卜洗净，切片，加清水3碗同酸梅共煮，煎至1碗半，加食盐调味。

功效：化积滞，化痰热，下气生津。用于治疗食积、饭后烧心、腹胀、肋痛、气逆等。

方10 焖栗子鸡

配方：栗子250克，鸡半只，盐、酱油各适量。

制用法：栗子去皮，鸡收拾干净，切块，加盐、酱油调味，置沙锅焖煮至栗熟起粉即成。

功效：健脾开胃。治食欲不振、体倦乏力等虚症。

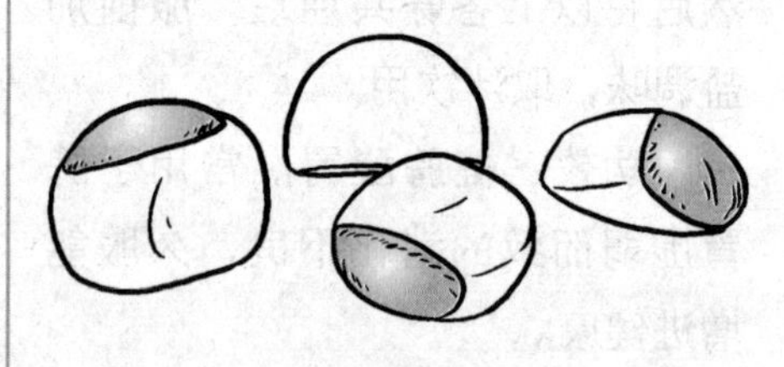

栗子

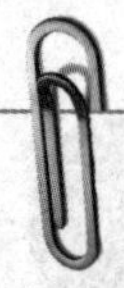

生活宜忌

①培养良好的饮食习惯。吃饭应定时定量，不可暴饮暴食。

②宜食清淡、易消化食物，但应保持食物的多样化，注意增加营养。

③注意保暖，不要使胃肠道受寒、受刺激。

④养成定时排便的习惯，保持消化道通畅。

痢 疾

痢疾是由痢疾杆菌溶组织阿米巴所引起的肠道传染病的总称，它有细菌性痢疾和阿米巴痢疾两类。前一类常见。中医学称为肠澼、滞下，因症状不同分为赤痢、白痢、赤白痢、噤口痢、休息痢、疫毒痢等。初起时多属湿热积滞，久痢多属虚寒。该病从口中进入，在肠中发展，引起结肠炎、溃疡和出血等。

中医学认为，气分热而腐化成汁，下泻为白痢；血分热而下溃则为赤痢；肠胃热灼，津液不升，舌干咽涩，不能进口就成噤口痢；肝气太盛就成为暴注；瘀热留在腹膜内成休息痢。虽然变化多端，不外乎表里寒热之分。一般赤痢为热，白痢为寒；头疼身热筋骨疼痛，胀满恶食，渴饮，畏热喜冷，脉强都是实证，反之则为虚证。

方1 止痢散

配方：诃子肉、莲子肉、怀山药各9克。

制用法：共研成细末，装入胶囊。每日3次，每次2克。

功效：日久下痢。

备　注

本方是合肥市红十字医院中医龚斌经验方。

方2 痢疾内服方

配方：乌梅肉、焦山楂肉、生山楂肉各16克，莱菔子9克。

制用法：水煎服。

功效：痢疾（赤白痢疾）。

备　注

①如赤痢用白糖6克为引，如白痢用红糖6克为引，若无糖者用蜜更好。如果病情严重可加

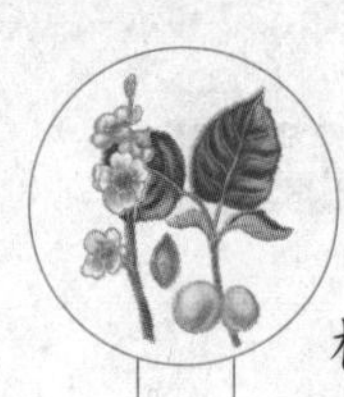

槟榔片9克，空腹服下。②本方是保定市名老中医王杏林老先生经验方。

方3 黄连木香汤

配方：黄连、木香各5克，大黄9克，苦参、山楂各30克，白芍药15克。

制用法：随症加减，每日1剂，水煎服。

功效：用于治疗湿热痢疾。

方4 乌梅蜂蜜饮

配方：乌梅5个，蜂蜜100克。

制用法：用水1碗，煮熟服，每日1次。

功效：用于治疗久痢不止。

方5 枳实厚朴汤

配方：枳实25克，厚朴、山楂、金银花、白头翁各20克，槟榔、大黄、甘草各15克，滑石（包煎）10克。

制用法：随症加减，水煎服，1昼夜服尽。

功效：治急性细菌性痢疾。

方6 治痢如圣散

配方：当归、地榆、缩砂仁、赤石脂、陈皮、石榴皮、诃子肉、罂粟壳、干姜、甘草各等份。

制用法：上为粗末，每服15克，水 5盏，入陈霜梅1个，煎至3.5克，去滓，赤痢冷服，白痢热服，赤白痢温服，年高、娠妇、小儿皆可服，忌生冷油腻物。

功效：用于治疗痢疾，或赤或白，或赤白相杂，日夜无度，悉能治之。

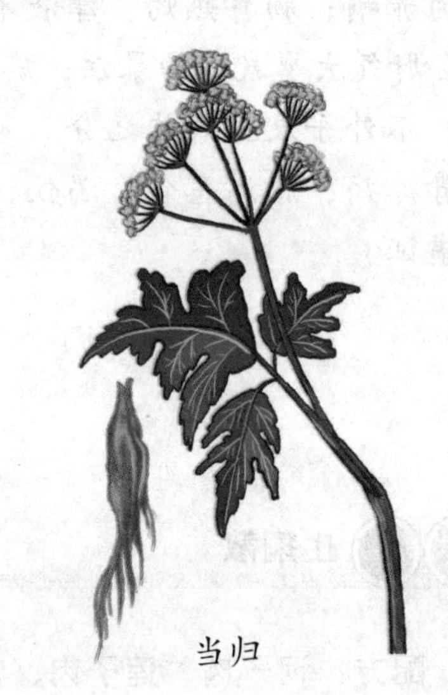

当归

方7 川黄连散

配方：川黄连末40克。

制用法：将药装入胶囊温开水冲服，每次4粒，每日3次。症状减轻改为每次2粒，每日3次。小儿酌减。

功效：用于治疗细菌性痢疾。

方8 黄连茯苓汤

配方：黄连6～8克，茯苓12克，白芍药15克，黄芩、阿胶（烊化）、制半夏各9克。

制用法：将上药用水煎，随症加减，每日1剂，分3次服。

功效：用于治疗急性细菌性痢疾。

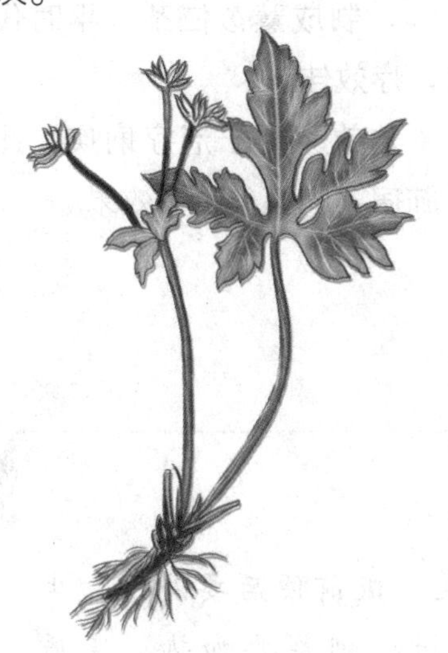

黄连

方9 白头翁金银花汤

配方：白头翁50克，金银花、木槿花、白糖各30克。

制用法：前3味煎取浓汁200毫升，入白糖溶后温服，日3次。

功效：清热解毒，凉血止痢。适用于疫毒痢。

方10 猪胆黑豆散

配方：在猪胆内装黑豆，吊房檐阴干，只取黑豆研末。

制用法：每次5克，用生姜茶调服，小儿减半。每日3次，饭前30分钟服，重症服10日也能见效。

功效：对诸般大肠疾病有特效。

方11 地胆紫桉叶汤

配方：地胆紫30克，桉叶、十大功劳叶各15克。

制用法：加水过药面，开锅后文火煎煮，2小时后捞渣，浓缩至60毫升，每日1剂，早、晚分服。

功效：用于治疗急、慢性菌痢。

方12 胖大海饮

配方：胖大海15克，开水200毫升。

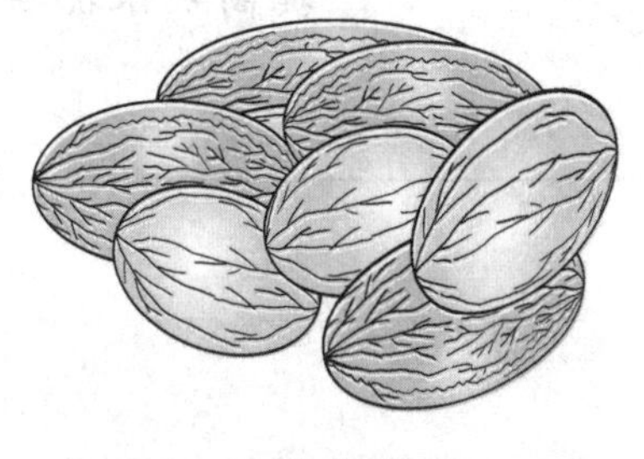

胖大海

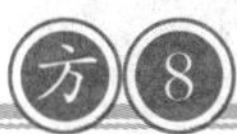

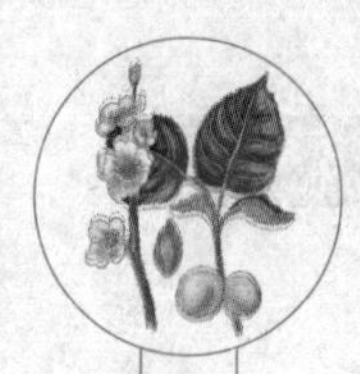

制用法：将胖大海放碗中冲开。如红痢加白糖15克，白痢加红糖15克，服汁并食胖大海肉。

功效：用于治疗痢疾。一般1～3剂可愈。

方13 金银花黄连汤

配方：金银花 15 克，黄连 4 克。

制用法：共浓煎，为1次剂量，每日服4次。

功效：用于治疗急性细菌性痢疾。金银花对慢性阑尾炎也有效果。

方14 薏苡仁茶

配方：薏苡仁适量，甘草少许。

制用法：将薏苡仁捣粹，取6～10茶匙，加 8升水，入甘草少许，煮沸后用文火继续煎20～30分钟，制成薏苡仁茶，平时代茶饮，疗效佳。

功效：用于治疗痢疾。此方对肺病、胸膜炎也有效果。

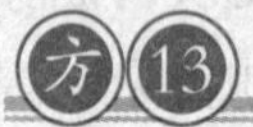

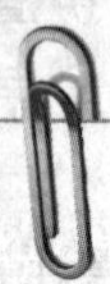

生活宜忌

①搞好个人卫生。饭前便后要洗手，生吃瓜果要洗净，剩饭、剩菜要加热，变质食物不食用。

②加强体育锻炼或健身活动，增强体质，提高机体抗病能力。

便秘

便秘指大便干结、排出困难、排便间隔时间延长，通常两三天不大便，或有便意，但排便困难者。本病发生原因常有燥热内结、气虚传送无力或阴虚血少等。

方1 润肠丸

配方：黑芝麻25克，黑牵牛子粉3克。

制用法：将原料研为细末或各加10倍量，炼蜜为丸，每丸11克。每日分2次吞服或每日2次，每次1～2丸。

功效：治疗一切便秘。

备注

本方是民国名老中医胡光慈所拟方。

方2 黑芝麻糯米粉

配方：黑芝麻500克，糯米188克。

制用法：将原料炒微黄，磨成粉。每日服1次，每次4汤匙。白蜜3克开水调服或用白糖或干调服。

功效：治疗习惯性便秘，大便3～4日1次的患者。

备注

本方是芜湖市老中医余登甫老先生的经验方。

方3 栝楼麻仁汤

配方：全栝楼、大麻仁各30克，生卜子24克，白芍药20克，油当归15克，枳实、大黄、厚朴、大白各10克。

制用法：用水煎法，每日1剂，分2次煎服。

功效：对老年性便秘有独特的疗效。

备注

本方是民间验方。

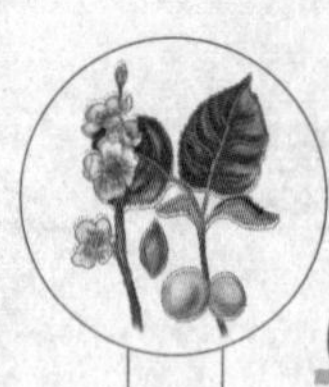

方4 红萝卜汤

配方：红萝卜适量。

制用法：捣汁，加糖调服。

功效：用于治疗便秘。

方5 芝麻秸汤

配方：黑芝麻秸120克。

制用法：切碎水煎，调冬蜜适量服，连服3次。

功效：用于治疗老年便秘干结。

方6 青菜汤

配方：青菜汁。

制用法：炖温服，每服半碗。

功效：用于治疗便秘。

方7 芍药甘草汤

配方：白芍药30克，赤芍药12克，生甘草10克。

制用法：水煎服。

功效：用于治疗便秘。

方8 枇杷叶天冬汤

配方：枇杷叶（包煎）20克，天冬、麦门冬各10克。

制用法：水煎服。

功效：用于治疗便秘。

方9 沙参玉竹炖雄鸭

配方：沙参、玉竹各50克，老雄鸭1只，调料适量。

制用法：将鸭去毛及内脏，洗净，与沙参、玉竹一起放入沙锅内，加葱、姜、水烧沸，文火焖煮1小时，至鸭肉烂熟，入盐、味精随意食。

功效：本方适用于肺虚久咳、胃阴亏损之肠燥便秘。

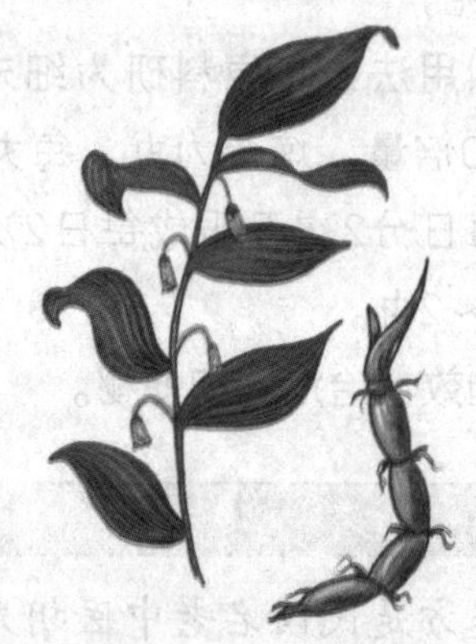

玉竹

方10 决明子汤

配方：决明子30克。

制用法：上药加水3碗，煎至1碗。服时加少许蜜糖，日服1次，7日为1个疗程。要坚持按时解便习惯。

功效：用治老人体弱便秘。

方11 大黄末小苏打散

配方：大黄末37.5克，小苏打113克，碳酸镁19克。

制用法：将上药研细末，晚9时左右，服1茶匙。

功效：用于治疗便秘。

方12 芦荟朱砂丸

配方：芦荟56克，朱砂40克。

制用法：将上药研细末和好酒为小豆大小的丸剂，每次4～6克，热水送服。

功效：本方是便秘的特效药，早晨服晚上见效，晚上服翌日早晨见效。

方13 松仁糯米粥

配方：松仁 15 克，糯米 30 克。

制用法：先煮粥，后将松仁和水作糊状，入粥内，待2～3沸，空腹服用。

功效：适用于气血不足所致便秘。

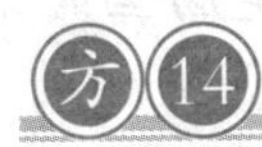

方14 香蕉炖冰糖

配方：香蕉1～2个，冰糖适量。

制用法：将香蕉去皮，加冰糖适量，隔水炖服，每日1～2次，连服数日。

功效：适用于津枯肠燥之便秘。

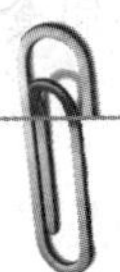

生活宜忌

①养成定时排便的习惯。最好每天早饭后定时排便。生活要有规律，保持心情舒畅，适当参加体力劳动，经常参加体育锻炼，尤其注意腹肌的锻炼。

②摄取足够水分，少吃辛辣、刺激性食物，忌饮酒、吸烟，食物不要过于精细，更不能偏食，适当食用有助润肠的食物，如蜂蜜、酸奶等。

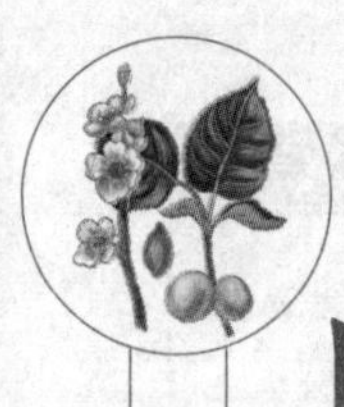

腹泻

腹泻不同于传染病中的痢疾或霍乱症，恰与便秘相反，时时有稀屎排泄，有时会大便失禁，其发生的原因，有的是因胃消化力衰弱或食物未曾嚼烂，此种未经完全消化的食物，进入大肠后，受大肠细菌作用，便发生腐败，肠黏膜受此腐败物刺激，而使肠的分泌亢进，于是肠里的细菌繁殖又快又多，不仅会腹泻，有时还会发高热。

方1 马齿苋汤

配方：新鲜马齿苋100克，红糖适量。

制用法：将马齿苋洗净煎汤，加红糖倒入奶瓶喂服。

功效：对婴儿腹泻有很多的效果。

方2 野鸡肉馅馄饨

配方：野鸡肉、葱、姜、花椒粉、盐、面粉各适量，怀山药50克。

制用法：野鸡肉剁成肉泥，放入葱姜末、花椒粉及盐，搅拌匀，成馄饨馅。面粉加水和面擀成馄饨皮，包馅备用。锅内水中怀山药煮沸5～10分钟，下馄饨煮熟。食用。

功效：补益脾胃。治疗脾胃气虚而致的泄泻。

备　注

不宜与核桃、木耳同食。

方3 葛根黄连汤

配方：葛根20克，黄连5克，黄芩10克，生甘草7.5克。

制用法：水煎服。

功效：用于治疗急性肠炎引起的腹泻。

方4 吴茱萸肉豆蔻小米粥

配方：吴茱萸、肉豆蔻各50

克，小米子100克。

制用法：炒焦，研细，共为蜜丸，每次服10克，每日2次，温水送下。

功效：用于治疗肠炎引起的久泻。

方5 地肤子地榆汤

配方：地肤子30~50克，地榆25克，石榴皮10克，

制用法：水煎服，每日2～3次。

功效：用于治疗肠炎引起的腹泻。

方6 葛粉

配方：葛粉30克。

制用法：以1杯水的分量煮葛粉，饮用前加入少许砂糖。能治疗肠、胃炎。

功效：用于治疗感冒引起的下泻，也有很好的治疗效果。

方7 冻石榴皮

配方：冻石榴皮适量。

制用法：酸者焙干，研细末，每次服15克，米汤送服。

功效：用于治疗顽固性腹泻。

方8 无花果鲜叶

配方：无花果鲜叶100克，红糖适量。

制用法：将无花果鲜叶切碎，加入红糖同炒研末。以开水送服，1次喝下。

功效：用于治疗经年腹泻不愈。

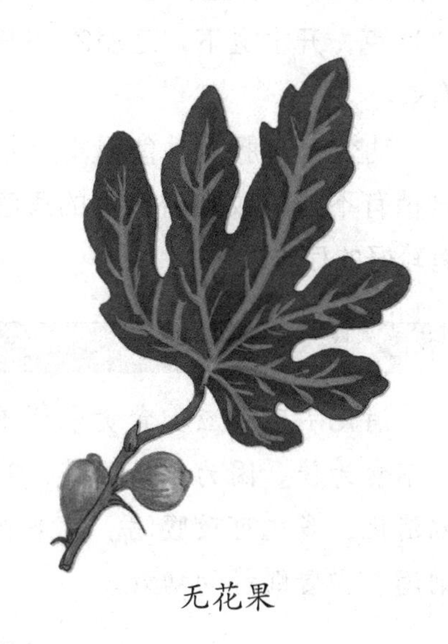

无花果

方9 豆蔻木党子散

配方：豆蔻2颗，木党子末30克，陈仓米适量。

制用法：豆蔻以米醋调面裹之。置灰中煨至黄焦，和面辗末，与木党子末相和。又焦炒陈仓米为末。每服陈仓米2克，煎饮调前2味3克，早晚各1次。

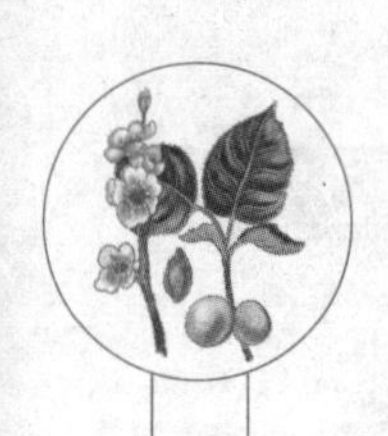

功效：治泄泻反复不止。

方10 焦黄米糕

配方：黄米适量。

制用法：将黄米碾成面，按常法蒸成黄米糕，晾凉，切成一指厚的薄片，放在将尽的灰火中煨焦黄，取出研面。每日2次，每次15克，开水送下，连服2～3日有效。

功效：对肠胃功能薄弱、饮食稍有不当即致腹痛作泻的患者有较好的疗效。

备注

消化不良者应少食黄米糕或以不食为佳。因为糕性黏腻，难以消化，多吃可致腹泻。有多食则泻、少食则补的功效。

方11 大附子大枣汤

配方：大附子300克，大枣1千克。

制用法：大附子连皮同大枣于沙锅内，以水煮1日，常令水过2指。取出，每个切作3片，再同煮半日，去皮，杵为末，以枣肉和丸如梧子大。

功效：用于治疗脾胃虚冷，大肠滑泄，米谷不化，乏力。

方12 干姜苍术散

配方：干姜、苍术、丁香、川椒（比例为4：3：2：1）各适量。

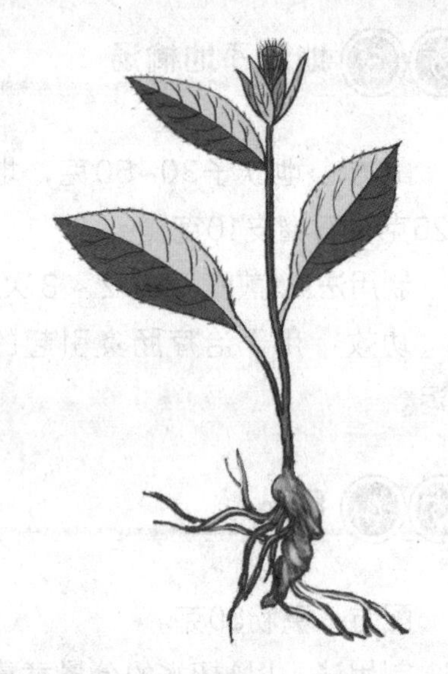

苍术

制用法：上药共为细末，瓶贮备用。用时取药末适量，加藿香正气水调敷肚脐，纱布覆盖，胶布固定，每日换药1次。

功效：用于治疗脾胃虚寒型腹泻。

方13 赤石脂白术汤

配方：赤石脂18克，炒白术9克，干姜3克，麦芽15克。

制用法：每日1剂，水煎2次服。

功效：用于治疗虚塞型久泻。

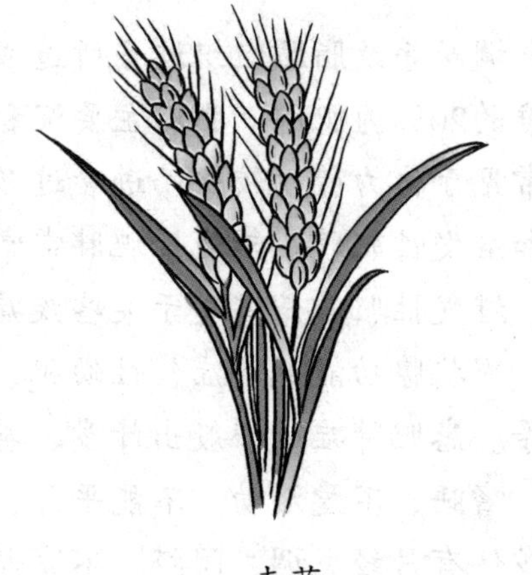

麦芽

方14 朱蕉桐根汤

配方：朱蕉、桐根、朱槿根各适量。

制用法：以上3味药各取10～15克，水煎服，每日1剂，分3次温服。

功效：主治各种原因引起的腹泻、腹胀、腹痛，亦可用于治疗痢疾便下红白、里急后重等。

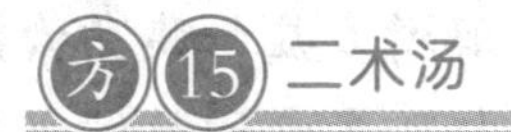

方15 二术汤

配方：白术30克，苍术、车前子(包煎)各15克，干姜6克。

制用法：水煎，日1剂，分2次服下。

功效：用于治疗寒湿性腹泻。

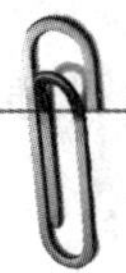

生活宜忌

①腹泻患者要注意卧床休息，以减少体力消耗和肠蠕动次数。要注意腹部保暖，以免病情加重。

②腹泻患者应注意饮食的配合。总的原则是食用营养丰富、易消化、低油脂的食物。急性腹泻伴有呕吐的，如急性胃肠炎，应该禁食一天。病情较轻者可以吃流质食物，如米汤、稀饭、面条，逐渐过渡到正常饮食。

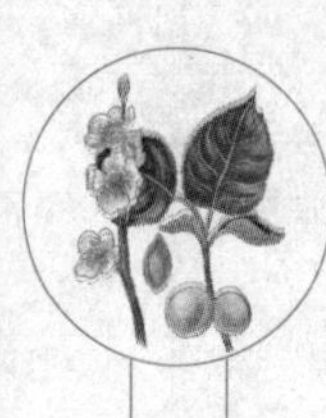

肥胖症

肥胖症是指由于人体新陈代谢失调而导致脂肪组织过多所造成的病症。一般认为体重超过正常标准的20%为肥胖。脂肪主要沉积于腹部、臀部、乳房、项颈等处。常见于体力劳动较少而进食过多的中年人。肥胖可分为单纯性肥胖和继发性肥胖。单纯性肥胖常常是家族性的，可能与遗传因素有关。继发性肥胖是继发于某些疾病的，例如皮质醇增多症、胰岛素瘤、甲状腺功能低下症、性幼稚、多指畸形综合征、多囊卵巢综合征等。患肥胖症者一般出汗多、善饥多食、腹胀、便秘、心慌、气短、嗜睡、不爱活动、不能平卧，还伴有下肢轻度水肿，女性患者则多伴有月经失调、闭经、不育等病状。

方1 山楂芍药茶

配方：黄芪15克，山楂、柴胡各12克，白芍药6克。

制用法：将原料以6碗水煎4碗，作为1日饮用量。

功效：去脂消积，提高免疫力。

备注

健康而不肥胖者可以每周饮用1～2服，身体较弱者不宜多喝，以免刮胃损筋骨。

方2 赤小豆粥

配方：赤小豆30克，粳米50克。

制用法：赤小豆、粳米洗净，入锅，加清水煮至粥成。每日早晚食粥。

功效：治疗肥胖症。

方3 双术汤

配方：苍术、白术各15克，茯苓、泽泻、陈皮、半夏、黄芪、防己各10克。

制用法：水煎服，每日1剂。

功效：用治肥胖症，脾不健运，聚湿成胖。

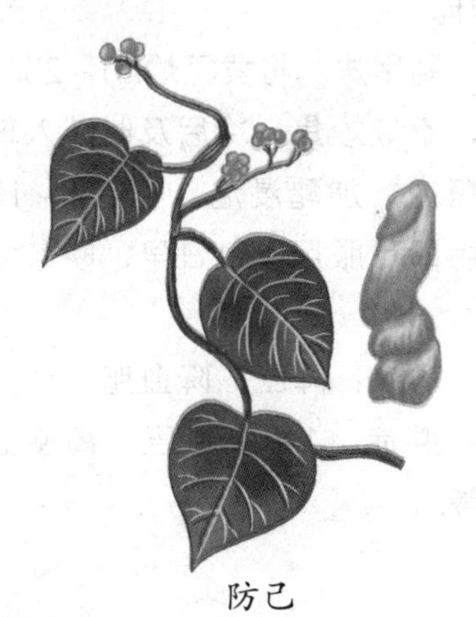

防己

方4 凉拌绿豆芽

配方：绿豆芽50克，米醋、生姜、食盐各适量。

制用法：绿豆芽择洗干净，入开水锅内焯一下，过凉水，捞出装盘，加米醋、食盐、生姜末拌匀，即可食用。

功效：不仅减肥，且有利于保持身体健美。

方5 炒魔芋

配方：魔芋100克，调料适量。

制用法：将魔芋和调料入油锅中，翻炒后出勺即可。每日1剂。

功效：减肥。适用于老年性肥胖。

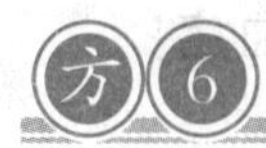

方6 枸杞汤

配方：枸杞子60克。

制用法：水煎，去渣，分服。每日1剂。

功效：治肥胖症。

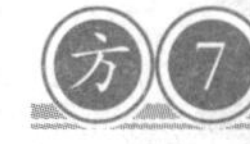

方7 凉拌三瓜皮

配方：西瓜皮、黄瓜皮、冬瓜皮各200克。

制用法：将西瓜皮刮去蜡质外皮，冬瓜皮刮去绒毛外皮，与黄瓜皮一起，在开水锅内焯一下，待冷，切成条状，置盘中，用盐、味精调味拌匀，佐餐食用。

功效：减肥，用于治疗肥胖症。

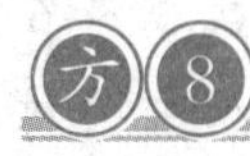

方8 山楂蜂蜜饮

配方：生山楂500克，蜂蜜250克。

制用法：将山楂去果柄及果核，放在锅内(勿用铁锅)，加水适量，煎煮至七成熟，水将耗尽时，加入蜂蜜，再以小火煎煮熟

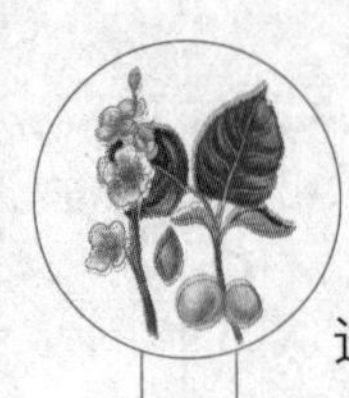

透，收汁即可。待冷，放入瓶内贮存备用，每日服数次。

功效：破气行瘀，消积化滞。用于治疗肥胖症、高脂血症。

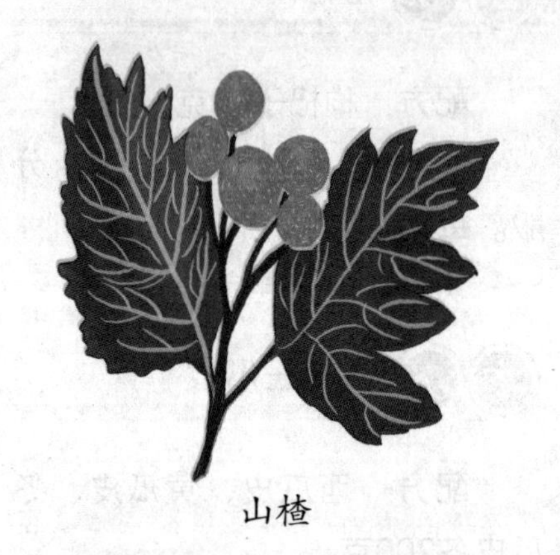

山楂

方9 醋泡黄豆

配方：黄豆500克，醋1 000毫升。

制用法：将黄豆炒20～25分钟，不能炒焦，冷后及时装入玻璃瓶内，加醋浸泡，密封7～10日后即可服用。每日早、晚各食6粒。

功效：降压，降血脂。适用于肥胖症、1级高血压、高脂血症等。

生活宜忌

①每日总热量的供给控制在4184~5020千焦（1000～1200千卡）。蛋白质、碳水化合物每日最好控制在150～200克，其余热量以植物脂肪补足，尽量少食动物性脂肪。此外，甜食、啤酒等应加以限制。低盐饮食，每日食盐3～6克。在进食习惯上，不要把热量摄入主要放在晚间，临睡前进食及饭后立即睡眠的习惯要更改。

②自觉坚持体力劳动或体育锻炼。

贫血

贫血是指单位容积血液内红细胞数和血红蛋白量低于正常的病理状态。症状为头昏、眼花、耳鸣、面色苍白或萎黄、气短、心悸、身体消瘦、夜寐不安、疲乏无力、指甲变平变凹易脆裂、注意力不集中、食欲不佳、月经失调等。病因有缺铁、出血、溶血、造血功能障碍等。缺铁而引起的“缺铁性贫血”见于营养不良、长期小量出血，治疗应去除病因，并服铁剂。急性大量出血引起的“出血性贫血”须用输血或手术抢救。另还有红细胞过度破坏引起的“溶血性贫血”、缺乏红细胞成熟因素而引起的“巨幼红细胞成熟性贫血”、缺乏内因子的巨幼红细胞引起的“恶性贫血”和造血功能障碍引起的“再生障碍性贫血”。中医学认为，治疗贫血既要增加营养及补血，又要重视补气，因为气能生血。严重的必须从补肾着手，因为肾中精华能化生成血。

方1 生血汤

配方：当归、黄芪各31克，黄精19克，山茱萸、巴戟天、枸杞子各16克，生地黄、白芍药、五味子各9克，陈皮6克。

制用法：水煎服。

功效：治疗贫血、头晕效果显著。

备注

本方是陕西省汉阳市老中医伍国强先生的经验方。

方2 治贫血效方

配方：龟板16克，鳖甲13克，生地黄、熟地黄、天冬、麦门冬、牡蛎（先下）各9克，墨旱莲、女贞子各6克，别直参5克。

制用法：水煎服。每日1剂。

功效：治疗因贫血引起的神经衰弱，时发头晕、心跳、目黑。

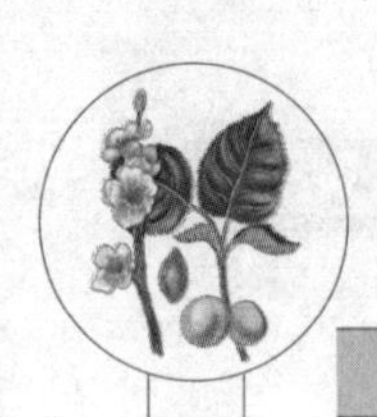

备注

本方是芜湖市中医洪雨春先生家传验方。

方3 人参蜂蜜治体虚贫血

配方：人参、蜂蜜各适量。

制用法：人参切成硬币状薄片，加蜂蜜调和后，上锅蒸煮，开锅20分钟后取出，凉后备用。每晚睡前用温水送服1片人参。

功效：连续服用对体虚、贫血者疗效显著。

方4 鲜藕大枣粥

配方：鲜藕100克，大枣7枚，红糖、粳米各适量。

制用法：上药加水适量，同煮粥法，常煮喝粥。

功效：用于治疗贫血。

方5 羊骨黑豆枸杞饮

配方：羊骨250克，黑豆30克，枸杞子20克，大枣20枚。

制用法：将上述几味一同加水煮沸20分钟后去骨，加少许食盐调味，饮汤食枣与豆。

功效：适用于再生障碍性贫血。

方6 黄芪炖黄鳝

配方：黄鳝500克，黄芪100克，精盐、色拉油各适量。

制用法：将黄鳝择洗干净，炒锅内放油，油热放黄鳝，稍煸后加水，入黄芪、精盐炖熟。

功效：用治贫血。

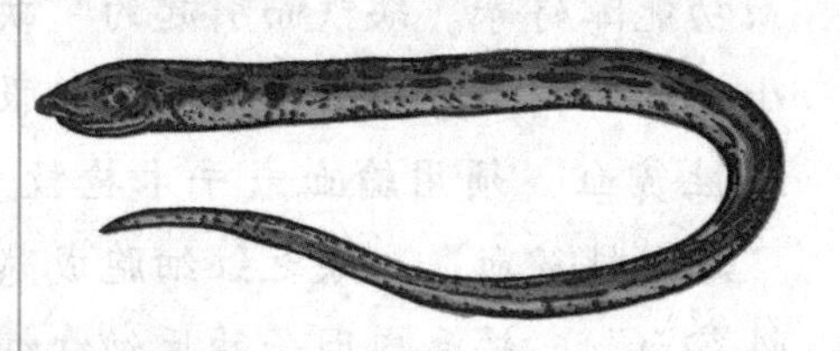

黄鳝

方7 大枣黑豆散

配方：大枣500克(去核)，黑豆250克，黑矾(硫酸亚铁)60克。

制用法：大枣煮熟，黑豆碾面，加入黑矾，共捣烂如泥为丸。每服3克，每日2~3次。

功效：有利于血红蛋白合成。用于缺铁性、失血性贫血的治疗。

方8 爆炒肝尖

配方：猪肝或羊肝250克，鲜菠菜150克。

制用法：将肝切成薄片，挂芡，将菠菜洗净切成段，用植物油快速翻炒后食用。

功效：用于治疗贫血。

方 9 首乌菠菜汤

配方：何首乌25克，菠菜12克。

制用法：先用水煎何首乌2小时，透心后去何首乌，再加入菠菜，煮10分钟后服。每日1剂，1次服完。

功效：用于治疗贫血。

方 10 木耳红枣汤

配方：黑木耳20克,红枣10只,红糖适量。

制用法：煮熟食用。

功效：用于治疗贫血。

方 11 鸡血藤地黄汤

配方：鸡血藤20克，熟地黄30克。

制用法：水煎内服。每日1剂，每日服3次。

功效：用治缺铁性贫血。

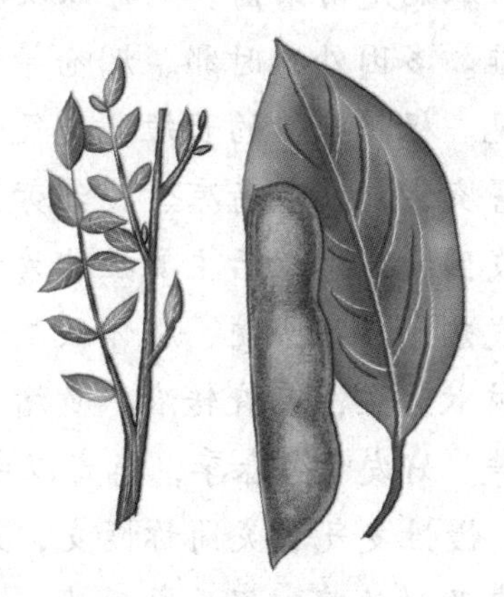

鸡血藤

方 12 龙眼莲子芡实汤

配方：龙眼肉5枚，莲子、芡实各20克。

制用法：水煎汤。于睡前顿服。

功效：安神补血。用于治疗贫血。

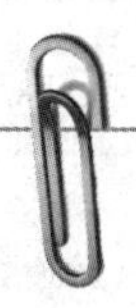

生活宜忌

①患者应加强营养，注意多吃一些含铁及蛋白质较多的食物，如绿色蔬菜、精瘦肉、大豆、动物肝等。

②生活要注重规律，注意身体保暖。

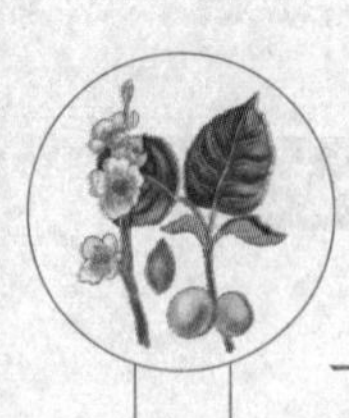

支气管炎

本病是由细菌、病毒以及物理或化学刺激等因素引起的支气管炎症。多因外感时邪、烟呛等而致痰饮内聚所致，发病季节以冬春多见。根据病情的长短，支气管炎症分为急性和慢性两种。急性支气管炎常以伤风着凉、疲乏劳累、烟酒过量、上呼吸道感染为常见诱发因素。患病后主要症状为频繁而刺激性干咳，胸骨后疼痛，恶寒发热、鼻塞头痛、肢体酸楚、咽痛，1～2天后咳出黏液性痰，早晚咳嗽为主，痰液转浓，量增多，偶带血丝，神倦、乏力，食欲减退等。好发于冬春季，患者以成人为多见。

慢性支气管炎简称慢支，是常见病、多发病，系由急性支气管炎未及时治疗，经反复感染，长期刺激，如吸烟、吸入粉尘、病毒细菌感染、机体过敏、气候变化、大气污染等诱发导致而形成。主要症状为反复性慢性咳嗽、咯痰、伴有气喘等。中医认为，有风寒、风热、燥火、七情伤感，脾虚不运，湿痰浸肺，阴虚火灼，肺失宣降，气逆于上而咳喘咯痰，形成慢性支气管炎。

方1 蒸倭瓜

配方：大黄倭瓜1个。

制用法：将倭瓜洗净，在把处挖方口，装白糖500克，上锅蒸1小时，取出食用。每日3次吃完为止。

功效：对支气管炎有很好的治疗效果。

备　注

服用本方期间不可吃咸食。

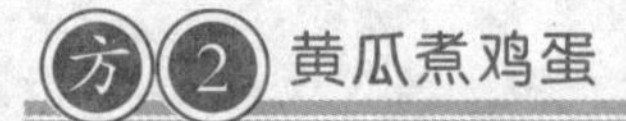

方2 黄瓜煮鸡蛋

配方：生黄瓜、煮鸡蛋各适量。

制用法：在暑伏当天，只吃洗净的生黄瓜和煮鸡蛋。注意不加盐，也不喝水，渴了就吃生黄瓜，饿了就吃煮鸡蛋。

功效：能有效治疗慢性支气管炎。

备 注

有人患慢性支气管炎20余年，又咳又喘，常年以药为伴。后终用此方治愈。

方3 木槿水泡脚

配方：鲜木槿条200克。

制用法：将木槿条洗净、切断，水煎2次，将滤液合并，与1 500毫升开水同入脚盆中，先熏蒸，待温泡洗。每日2次，每次30分钟，10日为1个疗程。

功效：用于治疗慢性支气管炎。

方4 灵芝参合汤

配方：灵芝15克，南沙参、北沙参各10克，百合15克。

制用法：水煎服。

功效：养阴清肺。用于治疗慢性支气管炎。

方5 蜂蜜鸡蛋治支气管炎

配方：蜂蜜40克，鸡蛋1个。

制用法：先将蜂蜜用锅微炒，然后加水少许，待沸后打入鸡蛋。每日早、晚空腹各服1次，吃蛋饮汤。

功效：补虚润肺。用于治疗慢性支气管炎。

方6 五味子煮鸡蛋

配方：五味子250克，生鸡蛋7个，温水适量。

制用法：将五味子和生鸡蛋同时放入温水盆内(以水面没过鸡蛋为宜)泡7～10日，待蛋皮软化后，取出鸡蛋，用滤出的药水把鸡蛋煮熟。去皮吃蛋。成人睡前1次服完，小儿酌减，每7日服1次，3次为1个疗程。一般2～3个疗程即可痊愈。

功效：敛肺，滋肾，生津。用于治疗慢性支气管炎。

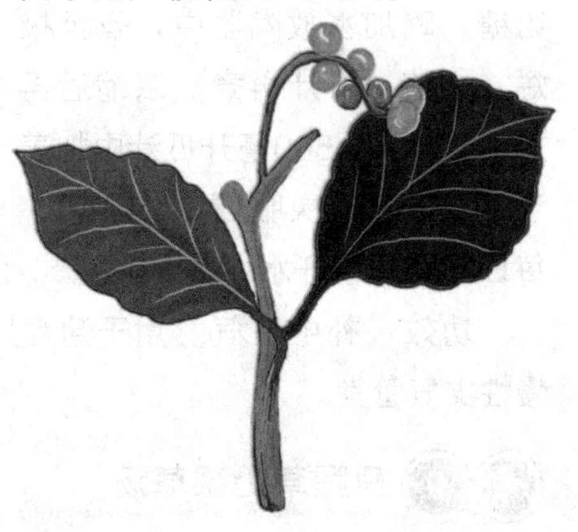

五味子

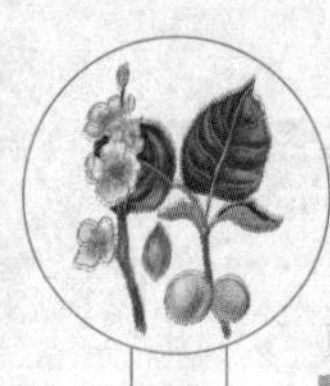

方7 吸蒸汽

配方：水壶，内装小半壶水。

制用法：将壶置于炉子上，待水烧沸腾时。口对准壶嘴里冒出的蒸汽，一口一口地吸入，每次持续20～30分钟，每日2～3次。

功效：对咳嗽疗效十分显著，尤其是外感风寒所引起的急性气管炎及支气管炎疗效更好。

备 注

当口腔对准壶嘴时，口与壶嘴要保持一定距离，在不烫伤口腔的前提下，尽量多吸入蒸汽。

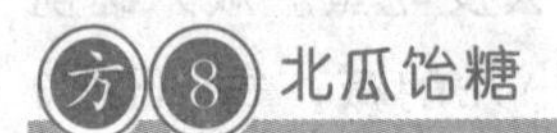

方8 北瓜饴糖

配方：北瓜(桃南瓜)1个，等量饴糖(麦芽糖)。

制用法：将北瓜切碎加等量饴糖。略加水放陶器中，煮至极烂，去渣，将汁再煮。浓缩后再加生姜汁。约500毫升瓜汁中加姜汁60毫升。每次服1匙(约15克)，每日2～3次，开水冲服。

功效：补中益气。用于治疗慢性支气管炎。

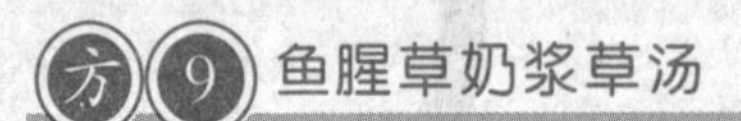

方9 鱼腥草奶浆草汤

配方：鱼腥草30克，奶浆草(又名三十六针)、薄荷各6克，东风橘15克。

制用法：水煎服。每日1剂，每日服2次。

功效：用于治疗急性支气管炎。

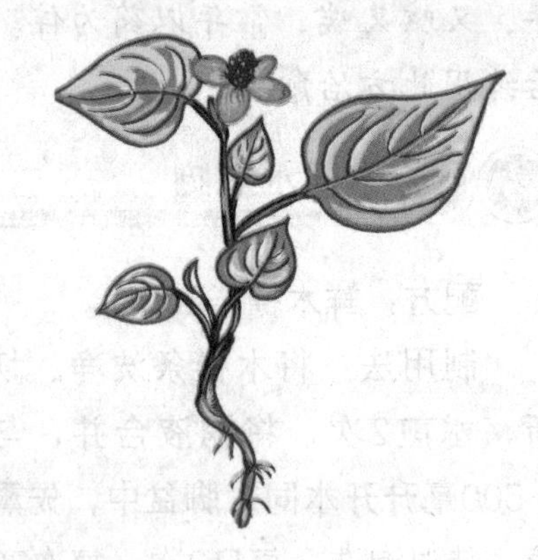

鱼腥草

方10 蚌花叶汤

配方：蚌花叶(即剑麻叶)15克，木蝴蝶3克。

制用法：水煎服。

功效：用于治疗慢性支气管炎。

方11 秋梨膏

配方：鸭梨20个，鲜藕1 000克，生姜300克，冰糖400克。

制用法：熬汁后加冰糖400克，浓缩成膏，早晚分服。

功效：用于治疗慢性支气管

炎。

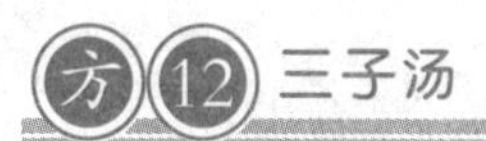

三子汤

配方：炒苏子、炒萝卜子各9克，白芥子15克。

制用法：上药共捣末，以绢袋包之，水煎服。每服半碗，每日2次。

功效：治疗慢性支气管炎。

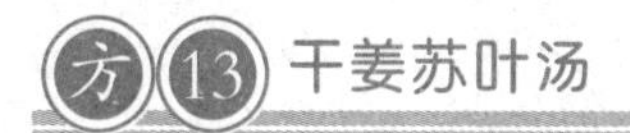

干姜苏叶汤

配方：干苏叶90克，干姜10克。

制用法：水煎服。每日早、晚各服100毫升，10日为1个疗程。间隔3日再服第二个疗程。

功效：用于治疗慢性支气管炎。

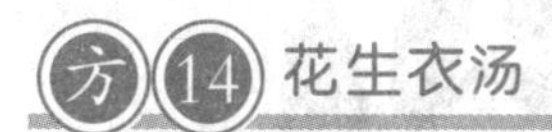

花生衣汤

配方：花生仁红衣60克，糖适量。

制用法：加水文火煎约10小时，滤去衣，加糖。分2次服。

功效：用于治疗慢性支气管炎。

方15 甘蔗汁炖山药

配方：鲜山药适量，甘蔗汁半杯。

制用法：将鲜山药捣烂和甘蔗汁和匀。炖熟服之，每日2次。

功效：治疗慢性支气管炎。

方16 冰糖炖向日葵花

配方：向日葵花2朵，冰糖适量。

制用法：先将向日葵去子，再加冰糖炖服。

功效：用于治疗慢性支气管炎引起的咳喘。

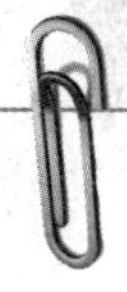

生活宜忌

①不但要戒烟，还要避免被动吸烟。

②注意保暖，避免受凉。

③加强体育锻炼，预防感冒的发生。

④做好环境保护，避免烟雾、粉尘和刺激性气体对呼吸道的影响，以免诱发慢性支气管炎。

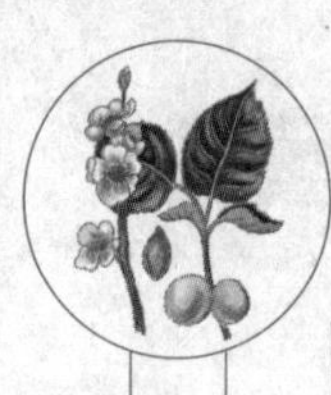

肺结核

肺结核是由结核杆菌传染所致，又称肺痨病。此病颇顽固，它的症状是感觉全身不适、疲倦厌食、心跳加速、盗汗、消瘦、精神改变，女性会月经失常，同时咳嗽，引起胸痛，脸颊潮红，有时肺组织损坏会导致吐痰、咯血。

要治愈肺结核，目前来说已不是难事，除了要靠患者的耐心外，食疗法在今天也有其存在的价值。

方1 抗痨丸

配方：冬虫夏草、川贝母、白芨各94克，百部63克。

制用法：共研细末，炼蜜为丸，如豆大，做45粒。每天早、中、晚各服1丸，分15日服完，未好再做，继续吃，以愈为度。

功效：主治各类型肺结核吐血证。

备　注

本方是民间祖传验方。

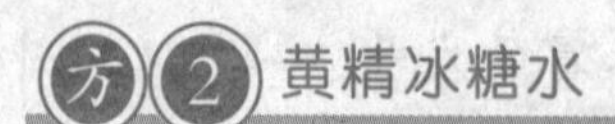

方2 黄精冰糖水

配方：黄精(中药)50克，冰糖40克。

制用法：将黄精与冰糖共放炖盅内，加清水1碗，隔水炖2小时。每日饮汤2次。

功效：补中益气，和胃润肺。主治肺结核之痰中带血。

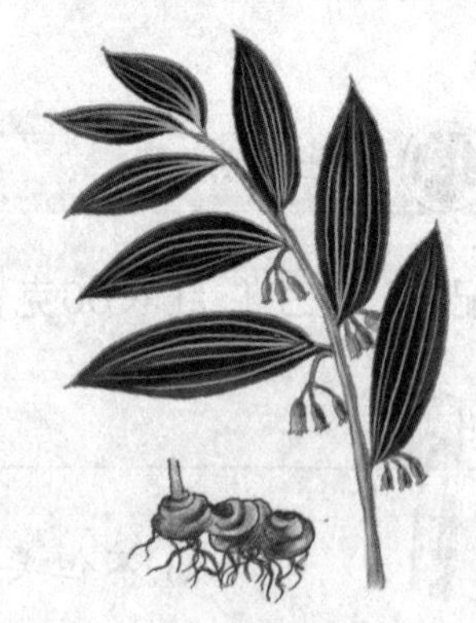

黄精

方3 穿破石汤

配方：穿破石、铁包金、甘

草各6克。

制用法：水煎服。

功效：用于治疗肺痨病。

方4 卞萝卜蜜膏

配方：卞萝卜（红皮白心圆萝卜）1 000克，明矾10克，蜂蜜100克。

制用法：先将明矾用水溶化，备用。卞萝卜洗净，切碎捣为泥，以纱布挤压取汁。把萝卜汁放在锅内煮沸后，改用文火煎沸至黏稠时加明矾水，调匀，再下蜂蜜至沸，晾凉，装入瓶内即成。每次1汤匙，日服3次，空腹时饮用。

功效：润燥，止血。用于治疗肺结核之咯血。

方5 玉米须冰糖饮

配方：玉米须、冰糖各60克。

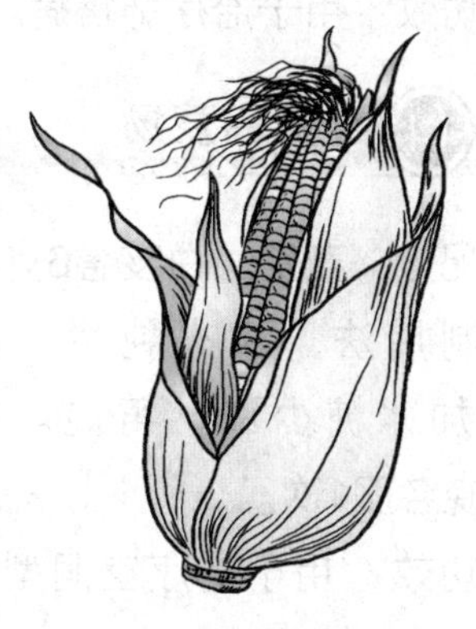

玉米

制用法：加水共煎。饮数次见效。

功效：利水，止血。用于治疗肺结核之咯血。

方6 炒葶苈子

配方：甜葶苈子75克。

制用法：将甜葶苈子隔纸炒成黄紫，研为细末。每次6克，加水1杯，煎至半杯，温服。

功效：用于治疗咯吐脓血，喘咳不得眠患者。

方7 蜈蚣散

配方：蜈蚣(去头足)适量。

制用法：焙干研末。内服，每日2～3条。

功效：用于治疗不同类型的结核（如结核性胸膜炎、结核性肋膜炎、散性结核、骨结核、乳腺结核、颈淋巴结核）。

方8 白芨川贝散

配方：白芨粉240克，川贝母粉、紫河车粉(胎盘粉)各60克，乌贼骨粉15克。

制用法：上药拌匀。每日早、晚各服1次，每服9克，白开

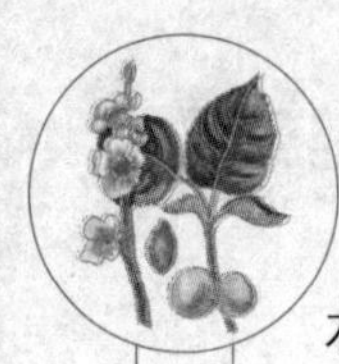

水送服。

功效：用于治疗空洞型肺结核。

方 9 白芨散

配方：白芨250克。

制用法：研为细末。每服6克，日服3次，须连续服用。

功效：用于治疗空洞型肺结核。

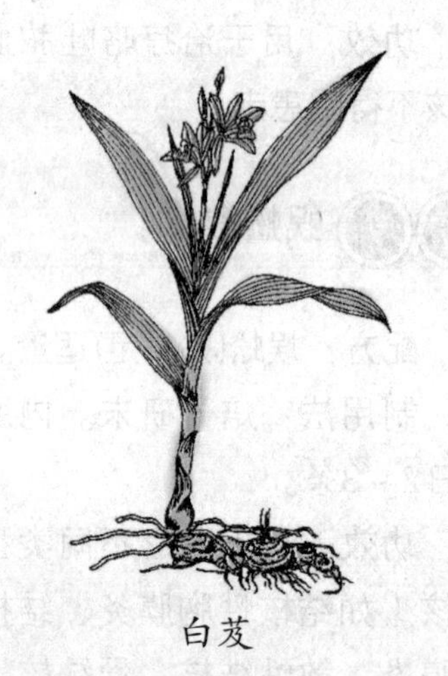

白芨

方 10 草果穗汤

配方：草果穗30克。

制用法：水煎服。每日1剂。

功效：用于治肺结核。

方 11 胎羊散

配方：未见天的胎羊羔1具。

制用法：将上者用砂锅焙干为末。酒调服，每服3～6克。

功效：用于治疗女子肺痨。

方 12 龟散

配方：龟1只。

制用法：将龟用绳缚紧，黄泥封固，在火上煅焦后，去掉泥，全部研细。每次服6克，每日服2次。

功效：本方养阴血，治结核。主治肺结核空洞，骨关节结核。肺结核空洞的特点是：痰成脓性而多，或痰中带血，胸部隐痛有时发生。

方 13 活血草散

配方：干活血草6～10克。

制用法：研末。每日分3次服。

功效：用于治疗肺痨病。

方 14 燕窝白芨汤

配方：燕窝、白芨各6克。

制用法：文火炖烂，滤去渣，加冰糖少许，再炖。每日早、晚各服1次。

功效：用于治疗空洞型肺结

核。

方15 蚕豆荚汤

配方：鲜蚕豆荚250克。

制用法：水煎服。每日1次。

功效：用于治疗肺结核。

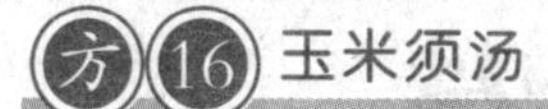

方16 玉米须汤

配方：玉米须100克左右，冰糖少许。

制用法：煎浓汁饮服。

功效：用于治疗肺结核。此方有降压作用，低血压者不宜服。

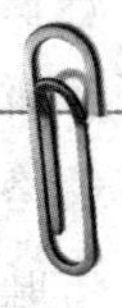

生活宜忌

①注意休息，避免劳累，有发热、咯血时应卧床休息。

②多食鱼肉、蛋、牛奶、豆制品等高蛋白食品，少吃含脂肪高的食物，必须戒烟，饮酒亦应节制。

③咳嗽、打喷嚏时要用手帕或手捂住口、鼻，用餐时最好采用分餐制，不要和婴幼儿并头睡在一起。

④居室常开窗通风，患者的被褥等物品应常在阳光下暴晒。

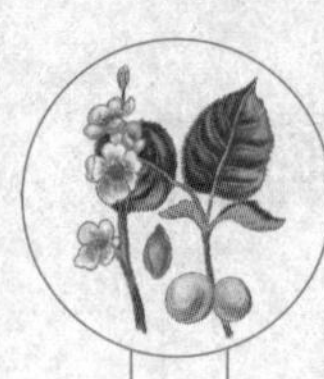

肺炎

肺炎是指肺泡发炎，主要因感染病毒、病原体、细菌、真菌等引起。本病分为大叶性、小叶性、间质性、病原体性、非典型性、中毒性等多种形式，由分泌凝固性的渗出物充堵在肺泡内及细胞气管内的一种严重疾病。它是由病原体侵入机体，尤以细菌感染如肺炎球菌、金黄色葡萄球菌、军团菌、真菌、克雷白肺炎杆菌等，最为常见是细菌或过滤性病毒所引起的。发病之初，伴有轻微的感冒现象，几小时后，高热、呼吸急促、咳嗽、面红、胸痛或咯出脓状铁锈色般浓痰，小儿时有痉挛发生。病重者神态模糊、嗜睡、谵妄、下痢、蛋白尿、烦躁不安等。该病来如闪电，去得也快，很容易引发肋膜炎、心囊炎、肺坏痈等，甚至导致生命危险，患者千万不能忽视。

方1 蒲青石膏汤

配方：蒲公英、大青叶、鱼腥草各10克，金荞麦15～30克，生石膏（先下）15克。

制用法：水煎服。每日1剂，分3次服。

功效：治病毒性肺炎。

方2 清肺败毒汤

配方：生石膏（先下）25克，栝楼壳16克，桑白皮、枯芩各9克，川贝母、橘络、青木香、葶苈子（包煎）各6克，甘草3克。

制用法：水煎温服。每日1剂。

功效：对大叶性肺炎有很好的疗效。

备注

本方是湖北宜昌市中医院原中医周心华家传验方。

方3 驱毒保肺汤

配方：沙参、杏仁、紫菀、浙贝母、麦芽、白茅根各9克，生石膏（先下）6克，桔梗3克。

制用法：水煎温服，每日1剂，连服半月至1个月。

功效：主治肺炎。

备 注

本方是湖南安乡中医彭德初经验方。

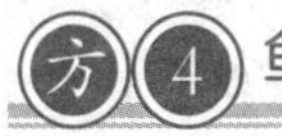

方4 鱼腥草桑白皮汤

配方：鱼腥草50克，桑白皮、东风橘各25克，白糖少许。

制用法：上药加水适量，纳入沙锅中煎浓汁。每日1剂，冲少许白糖，分2次饮服。

功效：用于治疗大叶性肺炎。

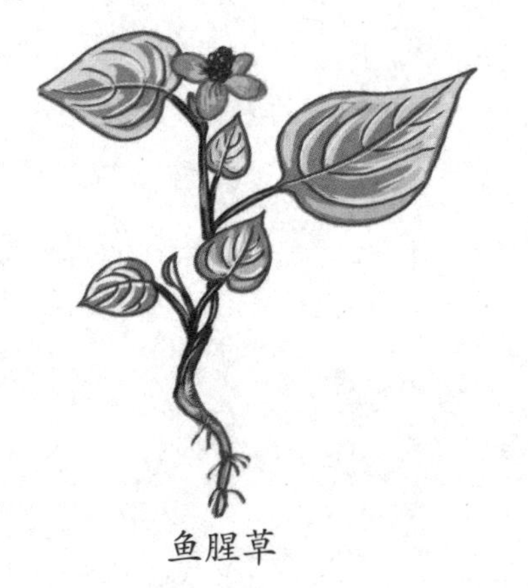

鱼腥草

方5 翘花汤

配方：连翘、金银花各15克，桔梗12克，天花粉15克，川贝母6克。

制用法：水煎服。5岁每日2剂，每剂分2次服；1岁每日1剂，分3次服。

功效：主治肺炎，高热口渴。

方6 桔贝汤

配方：桔梗、川贝母各6克，桑白皮9克，炒杏仁3克。

制用法：水煎服。5岁每日2剂，1岁1剂，分2次服。

功效：治肺炎，咳嗽吐痰。

方7 金银花当归汤

配方：金银花30克，当归15克，玄参、蒲公英各6克。

制用法：砂锅煎服。

功效：用于治疗肺炎。

方8 石仙桃汤

配方：石仙桃全草(又名石上莲)200克，冰糖100克。

制用法：煎浓汁。每日服2次。

功效：用于治疗肺炎。

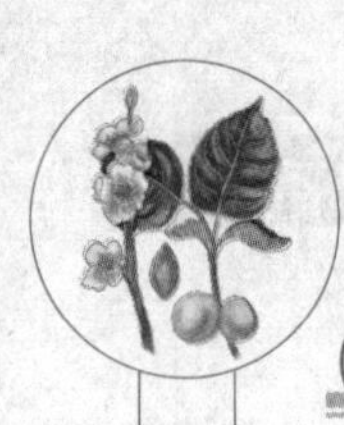

方9 二根汤

配方：癞肚皮棵15克，蚯蚓1条，白茅根、芦根各15克。

制用法：水煎服。5岁每日2剂，1剂分2次服；1岁1剂，分3次服。

功效：用于治疗肺炎高热不退。

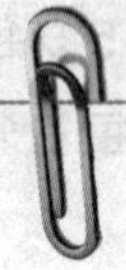

生活宜忌

①搞好个人卫生和环境卫生，经常开窗通风，保持室内的空气新鲜和清洁。

②冬春季节，年老体弱者应避免去公共场所，以防感染各种流行疾病。

③对老弱体衰和免疫功能减退者如糖尿病、慢性肝病、脾切除者，注射肺炎免疫疫苗。

④恢复期应避免淋雨、受寒、醉酒等诱发因素。

⑤应忌烟、忌酒，慎吃辛辣刺激性食物，以避免发生过度的咳嗽。

肺气肿

肺气肿是慢性支气管炎最常见的并发症。由于支气管长期炎症，管腔狭窄，阻碍呼吸，导致肺泡过度充气膨胀、破裂，损害和减退肺功能而形成。常见有两种损害形式，一是先天性，缺少某类蛋白质抑制的分解酵素，从而侵犯肺泡壁而变薄，气压胀大使肺泡破裂，壮年为多；另一种因空气污染，慢支发作，肺上端受侵害所致。其主要祸首是抽烟。慢支、支气管哮喘，硅沉着病（矽肺）、肺结核均可引起本病。主要症状有咳嗽、多痰、气急、发绀，持续发展可导致肺心病。阻塞性肺气肿起病缓慢，主要表现是咳痰、气急、胸闷、呼吸困难，合并感染加重导致呼吸衰竭或心力衰竭。中医学认为本病属于咳嗽、喘息、痰饮的范畴。治疗上包括去除病因、控制感染、体育医疗和中医施治、改善呼吸功能和肺部状态。

方1 鲜荷叶五味子汤

配方：鲜荷叶1张，五味子6克。

制用法：水煎服。

功效：敛肺平喘。适用于肺气肿。

方2 猕猴桃

配方：鲜猕猴桃全果。

制用法：水煎制成浸膏片。每片0.3克，每日2～3次，每次4片。

功效：理气通络，利水消肿。适用于阻塞性肺气肿。

方3 猪肺鱼腥草汤

配方：猪肺100克，鱼腥草60克。

制用法：水煎服，每日1剂，分3次服。

功效：本方具有清热润肺、止咳化痰、平喘之功。主治肺气肿。

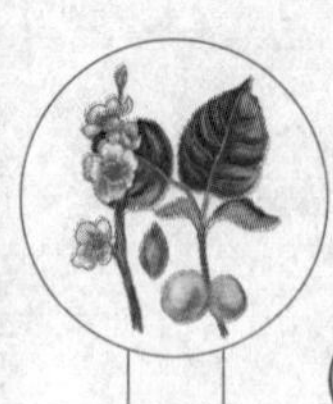

方4 苏子白芥子汤

配方：苏子10克，白芥子9克，莱菔子10克，山药60克，人参30克。

制用法：水煎服。每日1剂，每日服2次。

功效：本方扶正祛邪，降气化痰，适用于痰涎壅盛所致的肺气肿。

方5 洋铁叶根煮鸡蛋

配方：洋铁叶根50克，红壳鸡蛋1个。

制用法：鲜洋铁叶根洗净切片，水煎取汁，用此汁煮红壳鸡蛋吃，喝少量汁，每日1次。

功效：此方治疗气管炎、肺气肿均收到满意效果。

方6 鳖甲阿胶汤

配方：鳖甲26克，阿胶15克，芦根40克。

制用法：水煎服。每日1剂，日服3次。

功效：本方具有养阴润肺、化痰止咳、平喘等作用。主治肺气肿。

方7 熟地黄山萸肉汤

配方：熟地黄、山萸肉、五味子各9克，肉桂2.5克，补骨脂、胡桃肉各9克。

制用法：水煎服。每日1剂，分2次服。

功效：本方补肾纳气，适用于肾衰所致的肺气肿者。

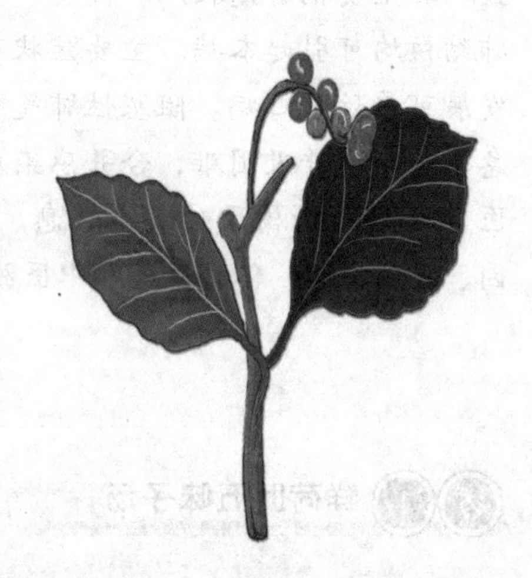

五味子

方8 沙参麦冬汤

配方：沙参12克，麦冬、五味子、杏仁、玉竹、川贝母各9克。

制用法：水煎服。每日1剂，分2次服。

功效：补气生津。适用于气津两伤所致的肺气肿。

方9 五味子汤泡鸡蛋

配方：五味子250克，鸡蛋10个。

制用法：将五味子水煎半小时，冷却，放入鸡蛋，浸泡10日后，每晨取1个，糖水或热黄酒冲服。

功效：适用于肺气肿症。

方10 莱菔子粳米粥

配方：莱菔子适量，粳米100克。

制用法：将莱菔子炒熟后研末，每次取10～15克，同粳米煮粥。

功效：化痰平喘，行气消食。适用于咳嗽多痰、胸闷气喘、不思饮食、嗳气腹胀之肺气肿。

方11 川贝母粳米粥

配方：粳米60克，川贝母5～10克，砂糖适量。

制用法：先以粳米60克砂糖适量煮粥，待粥将成时，调入川贝母极细粉末5～10克，再煮二三沸即可。温热服食。

功效：润肺养胃，化痰止咳。用于治疗肺气肿、咳嗽气喘等。

方12 紫苏白前汤

配方：紫苏12克，白前10克，百部8克，甘草6克。

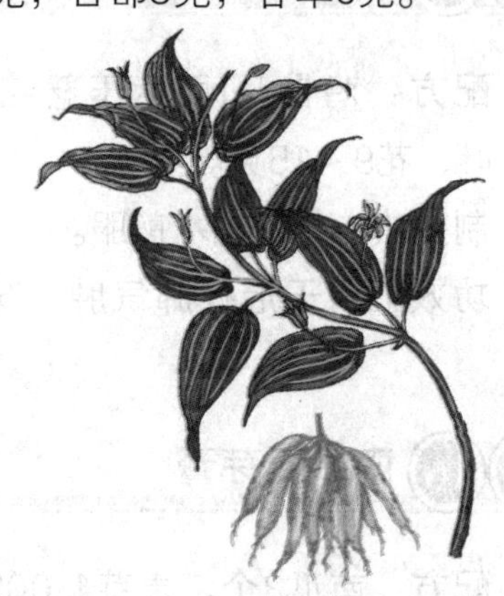

百部

制用法：水煎服。早、晚各1次。

功效：用于治疗肺气肿。

方13 茄子根红糖膏

配方：茄子根30克，红糖15克。

制用法：茄根洗净，切碎，煎成浓汁，加入红糖成膏，早晚分服。

功效：用于治疗肺气肿。

方14 天竺黄浙贝母散

配方：天竺黄15克，浙贝母

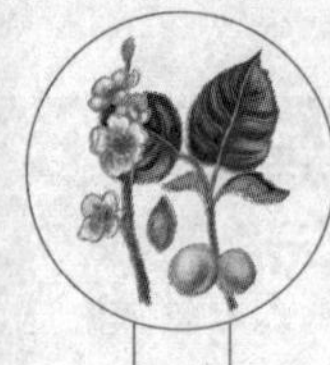

12克，枳壳10克，黑豆30克。

制用法：共研细末。每次服6克，早、晚各1次。

功效：用于治疗肺气肿。

方15 鸡骨丹汤

配方：鸡骨丹(即紫玉簪花)茎、叶、花9～15克。

制用法：上药加水煎服。

功效：用于治疗肺气肿、咳喘。

方16 南瓜麦芽膏

配方：南瓜3个，麦芽1 000克，鲜姜汁50毫升。

制用法：南瓜去籽，切块，加水煮烂取汁，添入麦芽及生姜汁，文火熬成膏。每日服70克，早晚分服。

功效：用于治疗肺气肿。

方17 麻黄乌梅膏

配方：麻黄30克，乌梅60克，款冬花40克，地龙20克。

制用法：水煎成浓汁后，加适量冰糖浓缩成膏状。每次服6～9克，每日3次。

功效：用于治疗肺气肿。

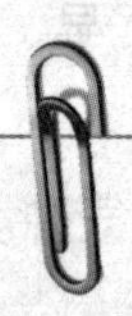

生活宜忌

患者首先要戒烟，并预防和控制支气管感染，适当参加体育活动，增强体质，防止感冒。若有咳嗽、咳痰要立即就医，用抗生素控制感染。其次是做呼吸体操，坚持在早上进行深呼吸运动，锻炼腹式呼吸，或做以肋间肌运动为主的胸式呼吸。

胃痛

胃痛是指以上腹胃脘部近心窝处经常发生疼痛。其发病原因是由于饮食不调、情志刺激、脾阳素虚、感受外寒、胃失和降所致。

方1 沉香散

配方：苏打125克，沉香、木香、砂仁、豆蔻各8克。

制用法：将原料共研为细末，瓶装备用。成人每服3克，小儿酌减，每日2～3次，白开水送下。

功效：主治顽固性呕吐、胃痛。

备　注

本方是河北石家庄市原卫生保健站中医杨佑贤家传秘方。

方2 蒲公英白芍药汤

配方：蒲公英30克，生白芍药10克，生甘草6克，红花8克，徐长卿12克，陈皮8克，大贝母12克。

制用法：水煎服。每日1剂，分2次服。

功效：安胃，止痛，散结。适用于胃脘痛、滞胀纳呆属气滞阻络者。

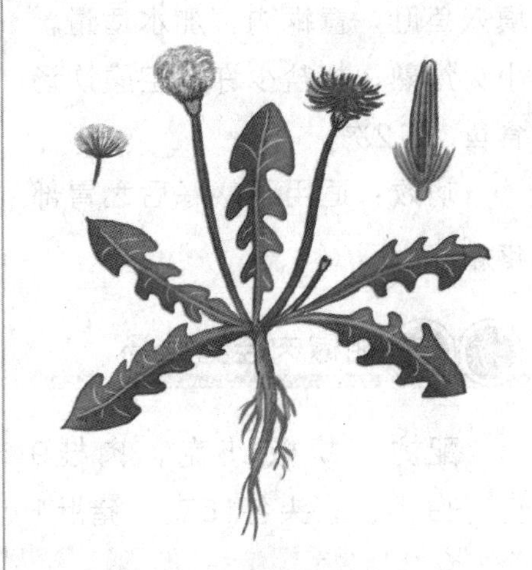

蒲公英

方3 香油炸生姜片

配方：香油、鲜姜各适量。

制用法：将鲜姜洗净，切成薄片，带汁放在绵白糖里滚一下，放入烧至六七成热的香油锅内，待姜片颜色变深，轻翻后再稍炸一下，即可出锅，每次吃2

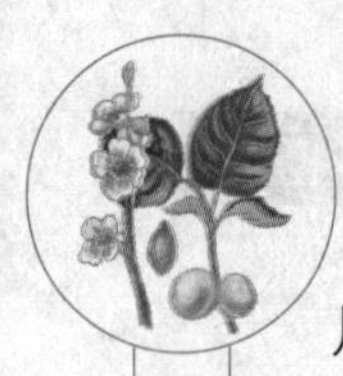

片，饭前吃（热吃）。每日2~3次，一般10日左右见效，半月可痊愈。

功效：对胃痛很有效果。

方4 鲫鱼生姜汤

配方：鲫鱼250克，生姜30克，橘皮20克，胡椒3克。

制用法：鲫鱼去鳞、鳃、内脏，洗净；生姜洗净，切片，与橘皮、胡椒同包扎在纱布袋中，填入鱼肚，置锅内，加水适量，小火煨熟，加盐少许，空腹饮汤食鱼，日2次。

功效：适用于感寒后之胃部疼痛。

方5 胡椒肉桂猪肚汤

配方：胡椒15克，肉桂9克，白术、葱头各15克，猪肚1个，食盐适量。

制用法：将猪肚洗净，再把药料拌适量盐，填入猪肚中，放入沙锅，加适量的水，先用武火煮沸，再用文火至猪肚烂熟，空腹时吃猪肚，饮汤。每次1小碗，每日2次或3次。

功效：适用于虚寒性胃痛。

方6 逍遥散

配方：柴胡、当归、白芍药各15克，茯苓20克，白术15克，甘草5克，薄荷2.5克。

制用法：共研为散调服。

功效：用于治疗胃痛。

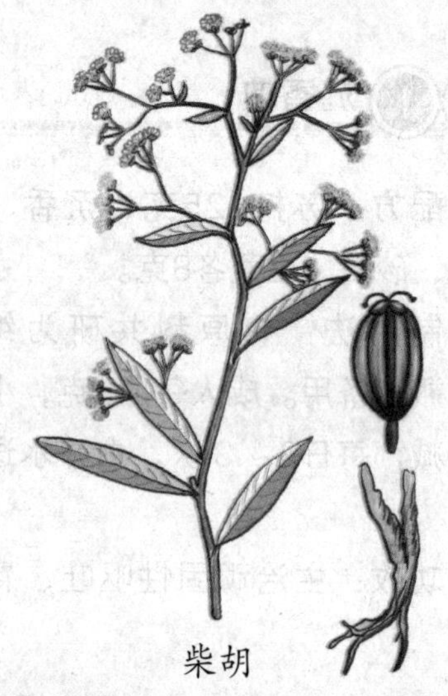

柴胡

方7 桂花根橄榄根汤

配方：桂花根、橄榄根、狗尾草各20克。

制用法：酒水各半炖服，加入瘦猪肉也可以。

功效：用于治疗胃痛不适。

方8 猪肚粳米粥

配方：猪肚(狗肚更佳)1具，粳米100～150克，丁香、肉桂、茴香各适量。

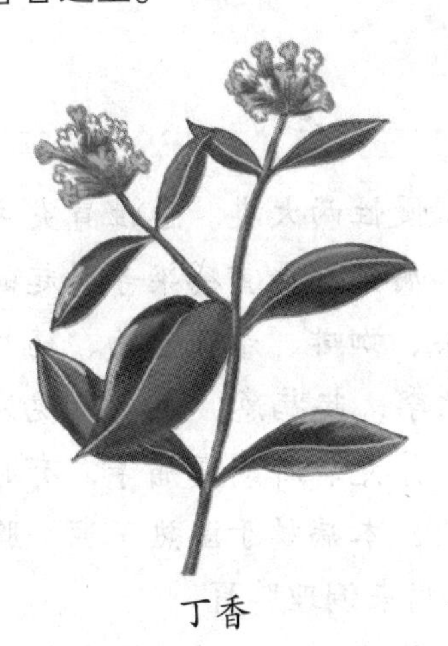
丁香

制用法：将前述各味一起放入锅中，再加入一些调料，如姜、葱、盐、酒、酱，文火炖至极烂，粳米煮粥兑入，空腹服，日3次。

功效：健脾温中。适用于胃部疼痛。

方9 小茴香胡椒丸

配方：小茴香10克，胡椒12克。

制用法：两者共为细面，酒糊为丸。每次服3～6克，温酒送下。

功效：散寒，理气，止痛。适用于胃寒疼痛。

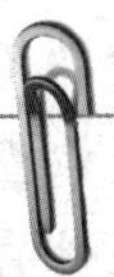

生活宜忌

①纠正不良饮食习惯。多食清淡，少食肥甘及各种刺激性食物，如含乙醇及香料的食物。应戒烟、戒酒。饮食定时定量。

②注意营养平衡，平时的饮食应供给富含维生素的食物，以利于保护胃黏膜和提高其防御能力，并促进局部病变的修复。

③胃痛的时候，尽量把皮带松开，这样可以让腹部舒服一点。平时尽量穿舒适宽松的衣服，以免腹部受压。

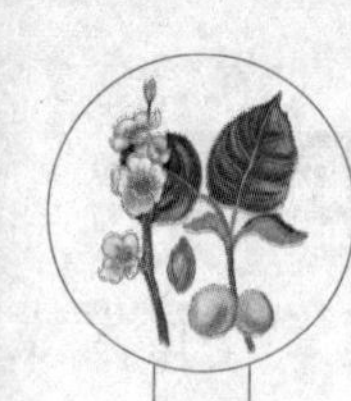

胃炎

胃炎是胃黏膜炎性疾病，分急性、慢性两大类。急性胃炎主要是指因食物中毒、化学品或药物刺激、腐蚀、严重感染等引起的胃黏膜急性病变。主要诱因有烈酒、浓茶、咖啡、辛辣食物、药物、物理因素(粗糙食物)、细菌等。在夏秋季，起病急，主要表现为发热、恶心、呕吐、腹泻、腹痛、脱水、休克、脐周压痛等，有时与胃溃疡相似，应及时治疗。中医学认为，本病属于湿热下注、脾胃失调所致，治疗时应清热利湿、解痉止痛来调理脾胃。

慢性胃炎属中医胃脘痛、痞满等症范畴。中医学认为由气滞、脾虚、血瘀、诸邪阻滞于胃或胃络失养所致。该病以胃黏膜的非特异性慢性炎症为主要病理表现，病因可能除急性病外，还与胃黏膜受理化因素、细菌或毒素反复刺激和直接损害有关，其中尤以青壮年男性为多。临床表现为上腹部慢性疼痛、消化不良、食欲不振、恶心、呕吐、泛酸、饱胀、嗳气、纳差、大便不调，胃镜检查胃黏膜充血、水肿、糜烂、变薄。本病从病理表现可分为浅表性胃炎、慢性萎缩性胃炎、糜烂性胃炎和肥厚性胃炎四种，第一种为多见。本病预后良好，但严重者可有癌变的可能。胃痛及炎症与肝脾密切相关，肝脾气失和常易导致胃病。治疗本病以理气和胃为主。若属虚者，应温中补虚，养阴益胃；若属实者，应疏肝、泄热、散瘀为主。

方1 蒲公英健胃汤

配方：干品蒲公英根部2克（鲜品6克）。

制用法：将原料放入水中，熬至半量，这是1日的量，每日三餐后服用，不可间断。

功效：健胃，解热，发汗，强壮。

备注

本方是民间常用的一种健胃药剂。

方2 乌梅平胃汤

配方：乌梅15克，黄连10克，秦皮30克，苍术、厚朴、陈皮各10克，炙甘草5克，生姜10克，大枣5枚。

制用法：每天1剂，煎两遍和匀，每日3次分服。

功效：乌梅收敛涩肠；黄连、秦皮清热燥湿；苍术健脾胃，厚朴导滞、消除胀满；陈皮理气和中；炙甘草、姜、枣调和脾胃，本方苦寒清热燥湿，芳香理气健脾同用，故肠炎久延、脾虚而湿热留恋者宜之。

备注

①泄泻次数多，日久不减者加罂粟壳10克同煎。②脾胃虚寒者不宜用此。

方3 乌药仙鹤草汤

配方：乌药、三叶草(又名夜关门)各9克，仙鹤草30克。

制用法：水煎。每日1剂，分2次服。

功效：用于治疗慢性胃炎、胃溃疡。

方4 胡椒半夏散

配方：白胡椒、半夏各30克。

制用法：研末，为丸，绿豆大。每次服10丸，每日3次。

功效：用于治疗慢性胃炎。

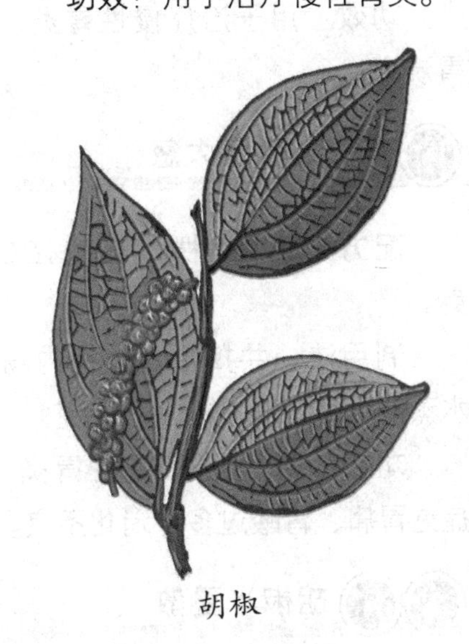

胡椒

方5 甘温健胃散

配方：党参、白术、广木香、当归各10克，炙黄芪30克，茯苓15克，三七粉3克。

制用法：制成散剂冲服，每袋10克。

功效：用治慢性萎缩性胃炎之脾胃虚弱者。

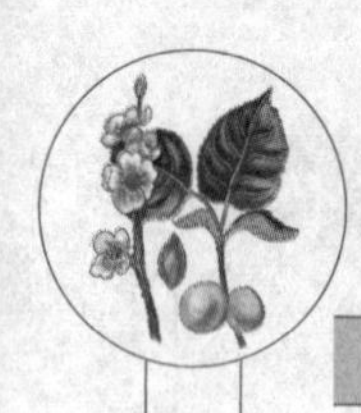

备　注

此方亦可煎服。

方6 蒲公英地榆粉

配方：蒲公英、地榆各等份。

制用法：共捣研为末。每日服3次，每服6克，生姜茶送服。

功效：用于治疗慢性胃炎、胃溃疡。

方7 红糖蒸大葱

配方：大葱4棵，红糖120克。

制用法：共捣烂，放锅内隔水蒸熟。每日服3次，每次9克。

功效：用于治疗慢性胃炎，症见胃痛、胃酸过多、消化不良。

方8 胡椒半夏散

配方：生地榆、决明子各20克。

制用法：水煎服。每日1剂。

功效：用于治疗慢性胃炎。

方9 党参汤

配方：党参15克，附子、干姜、乌梅、诃子、白术、神曲、山楂各9克。

制用法：水煎服。每日1剂。

功效：用于治疗急性胃炎。

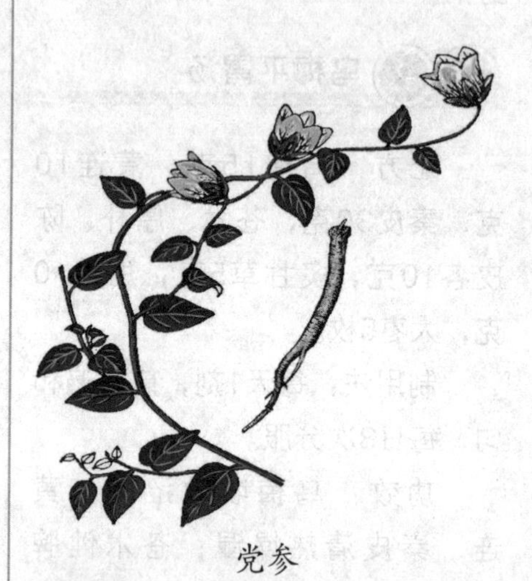

党参

方10 龙眼核

配方：龙眼核(即桂圆核)适量。

制用法：将龙眼核焙干研成细粉。每次25克，每日2次，白开水送服。

功效：补脾和胃。用于治疗急性胃肠炎。

方11 山稔子汤

配方：山稔子90克。

制用法：水煎服。每日3次。

功效：用于治疗急性胃肠炎、呕吐、腹泻。

方12 马兰汤

配方：马兰20克。

制用法：以鲜全草入药，水煎服。每日3次，每日1剂。

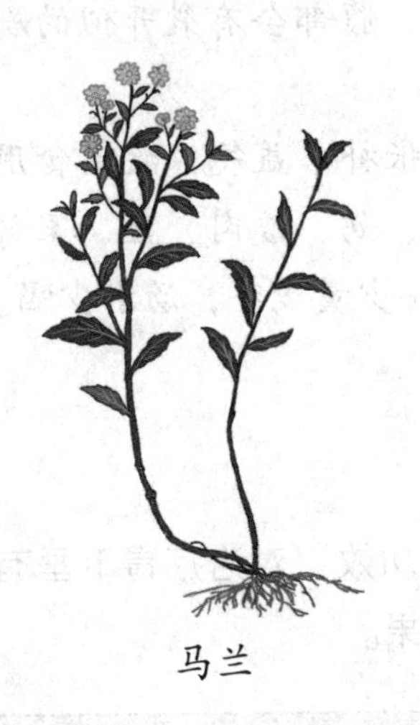

马兰

功效：本方具有行气止痛、活血化瘀、清热解毒等功效。彝医广泛用于治疗慢性胃炎、胃痛、胃溃疡，疗效确切。

方13 大蒜泥

配方：去皮大蒜6克，盐适量。

制用法：共捣烂。温开水冲服，每日服2次或3次。另用大蒜适量捣烂，外敷脐孔和足心。

功效：用于治疗急性胃肠炎、腹泻、腹痛。

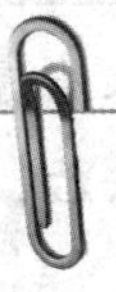

生活宜忌

①注意饮食规律，定时定量，避免暴饮暴食。

②避免各种刺激性食物，如烈性酒、浓茶、生蒜等。同时避免食用过硬、过软、过辣、过冷、过热、过于粗糙的食物。进食时要细嚼慢咽。

③食物宜营养丰富，富含多种维生素，宜少食糖类和蛋白质，对酸性食物应避免。

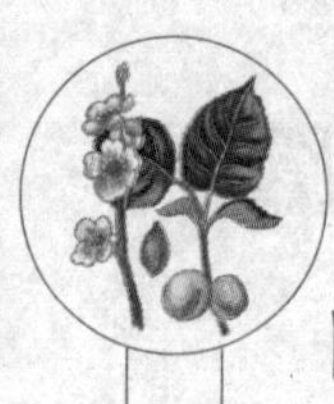

胃下垂

胃下垂多半与胃弛缓一齐发生，所以其症状相似，至于纯粹的胃下垂，其特征是胃有压迫感，腰痛时，腹部会有裂开似的剧痛。此症会有头痛及不眠的情形发生。

中医学认为胃下垂是气虚下陷，主张补中益气，故宜食用易消化而富含营养的食品，包括糯米粥、蛋、奶、瘦肉、鱼、家禽、猪肝、蔬菜等。酵母类食物尤为相宜。但要少量多餐，汤水少喝。

方1 党参黄芪汤

配方：党参16克，黄芪、云茯苓各9克，白术、陈皮、半夏各6克，木香、砂仁、升麻、炙甘草各3克。

制用法：水煎服。每日1剂。

功效：主治胃下垂。

备注

本方是贵州龙里县中医院中医邓国宾经验良方。

方2 蹲食疗法

制用法：每天早晚吃饭时均蹲着吃饭，并坚持不过量贪饮啤酒。

功效：对治疗胃下垂有很好的效果。

备注

有人患胃下垂形体消瘦，饭后常感不适，后用此法后，病症逐渐消失。

方3 鲫鱼黄芪汤

配方：鲫鱼500克，黄芪40克，炒枳壳15克。

制用法：将鲫鱼去鳃、鳞、内脏，洗净，同2味中药加水煎至鱼熟烂。食肉饮汤，每日2次。

功效：补中益气。用于治疗胃下垂、脱肛等。

方4 石菖蒲枳壳散

配方：石菖蒲、枳壳、小茴香各60克。

制用法：为粗末，投入1 000毫升白酒中，浸泡10日。每次饮酒20毫升，每日3次。

功效：用于治疗胃下垂。

方5 佛手散

配方：佛手60克，桂花树根、橄榄、梅花树根各15克。

制用法：共为细末。每次冲服10克，每日3次。

功效：用于治疗胃下垂。

方6 蚕蛹散

配方：蚕蛹适量。

制用法：蚕蛹焙燥，研粉。每服2.5～5克，每日2次，但此种粉须干燥保存，最好存入胶囊，以免失效。

功效：用于治疗胃下垂。

方7 苏枳壳野山楂汤

配方：苏枳壳25克，野山楂15克。

制用法：用水煎，去渣，每日2次分服，要持续使用才有效。

功效：用于治疗胃下垂。

方8 首乌散

配方：何首乌30克，五倍子2克，肉桂1克。

制用法：为末。分3次冲服。每日1剂。

功效：用于治疗胃下垂。

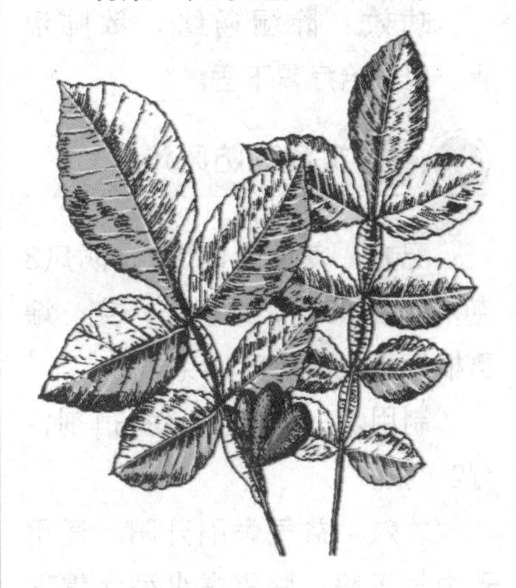

五倍子

方9 敷脐法

配方：蓖麻籽仁3克(选饱满洁白者为佳)，五倍子 5克。

制用法：上2味料为1次用量。将两味捣碎，研细，混匀后加水，制成形似荸荠状、上尖下圆的药团，大小可根据病人脐眼大小而定。将药团对准脐眼塞上，外用橡皮膏固定，每日早、中、晚各1次。用热水袋放于脐眼上热敷，每次热敷5～10分钟，以感觉温热不烫皮肤为度。一般4日后取掉药团。贴敷3次为1个疗程。1个疗程后可做X线造影复查。如胃的位置已复原，应停止用药；未复原，可再进行第二个疗程。

功效：除湿通络，敛肺涩肠。用于治疗胃下垂。

方10 炙黄芪防风汤

配方：炙黄芪120克，防风3克，炒白术9克，炒枳实15克，煨葛根12克，山茱萸15克。

制用法：水煎服。每日1剂，分2次服。

功效：益气举陷升阳。适用于中气下陷、脾胃虚火型之胃下垂。

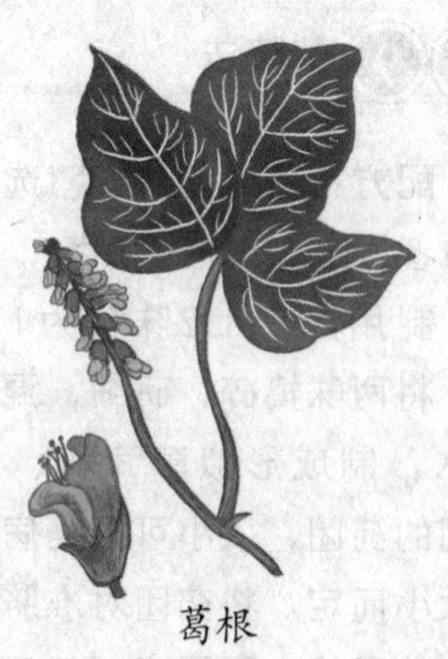

葛根

方11 龟肉汤

配方：乌龟肉250克，炒枳壳20克。

制用法：共煮熟去药。可加盐或酱油调食。

功效：补虚调中。用于治疗胃下垂、子宫脱垂。

方12 荷叶蒂炖莲子

配方：新鲜荷叶蒂4个，莲子60克，白糖适量。

制用法：将荷叶蒂洗净，对半切两刀，备用。莲子洗净，用开水浸泡1小时后，剥衣去心。把上两者倒入小钢精锅内，加冷水2大碗，小火慢炖2小时，加白糖1匙，再炖片刻，离火；当点心吃。

功效：补心益脾，健胃消食。对脾虚气陷、胃弱食滞的胃下垂患者有一定效果。

方13 人参砂仁散

配方：人参、砂仁各30克，苍术60克，陈皮20克，九香虫30克。

制用法：共研细末装入胶囊。每次2克，每日服3次。

功效：适用于胃下垂。

方14 白胡椒炖猪肚

配方：猪肚250克，白胡椒15克。

制用法：将猪肚、白胡椒一起煮烂食用。每日1剂，连服1周。

功效：用于治疗胃下垂。

方15 蓖麻籽五倍子糊

配方：蓖麻籽仁、五倍子各5克。

制用法：共研成细末，水调成糊状，备用。敷于疼痛中心处，再用胶布固定。贴后每日早、晚用热水袋熨5～10分钟，第四天晨揭去膏药。休息1日，如法再贴第二个疗程，连续6次可愈。

功效：用于治疗胃下垂病人。

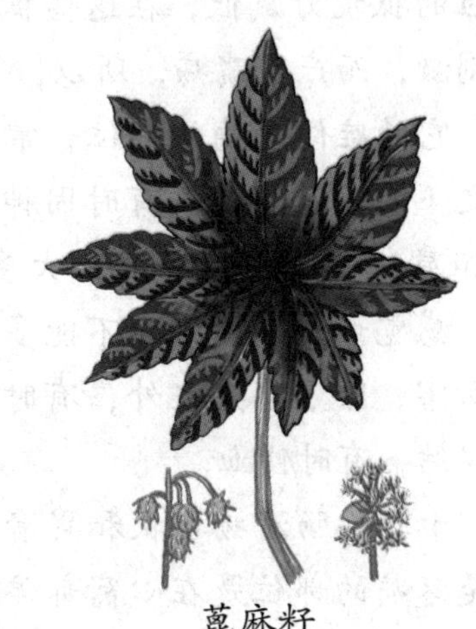

蓖麻籽

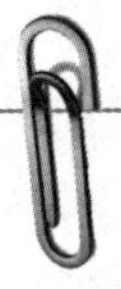

生活宜忌

①避免暴饮暴食。

②不宜久站和剧烈跳动。

③卧床宜头低脚高，可以在床脚下垫高两块砖头。

④性生活对体质衰弱者是较大负担，应尽量减少房事次数。

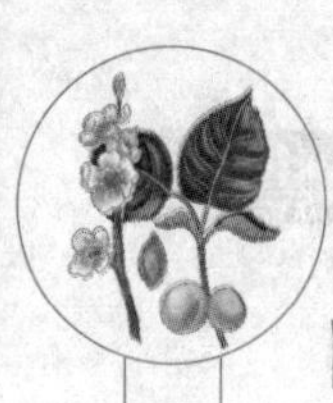

胃、十二指肠溃疡

胃溃疡的发生，现代医学认为是胃黏膜的血液循环不良时，该部位的抵抗力减低，在这些抵抗力较弱的地方，由于受到过多的胃酸刺激，而产生溃疡，所以，胃酸过多是溃疡的主因。

它的症候是痛的部位，常在胸骨之下，也就是我们常说的人字骨之下的心窝部位，有时因神经的传布，会痛到胸部下侧，甚至背后和肩部都痛，这个痛，大多是在饭后痛，和饮食有关，吃了东西，感觉好一点，但又不能多吃，因为吃多了，会发胀，结果痛势更厉害，除了疼痛之外，有时会吐酸水、呕吐，至于大便，几乎经常秘结，有时便血。

十二指肠溃疡症状和胃溃疡差不多，发生的原因也大致相同，但是疼痛的部位是在心窝部偏右方，比胃溃疡痛的部位稍稍向右又要低一点，表面上易区别的是疼痛的时间，十二指肠溃疡大多在饥饿时，或是食后半夜作痛。

方1 胃溃疡散

配方：当归16克，穿山甲9克。

制用法：共研细末。用热黄酒125毫升，1次冲服，每日2次。

功效：主治胃溃疡。

备注

本方是山东省诸城县人民医院李凤臣老中医的家传秘方。

方2 土木香散

配方：土木香6～9克。

制用法：研末，开水冲服。每日1剂或2剂。

功效：主治十二指肠溃疡。

备注

本方是福建福州民间验方。

方3 胃溃疡病方

配方：黄精3份，白芨、乌贼骨各2份，高良姜1份。

制用法：将黄精蒸熟晒干，白芨、高良姜晒干，乌贼骨用清水漂净咸味，上药混合研为细末。每日3次或4次，每次3～9克，以温开水吞服。

功效：主治胃及十二指肠球部溃疡。

备 注

本方是江西省横峰县人民医院缪大江经验方。

方4 乌贝散

配方：乌贼骨120克，川贝母15克。

制用法：将乌贼骨去盖研末，川贝母去心研末，两药混合拌匀，瓶装备用。空腹日服2次，每次6克。重者夜加1服。服后休息30分钟，即有舒服感觉，轻者2～3日愈，重者5～7日愈。

功效：用于治疗十二指肠溃疡。

方5 鸡蛋壳延胡索散

配方：鸡蛋壳、延胡索各等份。

制用法：共研细末。每次服5克，每日2次。

功效：用治胃及十二指肠溃疡之吐酸、疼痛。

方6 芦荟酒

配方：芦荟叶、烧酒、蜂蜜各适量。

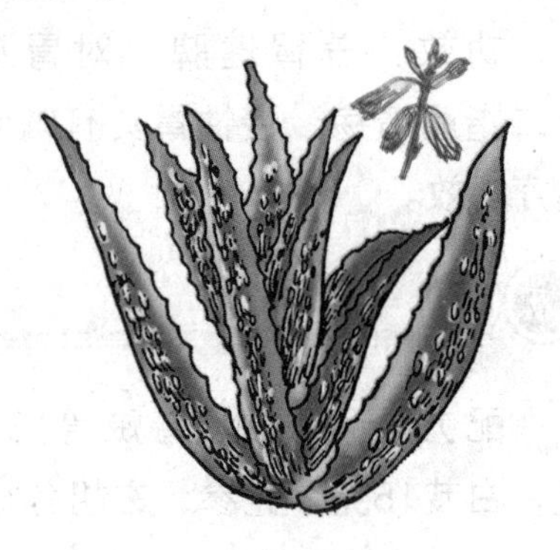

芦荟

制用法：取芦荟叶，去刺，细捣，加其1倍的烧酒和1/4烧酒量的蜂蜜，放置20日便成芦荟酒。芦荟酒越陈越好。1次1酒盅，每日服3次。

功效：长期服用，可根治十二指肠溃疡。

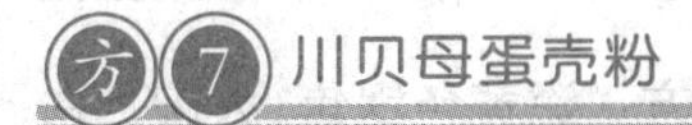

方7 川贝母蛋壳粉

配方：天花粉30克，川贝母15克，鸡蛋壳10个。

制用法：共研细末。每服6

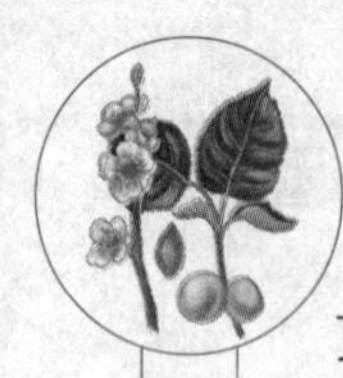

克，白开水送服。

功效：用于治疗十二指肠溃疡。

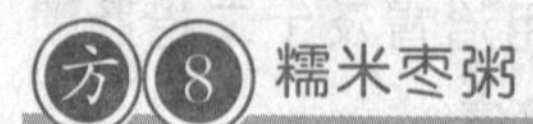

方8 糯米枣粥

配方：糯米100克，大枣8克。

制用法：按常法煮粥，极烂。日常食用。

功效：养胃健脾。对胃及十二指肠溃疡、慢性胃炎有辅助治疗功效。

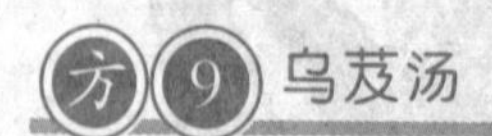

方9 乌芨汤

配方：海螵蛸(乌贼骨)30克，白芨15克，党参、玄胡各12克。

制用法：将上4味放入砂锅内煎煮，取汁去渣；再煎1次，2次煎液混合。每日1剂，分2次饭前温服。

功效：清热利湿。用于治疗胃及十二指肠溃疡。

方10 锅焦白菜心

配方：深黄色锅焦1大碗，白菜心或小白菜100克，虾米6克，猪油、细盐各适量。

制用法：白菜心洗净，切碎，备用；将锅焦放入铁锅内，加冷水两大碗，用中火烧开煮烂，约沸5分钟，然后放入白菜心、虾米、猪油、细盐，再煮5分钟，盛碗。胃溃疡病患者中餐食之甚宜。

功效：本方补气运脾，消食止泻，制酸，并有促进溃疡面愈合的作用。

方11 蜂蜜饮

配方：蜂蜜适量。

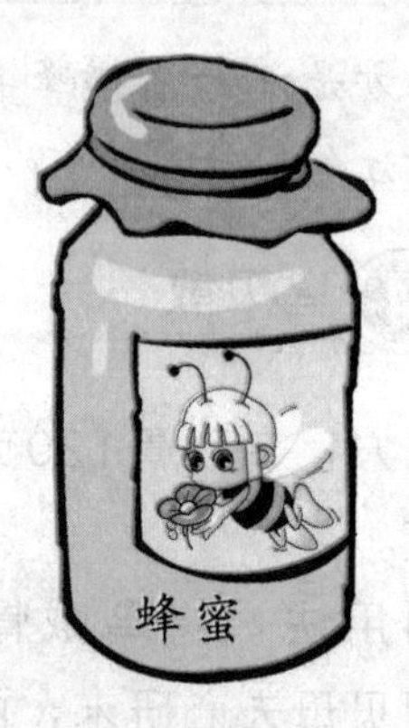

蜂蜜

制用法：每次饭前1.5小时或饭后3小时服用，坚持1个疗程(2个月)，治愈率可达80%左右。

功效：润肠通便。对胃及十二指肠溃疡有较为明显的疗效。不仅能健胃、润肠和通便，还能抑制胃酸分泌，减少对于胃黏膜的刺激而缓解疼痛。

牛奶蜂蜜饮

配方：牛奶250毫升，蜂蜜50克，白芨粉10克。

制用法：将牛奶煮沸，调入蜂蜜及白芨粉。每日1次，经常服用收效。

功效：温中补虚。用于治疗胃及十二指肠溃疡。

生姜炖猪肚

配方：猪肚1个，生姜250克。

制用法：将猪肚洗净后，塞入生姜（切碎），结扎好后放入瓦锅，加水若干，以文火煮至猪肚熟而较烂为度，使姜汁渗透到猪肚。服时只吃猪肚和汤，不吃姜。如汤味辣，可冲开水。每个猪肚可吃3～4日，连续吃8～10个。

功效：治疗寒、湿、虚证的胃及十二指肠溃疡。

甘陈汤

配方：生甘草12克，陈皮6克，蜂蜜60克。

制用法：先煎前2味药至200～400毫升，冲入蜂蜜，每日3次分服。

功效：用于治疗胃及十二指肠溃疡。

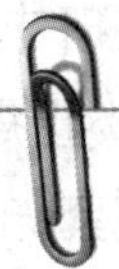

生活宜忌

①避免精神紧张。精神紧张、情绪激动或过分忧虑引起自主神经功能紊乱，不利于食物的消化和溃疡的愈合。保持轻松愉快的心境，是治愈胃、十二指肠溃疡的关键。

②讲究生活规律，注意气候变化。胃溃疡患者生活要有一定的规律，不可过分疲劳，劳累过度不但会影响食物的消化，还会妨碍溃疡的愈合。另外，还要注意气候变化，根据节气冷暖及时添减衣被。

③注意饮食卫生。做到一日三餐定时定量，饥饱适中，细嚼慢咽。

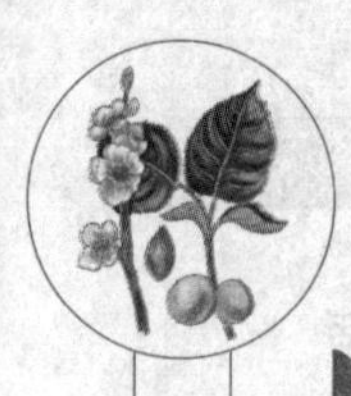

中风

中风又称为脑卒中，是急性脑血管疾病，是一种非外伤性而又发病较急的脑局部血液供应障碍引起的神经性损害。因其发病急骤，故也称为脑卒中或脑血管意外。一般分为出血性和缺血性两类。属脑出血、梗死范畴。临床表现为突然昏厥，不省人事，并伴有口眼㖞斜、舌强语謇、半身瘫痪、牙关紧闭或目合口张、手撒肢冷、肢体软瘫等。重者可突然摔倒、意识丧失、陷入昏迷、大小便失禁等。中医学认为，脑出血大体属于中脏腑范畴。脑梗死为中经络范畴。乃因患者平素气虚血亏，心、肝、肾三脏阴阳失调，或招受外邪，或内伤七情而致病。老年人易患此症。

方1 中风不省人事方

配方：香油63毫升，人工麝香0.06克。

制用法：将人工麝香放入香油内，徐徐灌下即醒。

功效：用于治疗中风不省人事。

备　注

本方是民间验方。

方2 治中风秘方

配方：何首乌、川乌、草乌、淮牛膝、高良姜、细辛各3克，人工麝香0.03克。

制用法：将原料共研末，用棉花卷药擦牙床，能消炎止痛。

功效：治中风牙关紧闭、水米不下，危在顷刻有神奇效果。

备　注

本方是湖南临武中医蒋素安家传五世秘方。

方3 天麻蝎梢丸

配方：天麻15克，蝎梢15克，白附子9克，人工麝香3克，天竺黄、青黛各6克，朱砂9克。

制用法：上药研末，炼蜜为丸，如皂角子大。薄荷汤下。

功效：用于治疗小儿中风，昏闷呵欠，手足微冷。

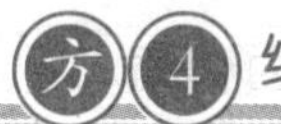

方4 红葡萄酒

配方：红葡萄酒400毫升。

制用法：每次饮20～50毫升，每日2次或3次，可随饭一起饮服。

功效：用于治疗脑血栓后遗症，轻度偏瘫。

方5 松毛酒

配方：松毛1000克，酒1500毫升。

制用法：将松毛在酒中浸7日。每饮1杯，每日服2次。

功效：用于治疗中风口眼喎斜，症见两脚疼痛、腰痛、两足不能立地。

方6 朴硝木瓜汤洗浴

配方：朴硝、木瓜、透骨草、柏子仁各100克。

制用法：煎汤洗浴，每日2次或3次。独活15～30克，桑寄生30克，水煎内服。

功效：用于治疗中风半身不遂，卧床不起。

方7 荆芥薄荷丸

配方：鲜荆芥、鲜薄荷各500克。

制用法：同捣绞汁，煎熬成膏，余渣取2/3份晒干研末，以膏和为丸。每日服3次，每服4~6克。

功效：用于治疗中风口眼喎斜。

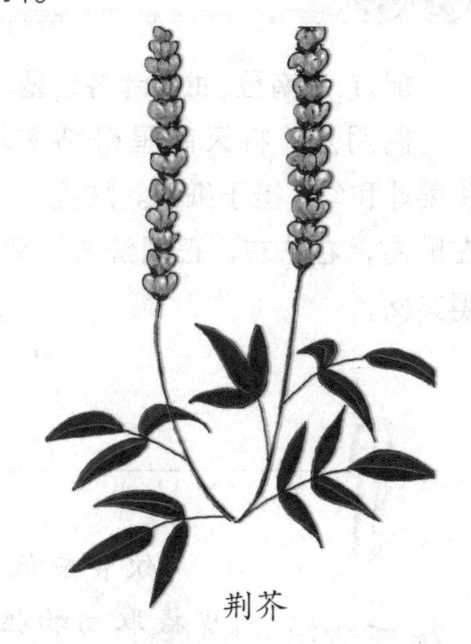

荆芥

方8 乌梅天南星粉

配方：乌梅6克，冰片5克，天南星3克。

制用法：共研末。搽牙齿。

功效：用于治疗中风口噤不开、牙关紧闭、不省人事。

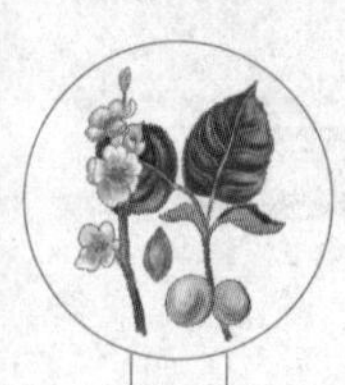

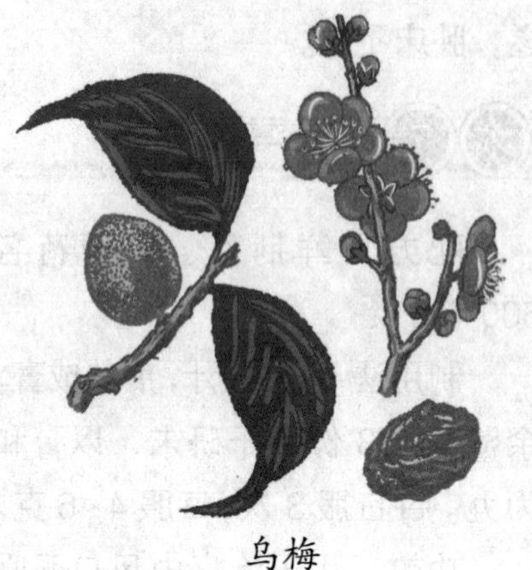

乌梅

方9 天南星治中风

配方：天南星、生姜汁各适量。

制用法：将天南星研细末，生姜汁和匀，摊于纸上。贴脸上，左贴右，右贴左，正则洗去，免得其反。

功效：用于治疗中风口眼㖞斜。

方10 白附子全蝎粉

配方：白附子、白僵蚕、全蝎各等份。

制用法：共研为细末。每服5～3克，开水冲服，避免风寒。

功效：用于治疗中风口眼㖞斜。

方11 葱白治中风

配方：葱白适量。

制用法：煮葱白食之。

功效：用于治疗中风麻痹不仁者。

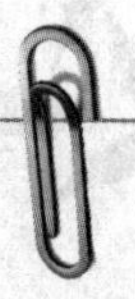

生活宜忌

饮食应低盐、低脂、低胆固醇，尽量少摄取动物性脂肪，避免情志刺激、烟、酒等。

癫痫

癫痫是以脑功能短暂异常为特征的一组临床综合征，有原发性癫痫和继发性癫痫的区别。癫痫的发作大多具有间歇性、短暂性、刻板性三个特点，以突然昏仆、口吐涎沫、肢体抽搐、移时自醒、反复发作为主要表现。临床上有大发作（羊痫风）、小发作、局限性发作和精神运动性发作4种形式。中医学称本病为“痫病”，其病机因先天遗传，或大惊卒恐，情志失调，饮食不节，以及继发于脑部疾患，或患他疾之后，使风痰、瘀血等蒙蔽清窍，扰乱神明，其中以痰邪为患最为严重。

痫定散

配方：葛根、郁金、木香、香附、丹参、胆南星各30克，白胡椒、白矾、皂角仁（炒研）、朱砂各15克。

制用法：上药研末和匀为散，装瓶备用。7岁以下每次服3克，7岁以上每次服5克，16岁以上每次服7克，均早、晚各服1次。30日为1个疗程，一般2个疗程即可。服完1个疗程后，停药10日，再进行第二个疗程。连服药30日，发作次数无减少、症状无减轻和好转者为无效，应停药。

功效：用于治疗癫痫。

备　注

经治48例，其中治愈43例，发作次数减少、症状减轻者4例，无效1例。7岁以下不用白胡椒。服药期忌情志刺激、浓茶、烟酒、咖啡、白萝卜、茄子、生冷寒凉诸品。

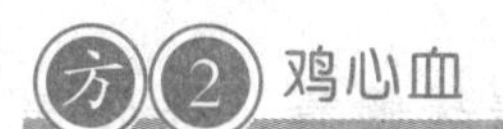

鸡心血

配方：公鸡心9只，白芨9克，黄酒适量。

制用法：将公鸡心血挤压出来，放于碗内，再将研成细末的白芨粉倒入碗内，同捣为泥。分为2次服，每次以黄酒60毫升为

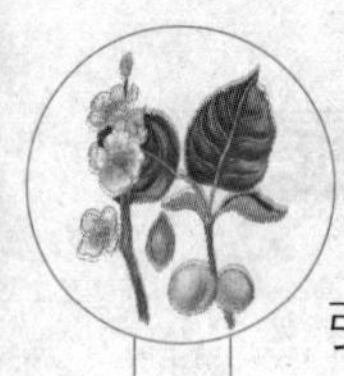

引，2天内服完。

功效：解热毒，疗惊痫。用于治疗羊痫风。

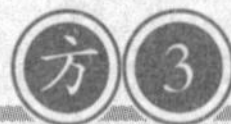

方3 龙眼肉炖羊脑

配方：羊脑2个，龙眼肉25克。

制用法：加水共炖熟后吃。

功效：养血祛风。用于治疗羊痫风，症见发作时昏倒、牙关紧闭、口吐白沫、不省人事。经常服食有效。

方4 羊苦胆散

配方：蜜蜂9只，羊苦胆1个，黄酒适量。

制用法：将蜜蜂装入羊苦胆内，外用黄表纸包七八层，再以绳扎好，黄酒封固，置木炭火上烧烤半小时，去掉泥土后研细末。以黄酒适量冲服，小儿每次3~6克。

功效：清热解毒，强心安神。用于治疗小儿癫痫。

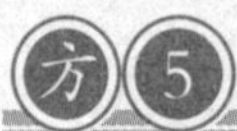

方5 橄榄郁金明矾膏

配方：橄榄500克，郁金、明矾各250克。

制用法：橄榄捣烂，同郁金加水适量煮成浓汁，去渣后再微火浓煎2次，过滤后加明矾，收成膏。每次1匙，温水送服，每日2~3次。

功效：行气解郁。用于治疗小儿癫痫。

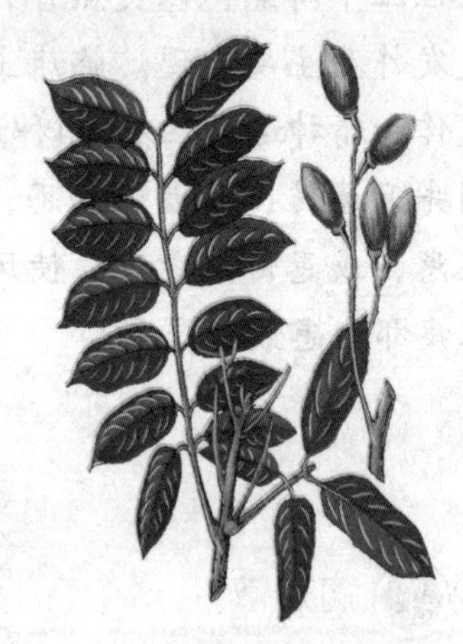

橄榄

方6 冬虫夏草炖猪脑

配方：猪脑1个，冬虫夏草3克。

制用法：猪脑(剔去红筋不用)，同冬虫夏草炖熟。食脑饮汤，每日服1~2次。

功效：补脑髓，除脑中邪热，理虚通窍。用于治疗似痫非痫证。

方7 乙醇烧鸡蛋

配方：乙醇（酒精）100毫

升，鸡蛋2个。

制用法：将上两味放入大铁碗内，燃酒烧蛋，不时翻动鸡蛋，使蛋熟匀，待酒干后去蛋壳。每早空腹食用，连吃50个。

功效：补虚损，理气血。用于治疗羊痫风。

方8 蓖麻根黑醋煮鸡蛋

配方：蓖麻(红茎红叶)根100克，鸡蛋2个，黑醋适量。

制用法：将鸡蛋破壳煎煮，再入黑醋、蓖麻根共煎。每日1剂分服，连服数日。

功效：安心神，通经络。用于治疗羊痫风。

方9 白矾散

配方：净白矾。

制用法：将白矾研成细粉，备用。成人每次服3～5克，每日早、晚饭后、睡前各服1次，温开水冲服。

功效：清热解毒。用于治疗羊痫风。

方10 全蝎散

配方：全蝎30克。

制用法：先用白酒泡透，再用生甘草炒黄，去甘草，研成细面。成人分10次，患儿12岁以下分20次，空腹米汤送下。忌醋。

功效：镇惊息风，通络止痛，用于治疗癫痫。

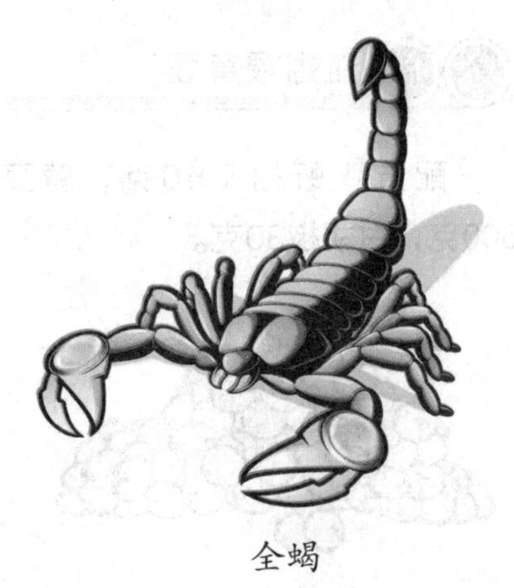

全蝎

方11 山药青黛粉

配方：山药2克，青黛0.3克，硼砂1克。

制用法：将山药晒干，与青黛、硼砂共研成末。每服3克，日服3次。

功效：清热化痰。用于治疗癫痫。

方12 猪心朱砂散

配方：猪心1个，朱砂、川贝母各15克。

制用法：将猪心用黄泥裹

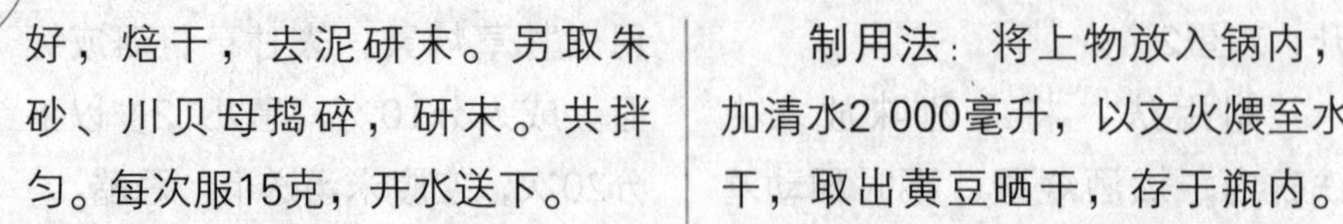

好，焙干，去泥研末。另取朱砂、川贝母捣碎，研末。共拌匀。每次服15克，开水送下。

功效：益心补血。用于治疗羊痫风。

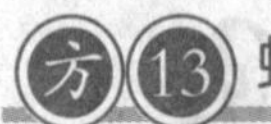

方13 蚯蚓煨黄豆

配方：蚯蚓干60克，黄豆500克，白胡椒30克。

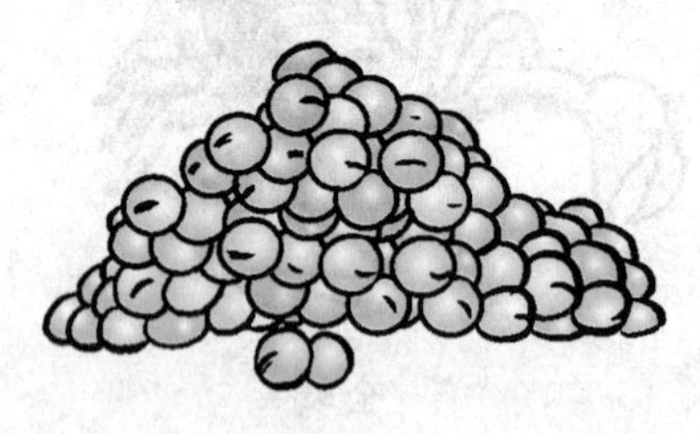

黄豆

制用法：将上物放入锅内，加清水2 000毫升，以文火煨至水干，取出黄豆晒干，存于瓶内。每次吃黄豆30粒，每日用2次。

功效：祛风，镇静，止痉。可用于癫痫病的辅助治疗。

方14 蛋黄人乳饮

配方：鸡蛋黄一个、人乳汁15毫升。

制用法：将蛋黄与乳入杯中和匀，1次食之。

功效：养心安神，益气补血。适用于癫痫。

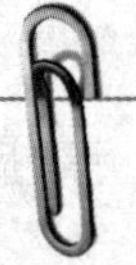

生活宜忌

①避免从事危险工作，如高空和水上、下水作业等。忌驾驶机动车辆、飞机等危及生命安全的活动；忌从事需要高度警惕的警卫等工作，避免在高压电器和高速运转的机械、车床旁工作。

②保持良好心态，对癫痫患者及其家属来说，树立正确的疾病观、保持良好的心理状态非常重要。

风湿性关节炎

风湿性关节炎是一种常见的急性或慢性结缔组织炎症，可反复发作并累及心脏。临床以关节和肌肉游走性酸楚、重着、疼痛为特征。中医学称本病为“三痹”，根据感邪不同及临床主要表现，有“行痹”“痛痹”“着痹”的区别，其病机主要为风寒湿邪三气杂至，导致气血运行不畅，经络阻滞所致。

方1 穿山甲川牛膝饮

配方：穿山甲、川牛膝、清风藤、海风藤、追地风各15克，原浆白酒1 500毫升。

制用法：将原料封闭浸泡在白酒中7日后，每日早、晚各服1次，每次30毫升。

功效：对风湿性关节炎有神奇的效果。

方2 醋煮骨节草

配方：醋1 000毫升，骨节草500克。

制用法：将骨节草切成段，放进醋锅里煮。烧开后将锅端下，放在地板上，把有病的腿架在锅上面（注意距离适当，以免烫伤），腿上盖上棉垫，用热蒸汽熏有病的腿关节。药凉后再加热。每日1次，每次1个小时。1锅药只能用2次。

功效：对风湿性关节炎有良好的治疗效果。

方3 五枝水

配方：鲜桃树枝、鲜柳枝、鲜槐树枝、鲜桑枝各50克，透骨草30克。

制用法：将上药加清水适量，煎煮30分钟，去渣取汁，与2 000毫升开水一起倒入盆中，先熏蒸患处，待温度适宜时泡洗双脚，每日1次，每次熏泡40分钟，10日为1个疗程。

功效：用于治疗风湿性腰腿痛。

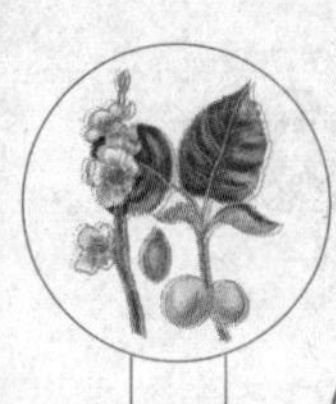

方4 丝瓜络酒

配方：丝瓜络50克，白酒500毫升。

制用法：将丝瓜络放入白酒里浸泡7日，去渣服用。每次饮15毫升，能饮酒者饮30～90毫升，每日2次，对关节痛有疗效。

功效：通经活络。用于治疗风湿性关节痛。

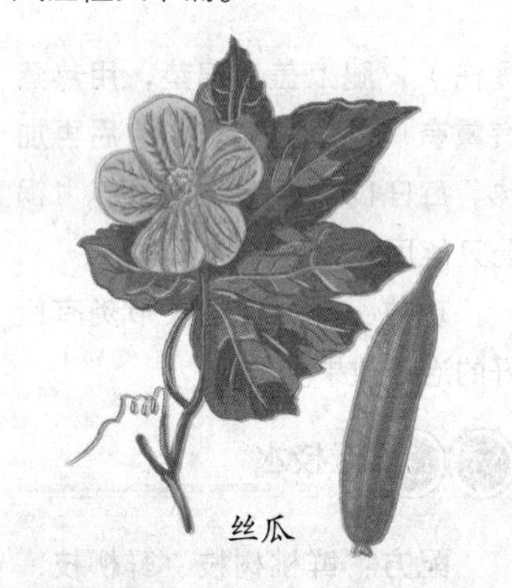

丝瓜

方5 花椒葱蒜

配方：花椒、葱根、蒜瓣各少许。

制用法：煎汤擦洗患部。

功效：用于治疗风湿性关节炎引起的关节痛。

方6 薏苡仁白术汤

配方：薏苡仁24克，白术15克。

制用法：水煎服。

功效：用于治疗湿气性腰痛。

方7 鸡血藤汤

配方：鸡血藤、伸筋草各9克。

制用法：水煎服。

功效：用于治疗风湿性腰痛。

方8 生姜醋治关节炎

配方：生姜、醋各适量。

制用法：将生姜洗净切片，放醋佐餐食用。长期坚持，有特效。

功效：用于治疗关节炎。

方9 半夏乳香散

配方：半夏、当归、没药各20克，乳香18克，红花30克，制川乌、草乌各15克。

制用法：煎汤，熏洗患处。

功效：用于治疗急性风湿性关节炎。

方10 防己生地汤

配方：木防己、生地黄各15克，桂枝9克，防风12克，甘草6克，羌活15克，忍冬藤或西河柳、蒲公英或野菊花各30克。

制用法：水煎服。

功效：用于治疗急性风湿性关节炎。

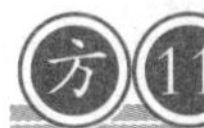木瓜浆外敷

配方：木瓜1个。

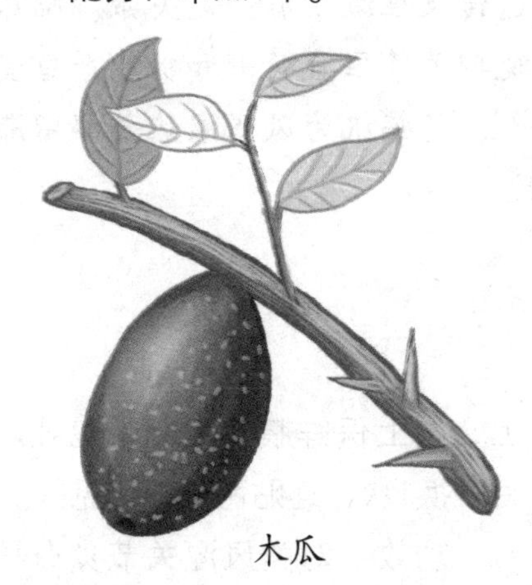
木瓜

制用法：水酒各半，煮令极烂，研成粥浆样，用布摊敷于患处，凉即更换，连用3~5次。

功效：舒筋活络，祛风湿。用于治疗风湿性关节炎、关节痛。

生姜花椒汤

配方：生姜、花椒各60克，葱500克。

制用法：将各味共煎水。放盆中，边熏边洗，使患处出汗为度。

功效：适用于风湿性腰腿痛。

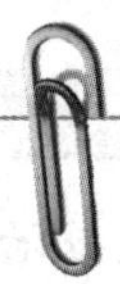

生活宜忌

①注意保暖，以防受寒。

②坚持身体锻炼，以防止肌肉萎缩及关节畸形。

③不宜吃寒性食物。

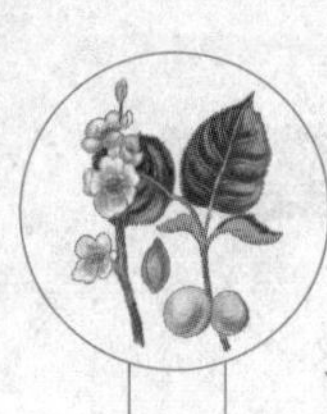

类风湿关节炎

类风湿关节炎是一种以关节滑膜炎为特征的慢性全身性自身免疫性疾病，其发病与细菌、病毒、遗传及性激素有一定关系。临床以慢性对称性多关节肿痛伴晨僵、晚期关节强直畸形和功能严重受损为特征。中医学称本病为“尪痹”，其病机为风寒湿热之邪留滞于筋骨关节，久之损伤肝肾阴血所致。

方1 通络息风汤

配方：桑枝、忍冬藤、白芍药、萆薢各12克，秦艽10克，当归尾12克，蚕沙10克，豨莶草、薏苡仁各15克，甘草5克。

制用法：水煎服，每日1剂。

功效：活络祛湿，息风缓痛。用于治疗慢性风湿性关节炎、类风湿关节炎、关节疼痛不利、日久不愈或反复发作者。

方2 大黄粉葱白糊

配方：葱白2根、大黄粉若干，蛋清1个，白糖1勺。

制用法：将葱白切碎捣烂，放在碗中加白糖、蛋清及大黄粉调成糊状，调匀后即敷在痛点上，覆上保鲜膜并用绷带包扎。每日换1次，连贴两天即可见效。

功效：对类风湿关节炎有神奇效果。

备注

有患者看西医不能根治，中医也不见效，后用本方后效果出奇的好，对于酸痛有迅速治疗的功能。

方3 蠲痹定痛汤

配方：乌梢蛇9克，蜈蚣2条，川桂枝6～8克，细辛3～4克，甘草节4克，雷公藤10克，红花9克，制乳香、没药、制草乌、制川乌各4克。

制用法：上药加冷水浸泡2

小时，置砂罐中煎沸后小火煮1小时，药渣再加水煎沸后小火煮半小时。晚睡前热服头汁，次日清晨热服二汁。

功效：用于治疗类风湿关节炎、风湿关节炎、系统性红斑狼疮见关节疼痛或肿胀者。

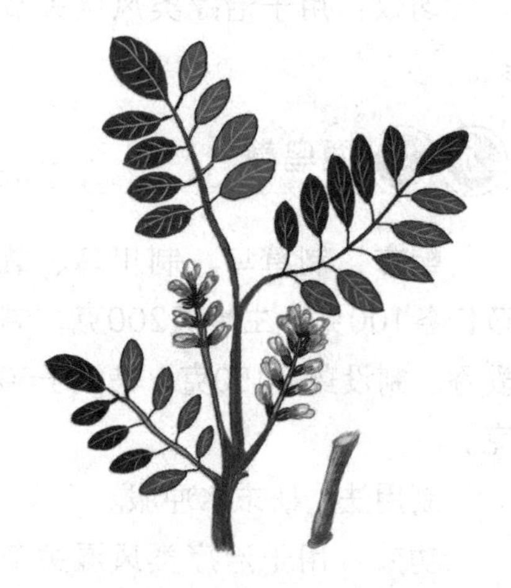

甘草

方4 乌头通痹汤

配方：制乌头(先煎)9克，黄芪15克，桂枝6克，芍药12克，穿山龙、地龙、青风藤、钻地风、白僵蚕、乌梢蛇各15克，露蜂房9克，甘草6克。

制用法：水煎服。每日1剂。

功效：温经散寒，驱风除湿，通络扶正。用于治疗类风湿关节炎。

方5 熟地黄饮

配方：熟地黄20克，骨碎补、威灵仙各15克，淫羊藿、补骨脂、山甲炙、牛膝、桂枝、赤芍药、白芍药、苍术、知母各10克，川续断12克，制附片、炙麻黄、松节各6克，防风9克。

制用法：水煎服。

功效：用于治疗病程较久，关节变形、强直挛缩、屈伸少利、舌质淡或瘀暗、尺脉弱为主要症状的寒痹型类风湿关节炎。

方6 防风茯苓饮

配方：防风、茯苓各12克，炙麻黄、葛根、炙甘草各6克，当归、桂枝各10克，秦艽15克，生姜3片，大枣5枚。

制用法：水煎服。

功效：治肢体关节疼痛游走不定，屈伸不利，多见于上肢及肩背，初起可兼表证，舌苔薄白，脉浮为主要症状的风痹型类风湿关节炎。

方7 蛇虫丸

配方：白花蛇10条，炙蜈蚣20条，炙全蝎30克，制马钱子20克，炙露蜂房、广地龙、白僵蚕

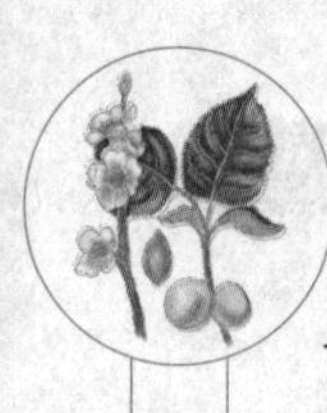

各100克。

制用法：将马钱子与绿豆同煮，煮至绿豆开花为度，剥去皮，切片晒干，用土炒至褐色。余6味文火焙干。共研细末，过极细筛，装入零号胶囊900～1 000粒。每日服3次，每次8粒，连服40日为1个疗程。

功效：用于治疗类风湿关节炎。

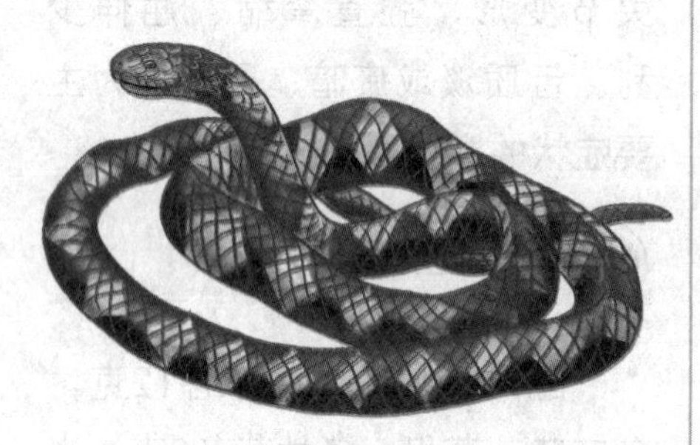

白花蛇

方8 乌蛇祛风通络汤

配方：乌梢蛇15克，黄芪、伸筋草、老鹳草、豨莶草各20克，当归、羌活、独活各30克,防风、细辛各6克。

制用法：水煎服。

功效：用于治疗类风湿关节炎。

方9 两乌散

配方：制草乌、制川乌、薏苡仁各100克，生地黄200克，制乳香、制没药各150克，马钱子50克。

制用法：研末水冲服。

功效：用于治疗类风湿关节炎，寒型。

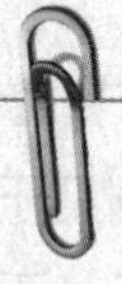

生活宜忌

①避免寒冷和潮湿，注意保暖，及时添加衣服。

②注意休息，避免过度疲劳。

③加强关节功能锻炼，疾病稳定期，每日应多次活动所有关节，保持肌肉和关节的正常功能。

肝炎

肝为五脏之一，有藏血、疏泄、开窍于目等功能。肝脏发生炎性病变，就是肝炎。肝炎的病因有病毒、细菌、阿米巴等感染，也可由于毒素、药物、化学品中毒等引起，有急性、慢性之分。症状上共同之处为恶心、食欲差、脘腹胀闷、大便时溏时秘、易疲劳、发热、出虚汗、肝区不适或疼痛、隐痛、肝功能异常、肝肿大、乏力等等。传染性肝炎又叫病毒性肝炎，多由肝炎病毒引起。现在已知肝炎至少可有甲、乙、丙、丁、戊等多种。该病极易传播，故确诊后应对患者分床分食进行隔离为好。治疗以中西医结合为佳。

方1 茉莉花膏

配方：茉莉花100朵。

制用法：去茉莉花朵叶蒂，加糖156克，锅内蒸熟烂，调为膏。每日3次，每次服一茶匙。

功效：可治疗一切肝病。

备注

本方是民间秘验方，来自沂蒙山区一药农。

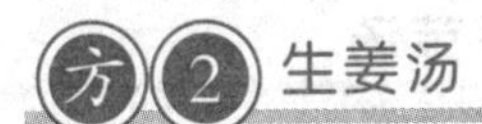

方2 生姜汤

配方：生姜5片，黄芪、茯苓、白术、白芍药、白扁豆、甘草、大枣各6克。

制用法：用两碗水煎至1碗，饭前服用，每日2次或3次均可。

功效：对急性肝炎有良好效果。

备注

服用本方时，忌大荤、熬夜、房事，直到病愈为止。

方3 柴胡枳壳汤

配方：柴胡、枳壳、川芎、香附各12克，郁金、太子参、茯苓各15克，陈皮、半夏各12克，

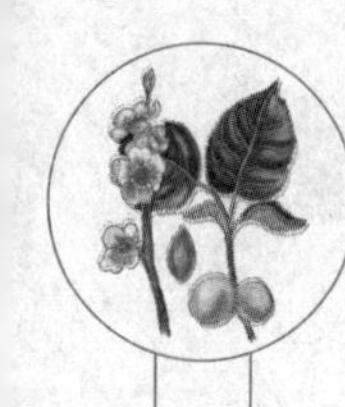

白术、黄芩各15克。

制用法：水煎服。每日1剂，早晚服。

功效：疏肝理气，健脾和胃。用于治疗慢性迁延性肝炎。

方4 虎杖根五味子蜂蜜膏

配方：虎杖根500克，北五味子250克，蜂蜜1 000克。

制用法：将虎杖根、五味子洗净，用砂锅加水浸泡半小时，水量以浸没药物为度，中火煎沸后，改用小火煎半小时，等剩下1大碗药液时，滤出头汁；再加水2大碗，煎2汁，约剩下1大碗药液时，滤出，弃渣；最后将头、二汁及蜂蜜一起倒入大砂锅内，小火煎沸5分钟后，离火，冷却，装瓶，盖紧，每日3次，每次1匙，饭后开水冲服，2个月为1个疗程。

功效：柔肝解毒，去疹止痛，利湿。适用于慢性肝炎。

方5 泥鳅散

配方：泥鳅若干条。

制用法：泥鳅放烘箱内烘干(温度以100℃为宜)，达到可捏碎为度，取出研粉。每服15克，每日3次，饭后服。小儿酌减。

功效：用于治疗急性或亚急性、迁延性肝炎。

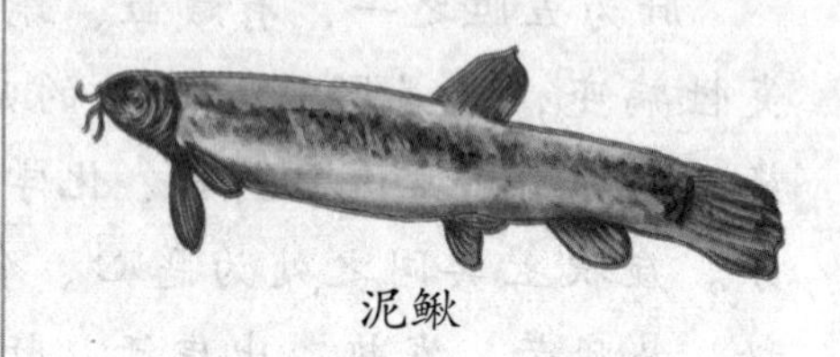
泥鳅

方6 垂盆草阴行草颗粒

配方：垂盆草、阴行草各500克，矮地茶250克。

制用法：上述各药加工成棕褐色颗粒，每袋重13克；开水送服，每次1袋，每日3次，代茶饮。

功效：用于治疗慢性肝炎有良效。

方7 蜂蜜猪胆汁

配方：猪苦胆1枚，蜂蜜100克。

制用法：取苦胆汁同蜂蜜调匀，放锅内蒸20分钟。饮服。

功效：清热，解毒，祛湿。用于治疗肝炎。

方8 大麦芽汤

配方：大麦芽、茵陈各50克，橘皮25克。

制用法：水煎汤。每日早晚分服。

功效：用治急慢性肝炎后遗症，如胸闷、痞胀、食欲不振等。

方9 白蒿汤

配方：茵陈蒿、白藓皮各30克。

制用法：加水煎2遍，去渣，分服。每日1剂。

功效：用于治疗黄疸型肝炎。

方10 薏苡根汤

配方：薏苡根适量。

制用法：加水煎汤，代茶频频饮服。

功效：治黄疸型肝炎。

方11 茵陈蜜丸

配方：茵陈120克，板蓝根250克，大枣200克，鸡内金18克，生姜21克，胎盘粉50克，百合100克。

制用法：共为细末，炼蜜为丸，每丸重6克。每日3次，每次1丸。

功效：用于治疗慢性肝炎。

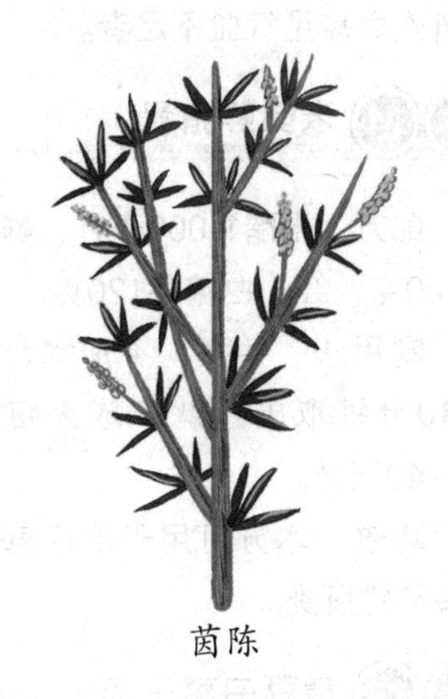

茵陈

方12 茵陈蜜丸

配方：茵陈50克，柴胡25克，龙胆草、郁金、玄胡各20克，甜瓜蒂0.3克。

制用法：共为细末，蜜为丸。每服5克，每日3次。

功效：用治慢性肝炎。

方13 桂圆甲鱼汤

配方：怀山药、桂圆肉各15~25克，水鱼(即甲鱼)1只。

制用法：先用热水烫水鱼，使其排尿后切开洗净去肠腔，然后将水鱼肉与壳一起连同怀山药、桂圆肉放炖盅内，加水适量，隔水炖熟服用。

功效：治阴补阳。适用于慢

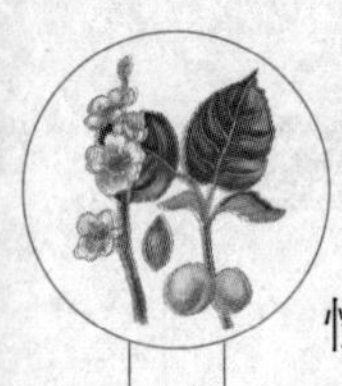

性肝炎之症见气血不足者。

方14 米醋鲜猪骨

配方：米醋1 000毫升，鲜猪骨500克，红、白糖各120克。

制用法：共煮，不加水，沸后30分钟取出过滤，成人每服30～40毫升。

功效：本方可用于治疗急慢性传染性肝炎。

方15 黄豆白菜干汤

配方：黄豆60克，白菜干45克，茵陈30克，郁金9克，山栀子、柴胡、通草各6克。

制用法：黄豆与白菜干煎汤饮服，早晚另煎服茵陈等五味中药服。

功效：舒肝理气，退黄。用治病毒性肝炎。

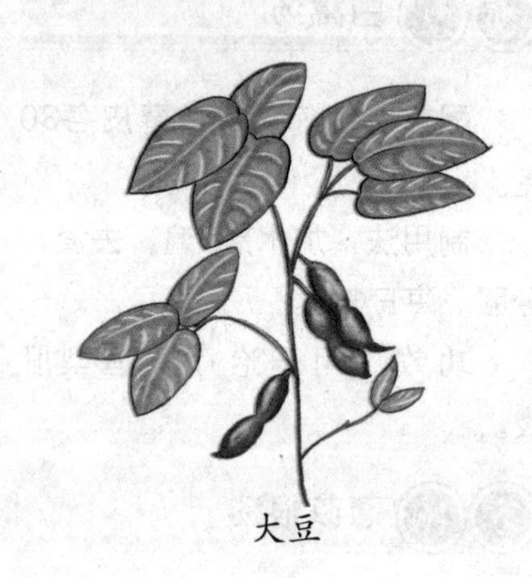

大豆

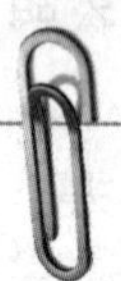

生活宜忌

①保持精神愉快，注意休息。

②隔离治疗。乙肝表面抗原阳性者的食具、牙具、刮面刀、注射器、穿刺针、针灸针等应与其他人分开。要防止唾液、血液和其他分泌物污染环境，感染他人。同时，要经常洗手及换洗衣服，浴室也应该时常消毒。

③禁酒禁欲。肝炎患者绝对禁止饮酒，酒精可以引起肝细胞的急性损伤，转氨酶上升，加重肝炎病情，导致脂肪肝、酒精性肝炎和肝硬化。此外，性生活亦要控制，特别是病情不稳定时，一定要禁房事。

肝硬化

肝硬化是慢性弥漫性肝脏病变，可由多种疾病所引起。由于种种原因，肝细胞破坏后，得不到修复，形成脂肪浸润和纤维组织增生，造成肝硬变。早期表现与慢性肝炎相似，此时若不注意治疗调养，可发展到肝脾肿大、腹水，甚或呕血、昏迷等。常用的有效的临床偏方、验方主要如下。

方① 护肝败毒丹

配方：川连、川大黄、干姜各31克。

制用法：将原料共研细末，面糊为丸，如梧桐子大。每日早、晚各服5克，温水送下。

功效：对肝硬化有很好的治疗效果。

备　注

①服药期间，可有轻微腹病，大便出现溏泄，约10日可见好转。②本方是济南市老中医罗明先家传秘方。

方② 膨胀丸

配方：党参31克，白术、茯苓各16克，附子、肉桂、甘遂、大戟各9克，黑牵牛子、白牵牛子、阿胶各6克，大枣30枚。

制用法：将原料研细末，阿胶烊化和枣肉捣烂为丸，每丸重0.3克。每日空腹服1次，第一日服5克，以后逐日增2克，至每日9～13克为止，病愈即停服。

功效：攻补兼施，对于肝硬化效果确凿。

备　注

本方是民间验方，在云南流传甚广。

方③ 木贼草散

配方：木贼草(微炒)30克。

制用法：研细末。空腹服，每服0.5～1克，白开水送服，每日服2次。连服2周。

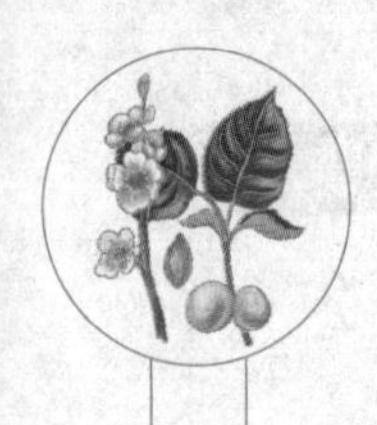

功效：用于治疗肝硬化。

方4 海带牵牛子汤

配方：海带30克，牵牛子15克。

制用法：将上2味放入砂锅，加水煎煮，取汁去渣。每日1剂，分2次服。

功效：软坚散结，清热利水。用于治疗肝硬化腹水。

方5 鳗鱼散

配方：海鳗鱼脑、卵及脊髓各适量。

制用法：将海鳗鱼卵、脑及脊髓焙干研末。每次3～6克，温开水冲服。

功效：滋补强壮。辅助治疗肝硬化及脂肪肝。

方6 柴胡甘草汤

配方：柴胡15克，甘草10克，杭白芍药15克，枳壳10克，川芎15克，香附、青皮各10克，苍术15克，厚朴10克。

制用法：水煎服。每日1剂，分2次服。

功效：本方舒肝理气，消满除胀，适用于气滞肝郁型之肝硬化。

方7 地黄汤

配方：生地黄15克，沙参、麦芽、鳖甲、猪苓各12克，麦门冬、当归、枸杞子、郁金各9克，川楝子、丹参各6克，黄连3克。

制用法：加水煎沸15分钟，滤出药液，再加水煎20分钟，去渣，两煎所得药液兑匀。分服，每日1剂。

功效：治肝硬化。

方8 消胀万应汤

配方：大腹皮30克，香橼、莱菔子、神曲各20克，川厚朴、鸡内金各15克，砂仁、干蝼蛄各10克，益母草100克，鳖甲30克。

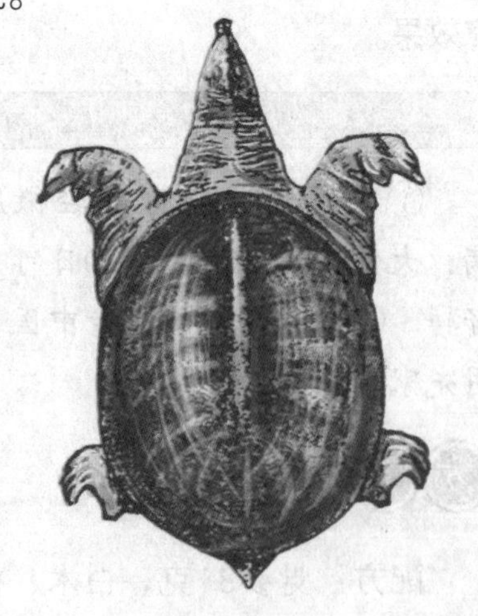

鳖甲

制用法：上药水煎至300毫升，每日1剂，分2次服。

功效：用于治疗肝硬化腹水。

方9 半边莲玉米须饮

配方：半边莲、玉米须各50克。

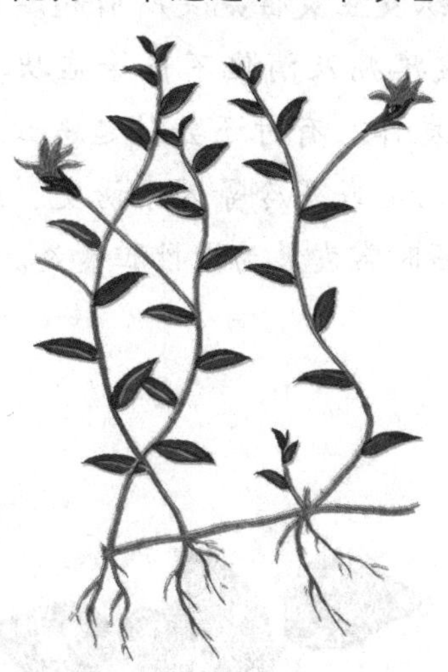

半边莲

制用法：水煎服。每日1剂，分2次服完。

功效：用于治疗肝硬化。

方10 香白芷汤

配方：香白芷50克。

制用法：水煎服。每日1剂，分2次服完。

功效：用于治疗肝硬化。

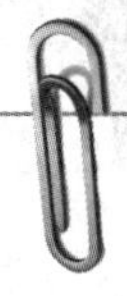

生活宜忌

①限盐。

②禁酒。

③一切难消化的食品均应忌食。

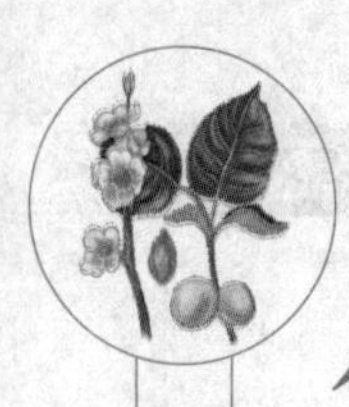

急性胆囊炎

急性胆囊炎是由于胆汁滞留和细菌感染而引起的胆囊炎症，常因胆囊内结石阻塞胆管使胆汁滞留形成对胆囊的慢性刺激所引起，也可因肝脏的长期炎症，使肝周围组织发生炎性病变所引起。本病多发于中年女性。患病以后可有上腹疼痛及消化不良等症状。腹痛可为针刺样或刀割样，并有规律性发作。有时还会引起恶心、呕吐、发热。常因饱餐、进食高脂肪、油类或寒冷等因素诱发。急性胆囊炎如治疗不及时或伴有胆囊内结石时常发展为慢性胆囊炎。

方1 蒲公英汤

配方：鲜蒲公英全草100～150克。

制用法：水煎服，15日为1个疗程，连续使用1～2个疗程，即可根治。

功效：用于治疗急性胆囊炎。

方2 扁竹根淫羊藿汤

配方：扁竹根、淫羊藿各40克。

制用法：水煎服。每日2次服完。

功效：用于治疗急性胆囊炎。

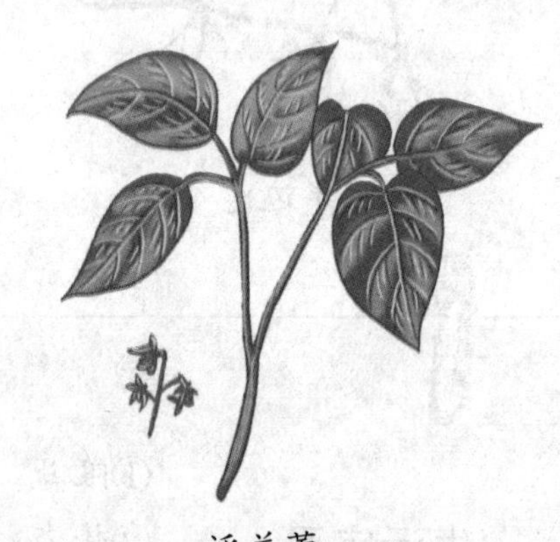

淫羊藿

方3 小麦秆汤

配方：鲜嫩小麦秆100克(采取春天已灌浆，尚未成熟的小麦)，白糖少许。

制用法：麦秆加水煮半小时左右，加白糖使之微甜代茶饮，每次半小碗，每日3次。

功效：消炎利胆。适用于胆囊炎。

方4 蒲公英汤

配方：蒲公英90克。

制用法：加水煎，去渣。顿服，每日1～2剂。

功效：用于治疗急性胆囊炎。

方5 嫩柳枝治急性胆囊炎

配方：嫩柳枝20克，猪苦胆1只。

制用法：将嫩柳枝煎成约50毫升液，然后趁热将猪苦胆汁混入，用白糖水送服，每次25毫升，每日2次。

功效：用于治疗急性胆囊炎。

方6 大黄黄柏汤

配方：大黄、黄柏、柴胡各12克，白芍药、枳实、半夏、郁金各9克，龙胆草6克，干姜10克。

制用法：水煎服。每日1剂，分2次服完。

功效：用于治疗急性胆囊炎。

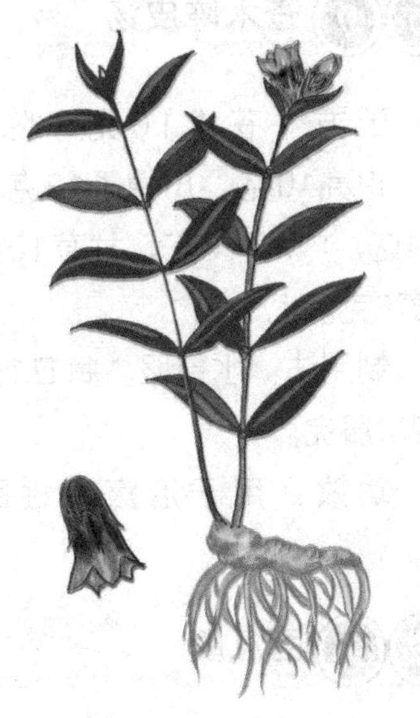

龙胆草

方7 黄白汤

配方：大黄45克，白芍药60克。

制用法：加水煎，去渣。频服，以缓泻为度。每日2次。

功效：用于治疗急性胆囊炎。

方8 大黄雪金汤

配方：生大黄、郁金各10克，山楂、金铃子各120克，积雪草20克。

制用法：水煎服。每日1剂。

功效：用于治疗急性胆囊炎。

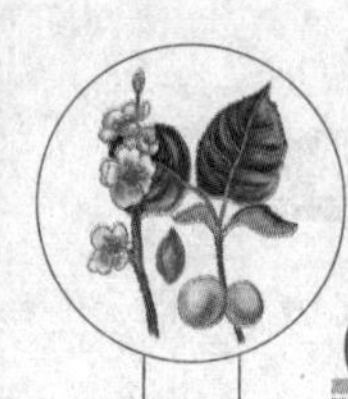

方9 苍术陈皮汤

配方：苍术10克，陈皮6克，枳壳10克，川楝子12克，厚朴9克，广木香6克，甘草10克，大黄6克。

制用法：水煎服。每日1剂，分2次服完。

功效：用于治疗急性胆囊炎。

方10 西瓜酪

配方：红瓤西瓜14克，冻粉1.5克，白糖60克，香蕉油1滴，清水90毫升。

制用法：西瓜瓤去掉籽、切碎，挤出西瓜汁，冻粉切成寸段，在瓜汁中加白糖15克，放入冻粉煮化，搅均匀，凉透，凝结成冻，即为西瓜酪。清水加入剩余白糖烧开，凉透，加上香蕉油。把西瓜酪割成小块，在盘子四周浇上糖水即成。

功效：清热解毒，利胆降压。适用于胆囊炎、胆石症。

方11 大黄芒硝散

配方：大黄、芒硝各30克。

制用法：共为细末。每次服10克，每日3次。

功效：用于治疗急性胆囊炎。

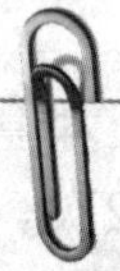

生活宜忌

①急性胆囊炎患者宜多饮水，多活动，适当参加一些体育锻炼，增强体质，避免过度劳累及经常熬夜，保持一种平和的心态，避免烦躁易怒。

②规律饮食是预防胆囊息肉的最好方法。多食富含膳食纤维、维生素的食物，如新鲜水果蔬菜等。应做到少食多餐，以适应胆囊切除后的生理改变。

慢性胆囊炎

慢性胆囊炎是胆囊疾病中最常见的疾病。本病有时为急性胆囊炎的后遗症，但多数病例以往并无急性发作史。大多数的慢性胆囊炎都有胆道梗阻或胆汁流通不畅等因素存在。慢性胆囊炎的临床表现，随病理变化的程度及有无并发症而表现有所不同，轻者可无症状，一般患者有轻重不同的腹胀、上腹部或右上腹不适感、持续性疼痛或右肩胛区放射性疼痛、胃中有灼热感、嗳气、泛酸，特别是在饱餐后或食油煎及高脂肪食物后加剧。中医学认为本病是由于饮食不节、进食油腻食品、寒温不调、情志不畅及虫积等因素，导致肝胆气滞、湿热壅阻、通降失常而成。

方1 白术陈皮汤

配方：白术12克，白芍药、陈皮各10克，防风6克。

制用法：水煎服。每日1～2剂。

功效：用于治疗慢性胆囊炎。

方2 柴胡香附汤

配方：柴胡、川楝子、香附各15克。

制用法：水煎服。

功效：用于治疗慢性胆囊炎。

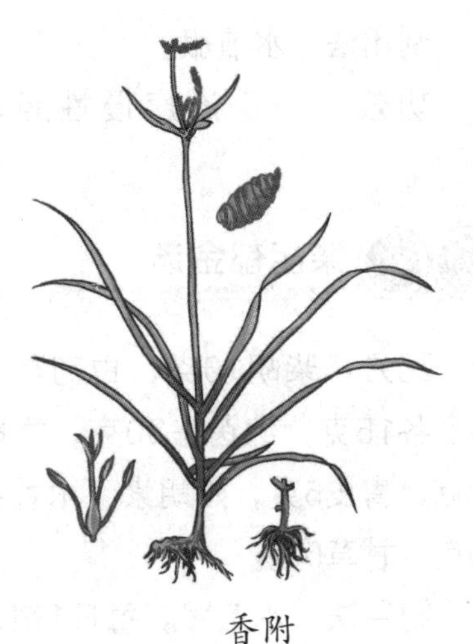

香附

方3 白芍柴胡汤

配方：白芍药20克，柴胡、黄芩、丹参、玄胡、连翘各15

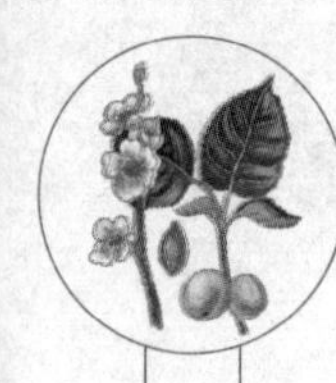

克，甘草5克。

制用法：水煎服。每日1剂。

功效：用于治疗慢性胆囊炎。

方4 玉米须茵陈汤

配方：玉米须60克，茵陈30克，栀子、郁金各15克。

制用法：水煎服。每日1剂。

功效：用于治疗慢性胆囊炎。

方5 连翘白蔻仁

配方：连翘、白蔻仁各10克，板蓝根20克。

制用法：水煎服。

功效：用于治疗慢性胆囊炎。

方6 柴胡郁金汤

配方：柴胡10克，白芍药、郁金各15克，绵茵陈30克，香附12克，青皮5克，延胡索、木香各10克，甘草5克。

制用法：水煎服。每日1剂，分2次服。

功效：疏肝利胆。适用于慢性胆囊炎。

方7 大黄冰片糊

配方：大黄30克，冰片2.5克分。

制用法：研成细末，用适量醋调成糊状，敷于胆囊区(右乳直下肋缘边左右)，每日数次。

功效：用于治疗慢性胆囊炎。

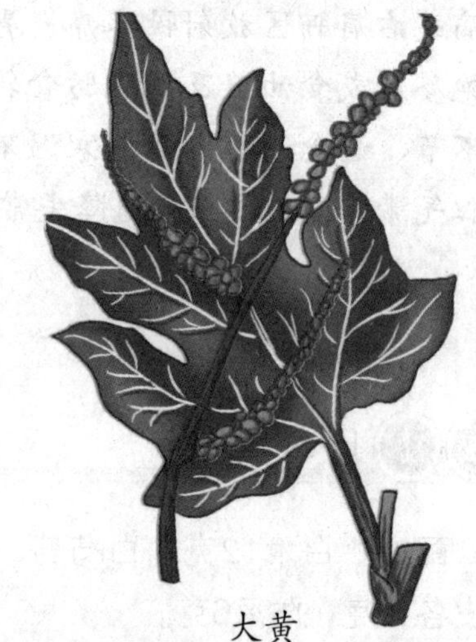

大黄

方8 柴胡青蒿汤

配方：柴胡、青蒿、枳实、茯苓、郁金、陈皮、法半夏各10克，白芍药6~10克，威灵仙15~30克，生甘草3克。

制用法：水煎服。每日1剂，分2次服。

功效：疏肝利胆和胃。主治慢性胆囊炎。

方9 柴胡白芍汤

配方：柴胡12克，白芍药15克，党参10克，白术12克，黄芪19克，黄连6克，半夏10克，陈皮、茯苓、泽泻各12克，防风10克，羌活、独活各8克，炙甘草、生姜、大枣各10克。

制用法：水煎服。每日1剂，分2次服。

功效：利胆和胃。适用于慢性胆囊炎。

方10 黑豆散

配方：鲜牛胆2枚，黑豆100克，郁金、半夏、枳壳、木香、白术各30克。

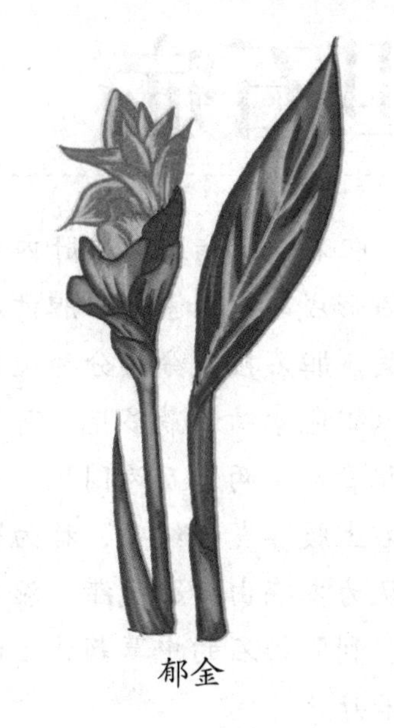

郁金

制用法：将药物装入牛胆，待胆汁渗完，焙干，为末。每次冲服5克，每日3次或4次。

功效：用于治疗慢性胆囊炎。

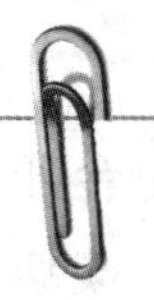

生活宜忌

①注意饮食。食物以清淡为宜，少食油腻和炸、烤食物。

②保持大便畅通。六腑以通为用，肝胆湿热、大便秘结时，症状加重，保持大便畅通很重要。

③要改变静坐生活方式，多走动，多运动。

④要养性。长期家庭不和、心情不畅的人可引发或加重此病，要做到心胸宽阔、心情舒畅。

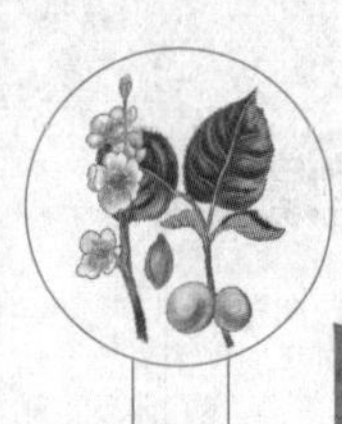

胆石症

胆石症是指胆囊或肝内外胆管任何部位发生结石的一种疾病。胆石形成与代谢紊乱、胆汁淤滞引致胆汁成分异常和胆管系统感染有关。胆石按成分可分为纯胆固醇、胆色素钙盐及混合性三类，我国以胆色素结石最多见。可呈单个、多个或泥沙样。常伴有胆囊炎及胆管炎。两者互为因果。平时无症状。病发时突然发生剧烈难忍的右上腹阵发性绞痛，称为胆绞痛。有时可伴有黄疸和发热。中医学认为本病由肝胆气滞、湿热淤积所致。采用以清热利湿、行气止痛、利胆排石的中草药为主的中西医结合治疗，如屡有发作，须手术治疗。

方1 虎杖金钱草汤

配方：虎杖、金钱草、海金沙、广郁金、鸡内金各15克。

制用法：水煎服。每日1剂。疼痛加白芍、川楝子、延胡索，湿热重加茵陈、黄芩；大便干加生大黄。

功效：主治胆管结石症。

方2 鸡内金散

配方：鸡内金30克，滑石（包煎）20克，玄明粉10克。

制用法：共研细末，分装30包，早、晚各1包。1个疗程15日。

功效：主治泥沙样胆结石。

方3 三金汤

配方：金钱草、海金沙（包煎）、鸡内金各15克，柴胡、枳实、半夏、大黄、白芍药各10克，甘草5克。

制用法：加水煎沸15分钟，滤出药液，再加水煎20分钟，去渣，两煎所得药液兑匀。分服，每日1～2剂。

功效：用治胆石症，肝胆湿热，往来寒热，胸胁苦满，胁痛掣背，厌食油腻，尿黄。

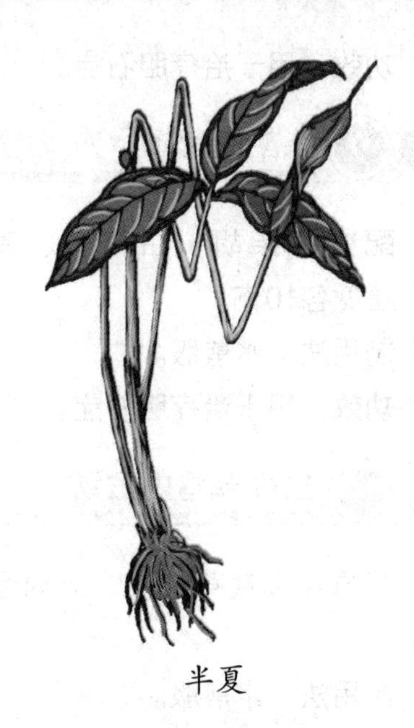

半夏

方4 金钱草茯苓汤

配方：金钱草30克，威灵仙15克，白术炒12克，茯苓15克，厚朴12克，青陈皮各10克，鸡内金、生山楂、丝瓜络各15克，片姜黄10克。

制用法：水煎服。

功效：健脾祛湿，宣窍通络。治胆石病，症见形体肥胖、肩背酸困、右上腹闷胀疼痛、恶心纳呆，舌苔白腻、脉弦而滑者。

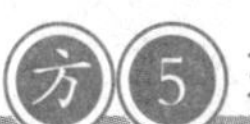

如神消石汤

配方：海金沙（包煎）63克，过路黄、绵茵陈、连钱草各31克，大枣7枚。

制用法：水煎服。每日1剂。

功效：对胆石症与胆囊炎有显著疗效。

备 注

本方是江西省南昌铁路局萍乡医院中医科收集秘方。

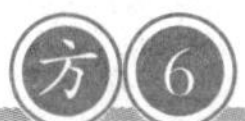

消炎排石汤

配方：连钱草、马蹄金、匍伏堇各31克。

制用法：水煎服。每日1剂。

功效：主治胆石症。

备 注

本方是江西省井冈山人民医院原老中医张博儒老先生的经验良方。

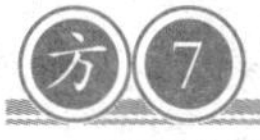

金钱草柴胡汤

配方：金钱草30克，柴胡、枳实、白芍药各9克，炙甘草3克，郁金、乌贼骨、浙贝母各9克。

制用法：水煎服。

功效：疏肝利胆，解郁止痛，清热化石。用治胆石病，见上腹部间歇作痛，右胁尤剧，或呕吐苦水，或嗳气泛酸、恶心。

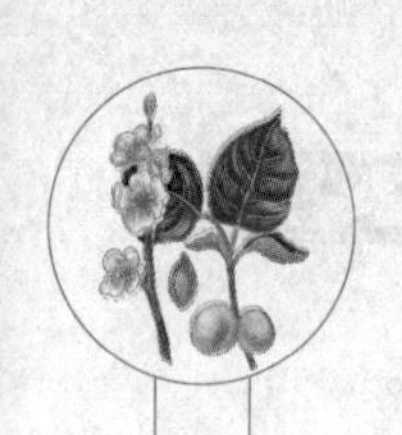

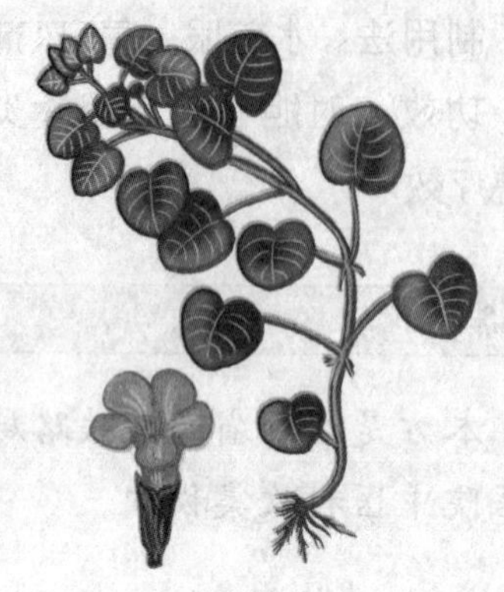

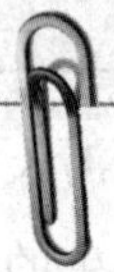

金钱草

方8 三棵针虎杖汤

配方:三棵针、虎杖各 20 克。

制用法:水煎服。

功效:用于治疗胆石症。

方9 柴胡白芍汤

配方:柴胡、白芍药、青皮、丝瓜各10克。

制用法:水煎服。

功效:用于治疗胆石症。

方10 金钱草鸡内金汤

配方:金钱草30克,鸡内金10克。

制用法:水煎服。

功效:用于治疗胆石症。

生活宜忌

①忌刺激性或产气食品,如萝卜、洋葱等。采取少吃多餐的饮食方式,宜多饮水,注意维生素摄入,尤应注意脂溶性维生素A、维生素D、维生系E、维生素K的补充。

②限制胆固醇摄入。胆固醇摄入每日应少于300毫克,限制动物脂肪及含胆固醇高的食物,如内脏以及鱼子、蛋黄等。可以选用鱼肉、瘦肉、蛋清等。

③根据症状和对脂肪耐受程度,不应过多摄入脂肪,并主张用植物油烹调。

胸膜炎

胸膜炎亦称肋膜炎，是由于感染、变态反应、化学、物理等多种病因引起的，常继发于肺部的胸膜炎症性疾病，如肺结核、肺炎、肺脓肿、支气管扩张症等，以肺结核为多见。该病较常见的有结核性胸膜炎。根据胸腔有无积液，一般又分为干性胸膜炎、渗出性胸膜炎和化脓性胸膜炎。临床表现为胸痛、气急、发热、咳嗽、胸膜摩擦音和胸腔积液。干性患者胸膜表面有少量纤维素性渗出物，伴有发热胸痛和胸膜摩擦音；渗出性患者为炎症的进一步的发展，有不等量的浆液纤维素渗出积液，大量时可压迫肺脏，引起呼吸困难。若积液化脓即成脓胸。炎症消失后，可产生胸膜粘连和增厚。

方1 双子汤

配方：甜瓜子、西瓜子各适量。

制用法：将瓜子捣碎煎汤，渴了就喝汤，并用该汤做药引子煎药。

功效：主治胸膜炎。

备注

一代名医施今墨先生64岁患胸膜炎，每天抽去胸腔积液几百毫升后用本方治愈并再也没有复发。

方2 橘络白芍药汤

配方：橘络、白芍药各适量。

制用法：先用橘络6～9克泡开水当茶饮1日，再用橘络9克，白芍药6克，泡开水当茶饮。

功效：用于治疗胸胁痛。

方3 马蹄菜根汤

配方：马蹄菜根叶250克。

制用法：将鲜苦马蹄菜连根带叶洗净，加猪骨500克捣碎共水煮。分3次服。

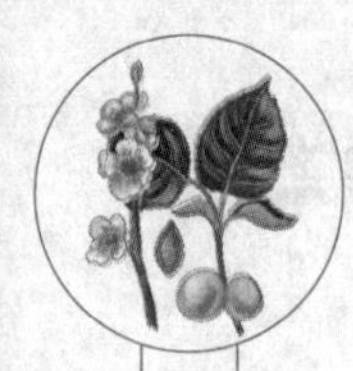

功效：用治结核性胸膜炎。有改善呼吸功能、止咳、利尿、消肿、补气养血、增进食欲等作用。

方4 甘草汤

配方：甘草30克。

制用法：水煎，分3次饭后服。

功效：用治结核性胸膜炎。

备注

①渗出性吸收慢的患者，甘草可加至45克。②服用此方应同时进行抽液治疗，使患者呼吸畅快。

方5 苇茎汤治胸膜炎

配方：苇茎、薏苡仁、鱼腥草各15克，冬瓜仁10克，桃仁、黄芩各6克。

制用法：水煎。每日1剂，分2次服。

功效：清热利湿，活血解毒。用于治疗胸膜炎。

方6 天南星白矾丸

配方：天南星400克，白矾100克。

制用法：共为细末，炼蜜为丸，每日3次，每次10克。

功效：主治渗出性胸膜炎。

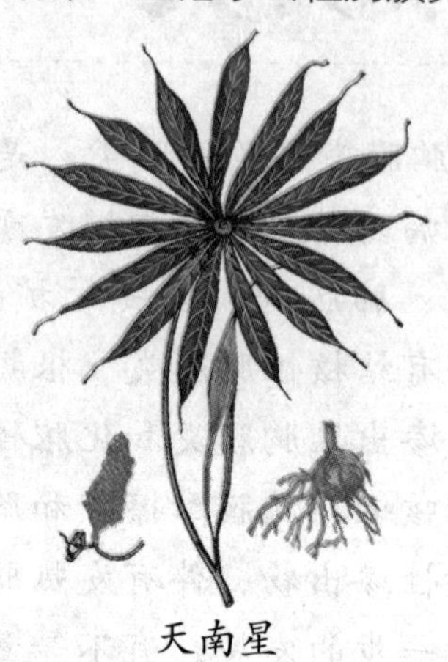

天南星

方7 大枣丸

配方：芫花醋炒、甘遂、大戟各等份。

制用法：大枣煮熟，去核。前3味药共研为末，加入枣泥中和制成丸，如黄豆大，每次服4～6丸。

功效：主治渗出性胸膜炎。

方8 苍耳子汤

配方：苍耳子15克。

制用法：水煎服。每日1剂，连服3～5日。

功效：主治结核性胸膜炎。

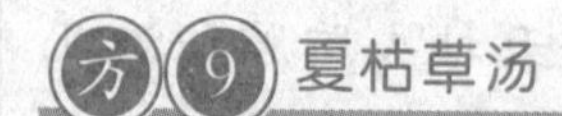

方9 夏枯草汤

配方：夏枯草50～60克。

制用法：每日1剂，煎服2次。

功效：主治结核性胸膜炎。

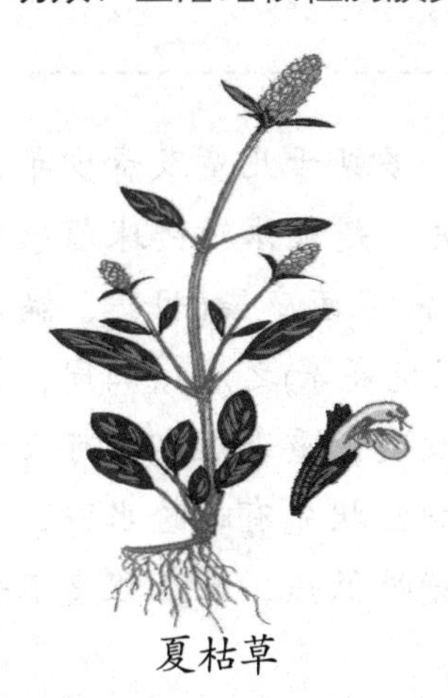

夏枯草

方10 葶苈子黄莲汤

配方：葶苈子12克，黄连5克，半夏制6克，全栝楼15克。

制用法：水煎服。

功效：主治渗出性胸膜炎。

方11 枳壳丝瓜络汤

配方：栝楼12克，薤白15克，丝瓜络9克，枳壳4.5克。

制用法：水煎服。

功效：用于治疗胸膜炎吸收后胸胁痛、肋痛。

方12 浙贝母三七参丸

配方：浙贝母、三七参各15克，丹参30克，白芥子15克，桔梗6克。

制用法：除清杂质，碾细过箩，水泛如梧桐子大的丸，晒干。每日服2次，每次3克，1周为1个疗程。

功效：用于治疗渗出性胸膜炎。

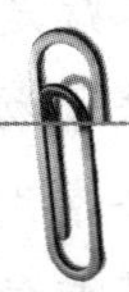

生活宜忌

①生活起居要有规律，病情治愈后应休息2~3个月，再适当安排工作。注意不要过于疲劳。平时应保持精神舒畅，心情愉快，参加一些自己喜欢的文娱活动。

②饮食要富于营养，宜吃高蛋白、高维生素饮食，要多食含维生素多的蔬菜和水果。忌食辛辣、动火生痰之品，有烟酒嗜好者应坚决戒除。

③应适当加强身体锻炼，增强体质，提高抗病能力，避免受凉，防止感冒。

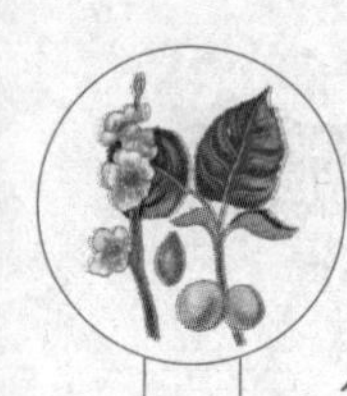

急性肾炎

急性肾炎是急性肾小球肾炎的简称，多见于儿童及青少年，一般认为与甲族B组溶血性链球菌感染有关，是机体对链球菌感染后的变态反应性疾病。起病常在多次反复链球菌感染(咽炎、扁桃体炎、中耳炎等)或皮肤化脓感染(丹毒、脓疱疮等)之后1～4周，症状轻重不一，轻者可稍有水肿，尿有轻度改变；重者短期内可有心力衰竭或高血压脑病而危及生命。一般典型症状先有眼睑水肿，逐渐下行性发展至全身，有少尿和血尿，持续性低热，血压程度不等地升高。

方1 复方地肤子汤

配方：地肤子15克，荆芥、苏叶、桑白皮、瞿麦、黄柏、车前草各10克，蝉蜕10只。

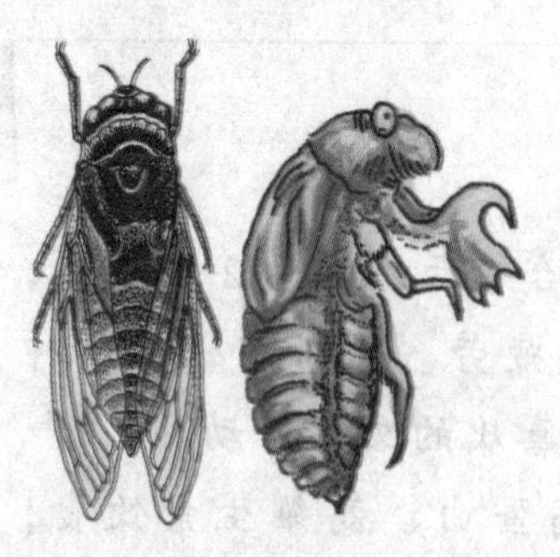

蝉蜕

制用法：水煎服。每日1剂。

功效：用于治疗急性肾炎。

备　注

曾治79例，其中治愈62例，好转16例，无效1例。总有效率97%。现代医学认为本病是变态反应性疾病。复方地肤子汤可能有抗过敏的作用。过去常用本方治疗荨麻疹，亦有显著疗效。查《现代中药学》（叶橘泉著）有地肤子方（地肤子、桑白皮各10克，浮萍8克，木贼叶6克）治皮肤性肾脏炎的介绍。本方用地肤子苦寒入膀胱经，消皮肤之风邪为主药，佐以车前草利尿，瞿麦治血尿，黄柏清下焦湿热，蝉蜕、荆芥轻清散风邪，少佐苏叶以散寒，收到发汗利尿、清热除湿之功效。应用本方时可随病情加减药量。如病势较急，地肤子之用量可增至18克；血尿较重可加重瞿麦；蛋白尿较重可加重苏叶、蝉蜕的用量；尿中白细胞较多者可加连翘，并加重黄柏的剂量；管型较多者可加石苇。

方2 甘草梢汤

配方：甘草梢30克(甘草梢即甘草最细者，非生于地面上之茎)。

制用法：水煎服。每日1剂。

功效：清热解毒，凉血。适用于急性肾炎血尿。

方3 车前草蒲公英汤

配方：车前草全草20克，蒲公英全草、鱼腥草全草各30克(以上药如用鲜品量加倍)。

制用法：水煎。每日1剂，分2次口服。

功效：清热解毒，利尿。适用于急性肾炎。

方4 玉米须荠菜花汤

配方：玉米须30克，荠菜花15克，白茅根18克。

制用法：水煎去渣，每日分2次服。

功效：清热利尿。用于治疗急性肾炎水肿、血尿。

方5 山猴毛薄荷汤

配方：山猴毛10克，山薄荷5克。

制用法：均为鲜品，洗净切碎，水煎内服。每日1剂。

功效：补肝肾，强筋骨，通血脉，利关节，清热解毒，消肿止痛。治小儿急性肾炎有效。

方6 白茅根石苇汤

配方：白茅根、石苇各100克。

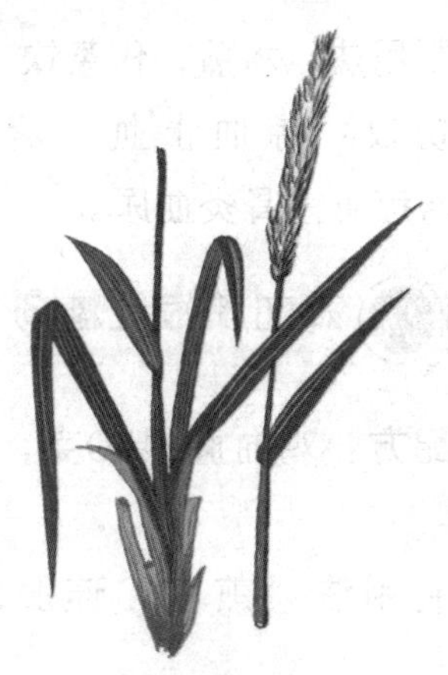

白茅根

制用法：女性加坤草50克，水煎。每日服1剂，分早晚2次

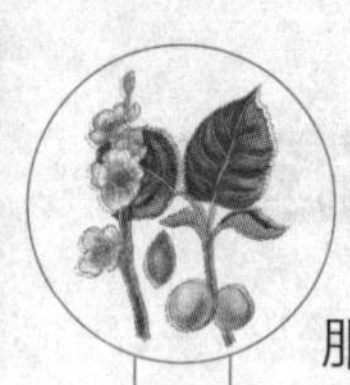

服。

功效：用于治疗急性肾炎。

方7 金银花连翘汤

配方：金银花30克，连翘24克，滑石（包煎）18克，白茅根30克，车前子、赤小豆各18克，菊花、钩藤各10克，防风5克，苏叶3克。

制用法：水煎服。

功效：清热解毒，祛风解表，清肝利水。用于治疗急性肾炎。

方8 白茅根汤

配方：白茅花30克，白茅根90克。

制用法：水煎，代茶饮。

功效：凉血止血，清热利尿，治疗急性肾炎血尿。

方9 鸡血藤根红糖汤

配方：鸡血藤根50克，红糖100克。

制用法：煎服，连服3～4日。

功效：用于治疗全身水肿、尿少的急性肾炎。

方10 鲜茅根玉米须饮

配方：鲜茅根250克，玉米须60克。

制用法：水煎服，代茶饮。

功效：用于治疗急性肾炎。

方11 鲜大蓟饮

配方：鲜大蓟250克。

制用法：水煎服，代茶饮。

功效：用于治疗急性肾炎及血尿。

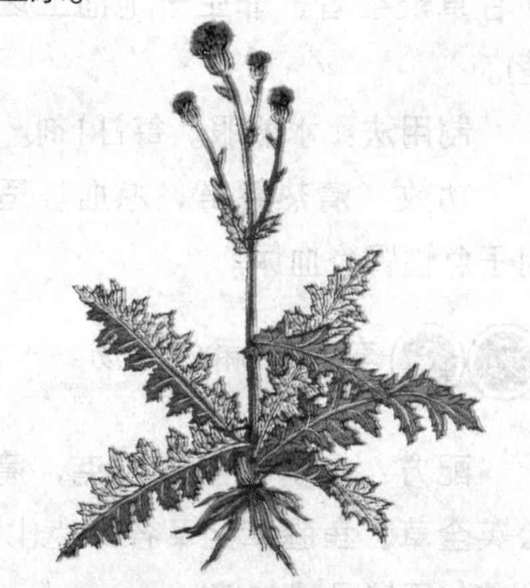

大蓟

方12 灯心草汤

配方：灯心草25克。

制用法：水煎。每日服1剂，分2次服。

功效：用于治疗亚急性肾炎。

方13 麻黄生石膏汤

配方：麻黄6克，生石膏（先煎）15克，甘草4.5克，生姜、大枣各6克，金银花15克，连翘12克，牛蒡子、桔梗各6克。

制用法：水煎服。

功效：用于治疗急性肾炎早期见风热表证，如发热微恶寒，咽痛咳嗽，鼻塞流浊涕，颜面及周身水肿，尿少色黄。

方14 小蓟墨旱莲汤

配方：小蓟20克，墨旱莲35克，侧柏叶、茜草各10克，生甘草3克，生地12克。

制用法：水煎。每日服2剂，早、晚各1剂。

功效：用于治疗急性肾炎。

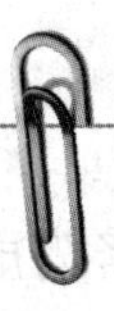

生活宜忌

①限制蛋白质摄入。在急性肾炎初期，要严格限制蛋白质摄入，每日可控制在35～40克，少于1克/千克（体重）。因为蛋白质体内代谢产生含氮废物，增加了肾脏负担，食入过多对肾炎恢复不利。

②限制食盐及水分。水肿时有大量水钠潴留体内，因此必须控制水、钠摄取量。每日饮水量限制在1000毫升以内，包括饮食中的水分。食盐是钠的主要来源，每日限制在1～3克（相当于酱油10毫升左右），禁食含钠量高的食物，如香肠、火腿、咸菜、榨菜、腐乳、酱等。

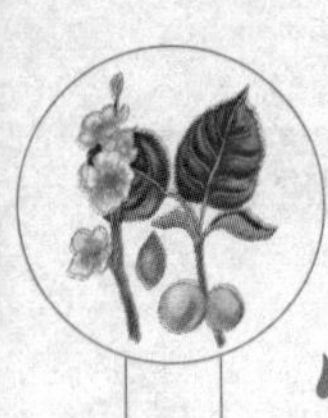

慢性肾炎

慢性肾炎也称慢性肾小球肾炎。本病多发生于青壮年，是机体对溶血性链球菌感染后发生的变态反应性疾病，病变常常是双侧肾脏弥漫性病变。病情发展较慢，病程在1年以上，初起患者可毫无症状，但随病情的发展逐渐出现蛋白尿及血尿，患者疲乏无力、水肿、贫血、抵抗力降低以及高血压等症。晚期患者可出现肾功能衰竭而致死亡。中医学认为本病属水肿病范畴，应以健脾助阳为治疗原则。

方1 蜈蚣鸡蛋方

配方：①蜈蚣1条，新鲜鸡蛋1个。将蜈蚣焙干为末；在新鲜鸡蛋气室端打一小洞，纳入蜈蚣末搅匀，外用湿纸及黄泥包裹，放灶内煨熟，每日服1个，1个月为1个疗程，隔3～5日再进行下1个疗程。一般服2个疗程停药。②中药基本方：黄芪20克，党参、生地黄、泽泻、车前子、益母草各15克，枸杞子、女贞子、菟丝子、牡丹皮各10克，蝉蜕6克，赤小豆30克。③兼血瘀者重用益母草30克，加丹参、红花；兼肾阳虚者加胡芦巴、熟附子、淫羊藿；兼脾阳虚者适当减少滋阴药，另加干姜、鸡内金；兼肝肾阴虚，肝阳上亢者加钩藤、怀牛膝、石决明；兼感冒诱发者，先以越婢加术汤或其他感冒药治疗，表证解后复用本方加减治疗。

制用法：每日1剂，1个月为1个疗程，一般服2～3个疗程后改为每2日1剂，巩固疗效，需3～4个疗程善后调理。

功效：适用于慢性肾炎。

备　注

以本法治疗40例慢性肾炎，缓解（临床症状消失，小便常规正常，尿蛋白定性连续6个月阴性，尿素氮、肌酐正常）13例，显效（临床症状基本消失，尿常规接近正常，尿蛋白定性“±～+”，肾功能明显好转，尿素氮10.71毫摩尔/升以下，肌酐176.8～265.2毫摩尔/升）17例，好转（临床症状减轻，尿蛋白减少，定性+～++，肾功能有改善）6例，无效4例。

慢性肾炎病程漫长，容易复发，正虚邪恋，治疗上当以扶正祛邪为大法。采用三联疗法（蜈蚣鸡蛋+中药+激素），提高了缓解率，降低了复发率。观察到蜈蚣鸡蛋对利尿、消除蛋白效果较好。

方2 羊肉冬瓜汤

配方：羊肉、冬瓜各250克，香菜20克。

制用法：先将冬瓜用水氽过，与羊肉片同入烧沸的羊肉汤内，加入少量盐、花椒水、葱丝等烧沸片刻，捞出装碗，加味精，淋少量猪油，撒香菜末，浇适量羊肉汤服食。

功效：补阳利尿。适用于慢性肾炎。

方3 玉米须瓜皮赤豆汤

配方：玉米须20克，西瓜皮、冬瓜皮、赤小豆各30克。

制用法：将上述4味用清水600毫升，煎至300毫升，取汁。当茶饮。

功效：利尿，泻热，平肝，利胆，降压，通乳。适用于慢性肾炎、顽固性水肿。

方4 赤豆花生汤

配方：赤小豆、带红皮花生仁各150克，大枣20枚(去核)。

制用法：上了味加水500毫升，大火烧开，小火炖至酥烂时，加入红糖，炖至糖溶。分2～3次服，连服2～3个月。

功效：适用于慢性肾炎，尿经常有红细胞及管型。对尿蛋白多亦有效。

方5 蚕豆花生汤

配方：生蚕豆400克，花生仁150克。

制用法：加水600毫升，煮至蚕豆皮破裂，水呈棕色混浊时，加入红糖，至溶化。分2～3次乘热食豆喝汤。

功效：适用于慢性肾炎。

方6 葫芦瓜皮大枣汤

配方：葫芦100克，冬瓜

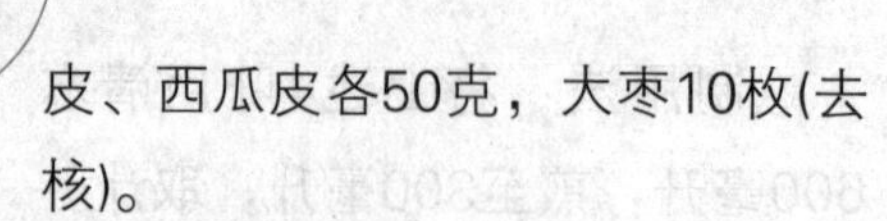

皮、西瓜皮各50克，大枣10枚(去核)。

制用法：以上几味加水800毫升，煎至400毫升。分2次食葫芦和红枣，喝汤。

功效：适用于慢性肾炎、面目水肿。

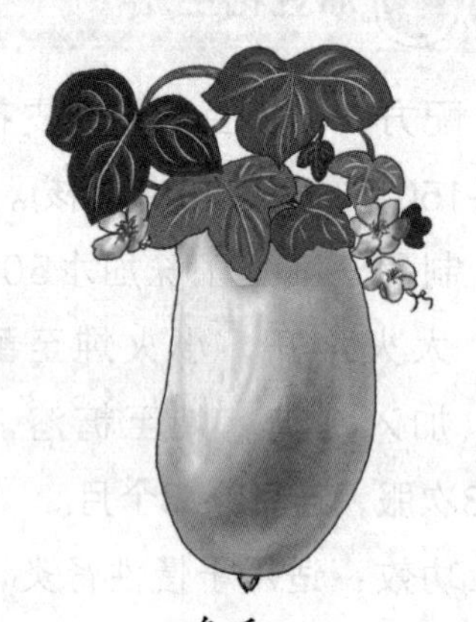

冬瓜

方7 炖鳖肉

配方：鳖肉(甲鱼肉)500克，大蒜100克，白糖、白酒各适量。

制用法：放入锅内共炖熟。食肉饮汤。

功效：用于治疗慢性肾炎。

方8 鲫鱼灯心粥

配方：鲫鱼1～2条，灯心草7～8根，大米50克。

制用法：鲫鱼去鳞及内脏，与灯心草加水煮，过滤去渣，下米煮作粥。服食。

功效：调胃，实肠，下气。用于治疗慢性肾炎、儿童营养不良性水肿、肠风。

方9 煨鲫鱼蒜温

配方：鲫鱼1条，大蒜适量。

制用法：鲫鱼去鳞及内脏，洗净，大蒜切碎纳入鱼肚内，用荷叶包裹，放在燃烧的谷糠中煨熟。食用。

功效：治疗慢性肾炎及恶心呕吐。

方10 老头草汤

配方：老头草50克。

制用法：水煎服，每日1剂，分2次服。

功效：用于治疗慢性肾炎。

方11 白胡椒鸡蛋方

配方：白胡椒7粒，鸡蛋(新鲜者)1个。

制用法：先将鸡蛋钻一小孔，再将白胡椒填入蛋内，用面粉封孔，外以湿纸粘固，放蒸笼内蒸熟。服时剥去蛋壳，将鸡蛋和胡椒一同吃下。成人每日2个，小儿减半。10日为1个疗程，休息

3日后再服第二个疗程。

功效：用于治疗慢性肾炎。

方12 益母草汤

配方：益母草120克。

制用法：水煎成2大碗，分4次服，隔3小时服1次，1日服完，连服10日。

功效：活血化瘀，改善血液循环。用于治疗慢性肾炎。

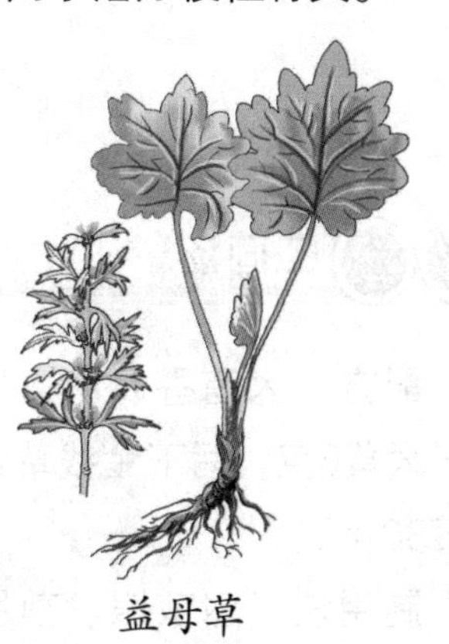
益母草

方13 芡实猪肾汤

配方：芡实50克，大枣30克，猪肾2只，生姜适量。

制用法：将用料洗净，猪肾剖开割去臊腺，洗净切片，生姜洗净切片，加水400毫升，加油、盐，煮汤服。分1～2次食药及猪肾，喝汤。经常服。

功效：用于治疗慢性肾炎。

方14 大蒜炖鳖肉

配方：鳖肉500克，大蒜100克，白糖和白酒各适量。

制用法：放入锅中共炖熟，食肉饮汤。

功效：养阴补血。用于治疗慢性肾炎水肿。

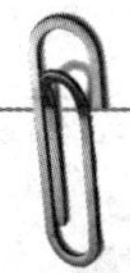

生活宜忌

①有效清除体内的慢性病灶，预防感冒及泌尿系统感染。

②注意摄生，避免过劳，调节情志，保持良好的精神状态。

③经常进行适度的体育锻炼，增强自身抵抗力。

④避免使用对肾脏有害的药物。

⑤补充维生素，适当增加蛋白质，还要严格控制水分和盐。

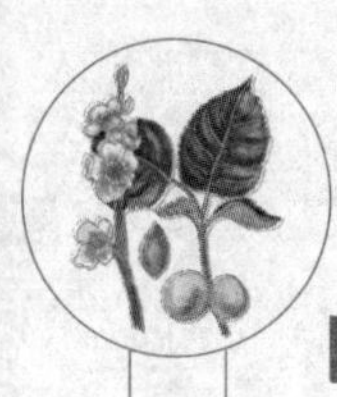

肾结石

肾结石是指某些无机盐物质在肾脏内形成的结晶。多发生于20~40岁的中青年人，结石常是由于机体内胶体和晶体代谢平衡失调所致，与营养代谢紊乱、感染、尿淤积、泌尿系异物以及地理气候等因素有关。结石较少时常无明显的症状表现，只是在X线检查时才可发现。结石较大时可出现疼痛，为同侧腰痛、肾绞痛、尿内带血等。中医属淋证范畴。

方1 酸梅醋

配方：青酸梅2 500~5 000克，麦芽糖、食用白醋各适量。

制用法：将青酸梅洗净晾干，放在洗净的宽口瓶中，倒入白醋，将梅子全部淹没，再放入麦芽糖（500克青酸梅用50克麦芽糖），封口后放在阴凉处，2~3个月后即可饮用。饮用时应兑上3~5倍的凉开水。

功效：能有效治疗肾结石与痛风。

备注

如果是糖尿病患者则不必加麦芽糖。

方2 二茴汤

配方：大茴香、小茴香各5克，大黄6克，后下金钱草18克，萹蓄30克。

制用法：水煎服。煎服黄豆卷汤以助药力。

功效：用于治疗肾结石。

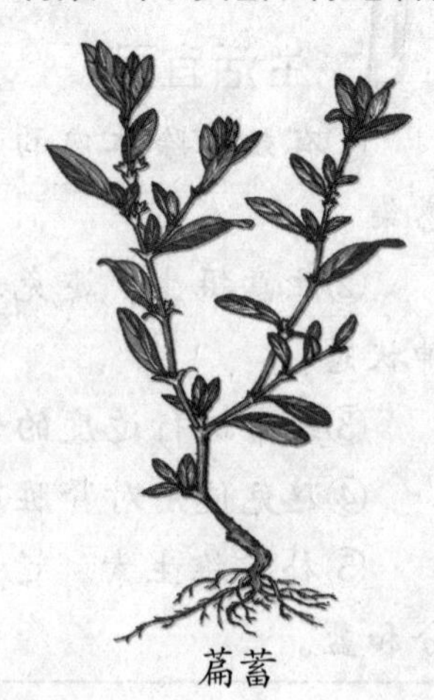

萹蓄

方3 金血汤

配方：金钱草18克，血琥珀、沉香各3克，锦大黄6克，木通、冬葵子、生地黄各12克，当归尾9克，大枣18克。

制用法：净水1 000毫升，煎至300毫升，每日1剂，渣复煎1次，分2次服。

功效：用于治疗肾结石效果显著。

备注

药后自然排出；若有血尿加蒲黄、怀牛膝各9克。

方4 肾茶汤

配方：肾茶20克。

制用法：鲜品洗净切片，水煎内服。每日3次。

功效：用于治疗肾结石、膀胱结石效果好，泡茶饮有预防作用。

方5 玉米心茶

配方：玉米心10个。

制用法：加水适量煎20分钟，取汁当茶饮。

功效：用于治疗肾结石。

方6 薏苡仁汤

配方：薏苡仁120克，猫须草60克。

制用法：共煎。每日1剂，分2次服完。

功效：用于治疗肾结石。

方7 威灵草金钱草汤

配方：威灵仙、金钱草各60克。

制用法：水煎服。每日1剂，每日服2次，连服5日。

功效：用于治疗肾结石。

方8 草珊瑚汤

配方：草珊瑚30克。

制用法：水煎服。每日1剂，分2次服，亦可用酒泡服。

功效：用于治疗肾结石。

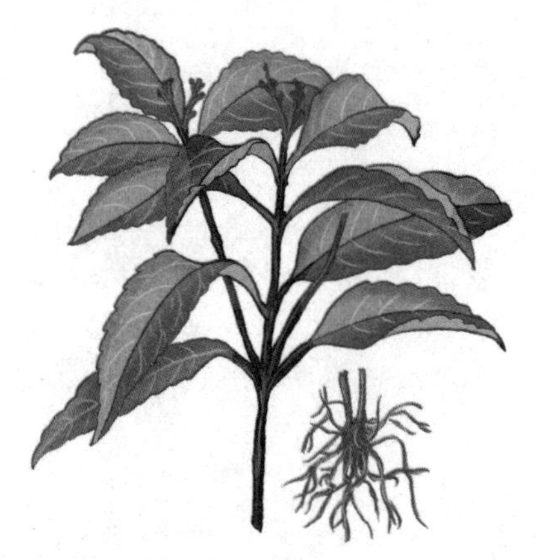

草珊瑚

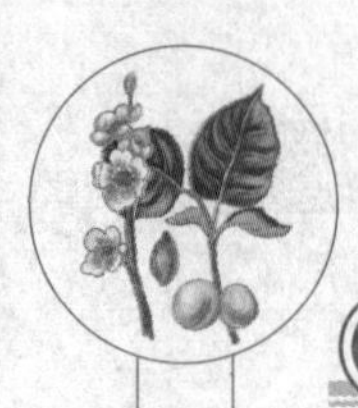

方9 野荸荠金钱草汤

配方：野荸荠90克，金钱草、生大黄各30克。

制用法：水煎服。每日服3次。

功效：用于治疗肾结石。

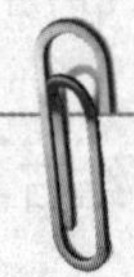

生活宜忌

①限量摄入糖类，少吃草酸盐含量高的食物，如番茄、菠菜、草莓、巧克力等，过高的草酸盐摄入是导致肾结石的主要原因之一。少吃豆制品，大豆食品含草酸盐和磷酸盐都高，能同肾脏中的钙融合，形成结石。

②勿过量服用鱼肝油。鱼肝油富含维生素D，有促进肠膜对钙、磷吸收的功能，骤然增加尿液中钙、磷的排泄，势必产生沉淀，容易形成结石。

③多食黑木耳。黑木耳中富含多种矿物质和微量元素，能对各种结石产生强烈的化学反应，使结石剥脱、分化、溶解，排出体外。

肾病综合征

此病是以大量蛋白尿、低蛋白血症、高度水肿、高脂血症为特征的一组临床症侯群。病因多种，包括慢性肾小球肾炎、肾变性型肾病、类脂质肾病、系统性红斑狼疮肾病、肾淀粉样变性、多发性骨髓瘤性肾炎、糖尿病肾小球硬化症、过敏性紫癜肾炎、肾静脉血栓形成等。小儿以类脂质肾病为主，成人以肾病型慢性肾炎为最常见原因，其共同病理基础为肾小球基膜滤孔增大，血浆中小分子蛋白质大量滤过后随尿排出，以致引起血浆蛋白降低和蛋白质等代谢紊乱。肾功能良好者应给高蛋白饮食，适当限制钠盐，给利尿剂，并治疗各种病因(糖尿病、多发性骨髓瘤等)。对于类脂质肾病、肾病型慢性肾炎、过敏性紫癜等还可采用肾上腺皮质激素、免疫抑制药、中草药等治疗，并辅以促进蛋白质合成的雄性激素。

方1 赤小豆鲤鱼方

配方：新鲜鲤鱼或鲫鱼1条（500克），大蒜瓣31克，赤小豆适量。

制用法：将鱼摘除内脏洗净，将大蒜塞入鱼腹，然后再将洗净浸透好的赤小豆填满鱼腹的空隙处，放入锅中并隔水蒸熟，趁热温食或蘸糖醋当天吃完，连吃5～7条鱼。

功效：对肾病综合征有很好的治疗效果。

备注

本方是民间验方，有很广泛的群众基础。

方2 知母黄柏汤

配方：知母、黄柏、玄参各12克，生地黄15克，紫花地丁、鱼腥草各20克，金银花15克，连翘10克，板蓝根、黄芩各15克。

制用法：水煎内服。每日1剂，分3次服。

功效：主要用于肾病综合征

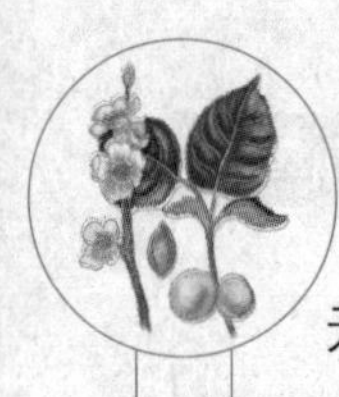

无水肿期大剂量运用激素阶段，病人表现为咽干口燥、虚热烦躁、心烦失眠、舌质红苔黄等阴虚湿热为主的特征。

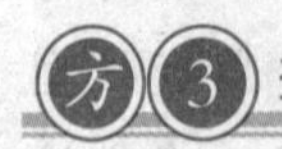

益肾健脾汤

配方：黄芪12克，党参、炒白术、炒山药各9克，甘草4克，茯苓、泽泻、石苇、野山楂、丹参、制萸肉各9克。

制用法：水煎服。每日1剂。

功效：益肾健脾，利湿消肿。用于治疗慢性肾炎日久不愈及肾病综合征。

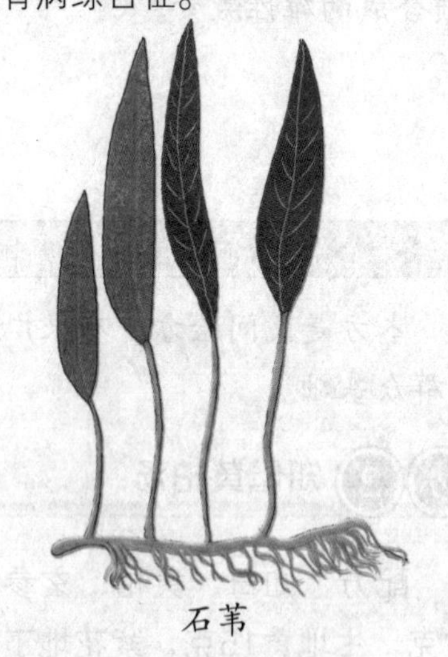

石苇

方4 附子茯苓汤

配方：附子30克，淫羊藿15克，茯苓、薏苡仁各30克，干姜10克。

制用法：先将附子水煎3小时，再入其他中药煎30分钟后服用。每日1剂，分3次煎服，水肿消退后即可停用。

功效：温肾健脾利水。主治肾病综合征脾肾阳虚所致水肿。

方5 首乌胎盘散

配方：首乌、山药、黄芪、太子参、甘草、胎盘各等份。

制用法：净选后共研细末。每次服3克，每日2次或3次，温水送服。

功效：用于治疗肾病综合征、慢性肾炎。

方6 温肾通利汤

配方：附片9克，党参12克，茯苓、猪苓、炒白术、淫羊藿各9克，荠菜花30克，生大黄5克，泽泻20克，肉桂2克，生地黄、丹皮各9克。

制用法：先将上药用适量清水浸泡20分钟，附片需先煎40分钟，纳诸药再煎20分钟，每剂煎2次，每日1剂，早、晚分别服第一、第二煎。

功效：温肾通利，利水消肿。用于治疗肾病综合征。

方7 金钱草汤

配方：金钱草、鱼腥草、白花蛇舌草、黄芪、赤小豆、玉米须、薏苡仁各30克，鹿衔草、金樱子、白术、猪苓、茯苓、泽泻、生地黄、石苇、连翘、党参各15克，车前子（包煎）、山茱萸肉、芡实、苍术各10克。

制用法：水煎服。每日1剂。

功效：用于治疗肾病综合征。

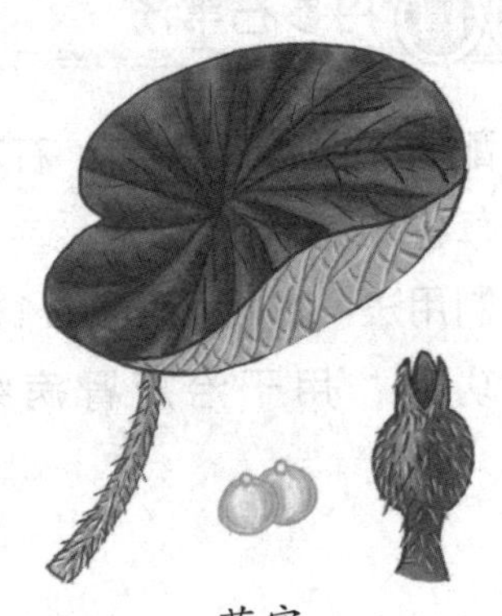

芡实

方8 熟地黄山药丸

配方：熟地黄、山药、山茱萸各50克，牡丹皮15克，茯苓50克，泽泻45克，附子40克，肉桂20克，车前子45克，牛膝30克。

制用法：研末，蒸饼，蜜丸，梧桐子大，每次6～9克，日服3次，开水吞服。

功效：用治肾病综合征，偏于肾阳虚，无持续性高血压和肾功能不全者。

方9 苏蝉六味地黄汤

配方：紫苏叶6克，蝉蜕3克，熟地黄18克，山茱萸9克，黄芪15克，泽泻10克，山药18克，牡丹皮9克，桃仁5粒，玉米须12克，益母草10克。

制用法：清水文火煎，空腹服。每日1剂。

功效：宣肺益肾，活血利水。用于治疗肾病综合征。

方10 癞蛤蟆散

配方：癞蛤蟆1个，砂仁15克。

制用法：将砂仁捣碎为末，装入蛤蟆肚内(由口腔装入)，后置青瓦上，文火将其焙干，共为细末，每次服3克，每日3次。

功效：用于治疗肾病综合征。

方11 玉米须苍术汤

配方：玉米须30克，白茅根15克，薏苡仁12克，冬瓜皮、夏枯草、菊花、车前草各9克，茯苓皮、大腹皮、苍术各6克。

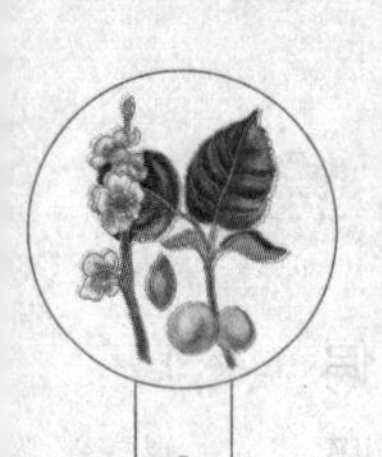

制用法：水煎服。每日1剂。

功效：用于治疗肾病综合征。

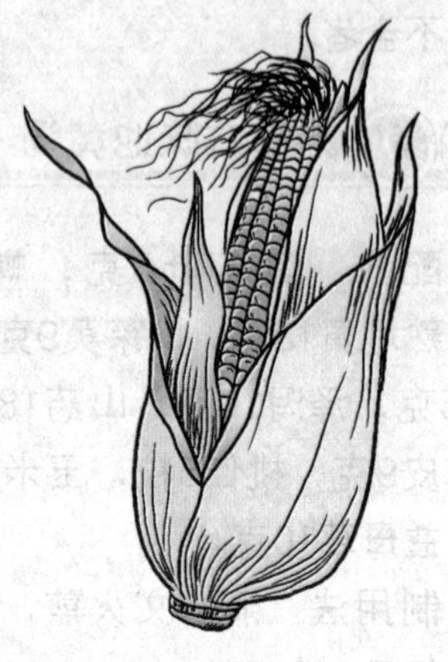

玉米须

方12 熟附子黄芪汤

配方：熟附子、黄芪、茯苓、泽泻、益母草各30克，生姜、大腹皮各20克，白术、猪苓、白芍药各15克，肉桂3克。

制用法：水煎服。每日1剂。

功效：用治肾病综合征。

方13 芡实百合汤

配方：芡实30克，菟丝子、黄芪各20克，白术、茯苓、山药、金樱子、黄精、百合各15克，党参、枇杷叶（包煎）各10克。

制用法：水煎服。每日1剂。

功效：用于治疗肾病综合征。

方14 丹参石苇汤

配方：丹参、黄芪、石苇、益母草各30克。

制用法：水煎服。每日1剂。

功效：用于治疗肾病综合征。

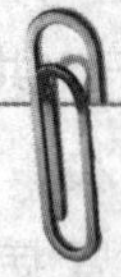

生活宜忌

①起居有时；保持居室环境宽敞明亮、通风透气，卧具保持清洁、干燥。

②进行适当的体育运动，时间以早晨和傍晚为宜，切不可在中午或阳光强烈时锻炼。

③酒后不要喝茶，尤其是浓茶，以免对肝脏造成不良影响。

④平常不要强力举重；忌暴饮暴食；不要经常憋尿。

膀胱炎

膀胱炎常见于女性，因为女性的尿道比男性短，又接近肛门，大肠埃希菌较易侵入，一旦感冒或感觉到疲劳，或在小便后，总有一种涩涩的感觉，且有残尿感，虽然没有发热，但排尿时，尿道有一种烧灼似的疼痛，由于急性膀胱炎治疗不当，往往会转变为慢性膀胱炎，所以在日常生活中，会有很大的不便。

方1 咸丰草笔仔草汤

配方：咸丰草、笔仔草、黄花蜜菜、蕺菜干品各为25克（如果是鲜品则各为100克）。

制用法：每次用6碗水煎成3碗当茶饮，如冰凉后加点蜂蜜或冰糖则更好。

功效：用治膀胱炎。

方2 金针菜汁

配方：金针菜、砂糖各60克。

制用法：加3杯水煮，熬至剩2杯的量时，喝其汁液。

功效：金针菜有利尿抗炎的功效，即所谓利湿热的作用，而且还有镇定精神的好处，能治好因尿道炎、膀胱炎引起的失眠。

方3 鸭跖草车前草汤

配方：鸭跖草60克，车前草50克，天胡荽15克。

制用法：水煎2次，去渣，分2次服，服时加少量白糖。

功效：治疗膀胱炎、水肿。

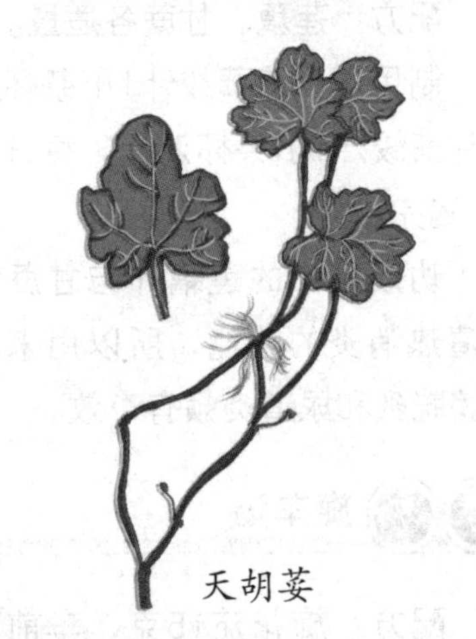

天胡荽

方4 车前子汤

配方：车前子（包煎）9克。

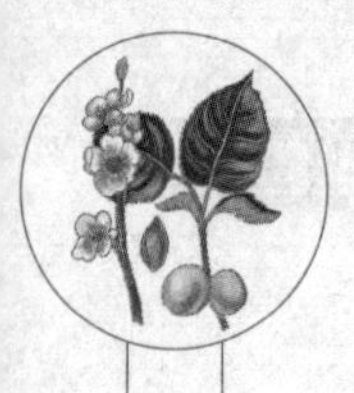

制用法：以5碗水煎成3碗，分成3份，每餐饭前半小时服用。

功效：用于治疗膀胱炎。

备注

本方是民间验方。

方5 鲜地肤汤

配方：以鲜地肤全草1握，捣烂绞汁，约1杯，分2次服。也可以用地肤子50克，海金沙（包煎）15克，甘草10克。

制用法：水煎服，每日2次，至好为止。

功效：用于治疗膀胱炎。

方6 莲藕甘蔗汁

配方：莲藕、甘蔗各适量。

制用法：莲藕绞汁1小茶杯，和甘蔗绞汁1小茶杯混合。每日分3次喝完。

功效：生的莲藕汁与甘蔗汁有清热消炎的功能，所以用来治疗膀胱炎和尿道炎颇有奇效。

方7 旋车汤

配方：旋花茄15克，车前草15克。

制用法：以上2味药切碎水煎服。每日1剂，分3次温服。

功效：清热利湿，解毒消炎。用治膀胱炎、尿道炎引起的尿急、尿频、尿痛，以及体内热盛引起的小便热痛、小便出血等症。

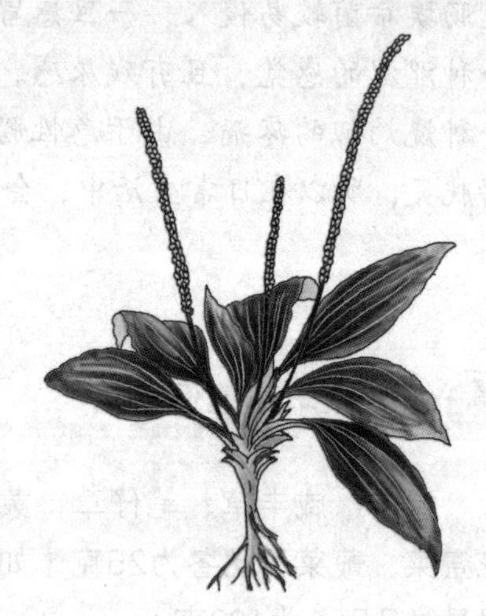

车前草

方8 马木汤

配方：马鞭草20克，木贼10克。

制用法：水煎服。每日1剂，分2次服。

功效：具有清热解毒、利湿通淋的功能。用治急性膀胱炎。

方9 茴铃汤

配方：小茴香、金铃子、泽泻、猪苓、木通、云茯苓各6克，牛膝9克，桂枝、白术各3克。

制用法：水煎服，1次服下。

功效：用于治疗膀胱胀痛。

方10 蒲公英汤

配方：蒲公英絮不拘量。

制用法：水煎，过滤后服。

功效：用于治疗膀胱炎。

方11 小蓟藕节汤

配方：小蓟30克，藕节、山药各20克，连翘15克，生地黄、滑石（包煎）、当归、甘草各10克。

制用法：煎服法同上。每日1剂或2剂。

功效：用于治疗急性膀胱炎。

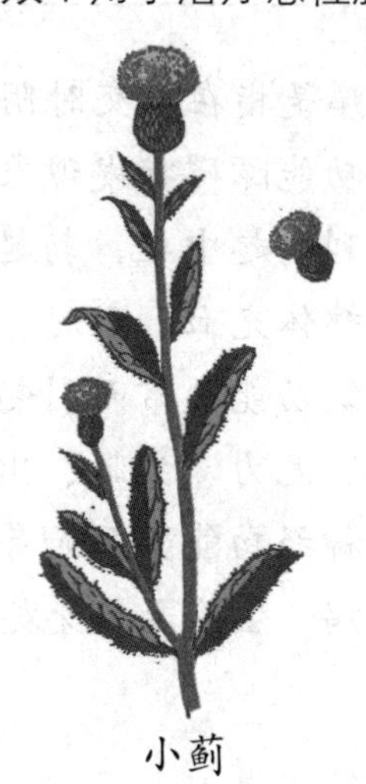

小蓟

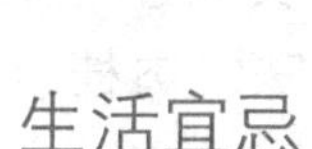

急性膀胱炎患者需适当休息，多饮水以增加尿量。注意营养，忌食刺激性食物，热水坐浴可减轻症状。膀胱刺激症状明显的患者给予解痉药物缓解症状。

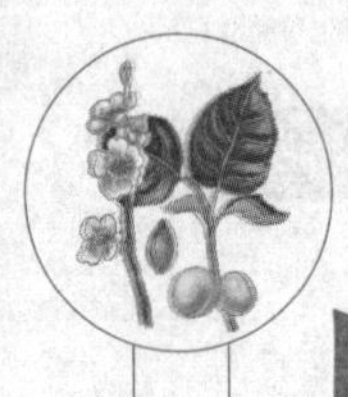

阳痿

阳痿是指在性交时阴茎不能勃起或举而不坚，不能进行性交的一种性功能障碍病发现象。正常情况下，性兴奋刺激从高级中枢神经传导到勃起中枢，勃起神经（盆神经）传导到阴茎海绵体神经丛引起海绵体充血、勃起。发生阳痿的原因是多方面的，多数是因为神经系统功能失常而引起，往往伴有头昏眼花、头痛脑胀、腰酸背痛、四肢无力、失眠、出冷汗等。另外一些肿瘤、损伤、炎症等也可引起神经功能紊乱而导致性功能衰退。有的则可能由于内分泌系统的疾病、生殖器本身发育不全或有损伤、疾病而引起。

方1 大力丸

配方：高丽参、淫羊藿、仙茅、沙苑、蒺藜、芦把子、生薏苡仁各31克，山萸肉、巴戟天、锁阳、菟丝子各19克，起阳石16克，羊肾1对。

制用法：上药研为细末。羊肾开水内烫硬，不可熟，剥去外皮，晒干研为细末与上药合并调为蜜丸，每丸9克。早、晚各服1丸，开水送服。

功效：主治阳痿。

备注

本方是河南漯口中医金玉湘家传秘方。

方2 白术巴戟汤

配方：白术、熟地黄、巴戟天各31克，力参、黄芪各17克，山萸肉9克，北五味、肉桂、远志、柏子仁各3克。

制用法：水煎服。每日1剂。

功效：主治阳痿。

备注

本方是陕西省中医研究院原老中医李紫荣家传验方。

方3 韭菜籽仙茅水

配方：韭菜籽、仙茅、蛇床子、制附片、当归、白芍药各15

克。

制用法：将上药加清水适量，煎煮30分钟，去渣取汁，与2 000毫升开水一起倒入盆中，待温度适宜时泡洗双脚，每日早、晚各1次，每次熏泡40分钟，10日为1个疗程。

功效：适用于阳痿。

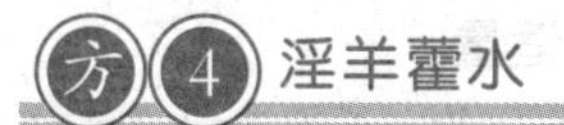

方4 淫羊藿水

配方：鲜淫羊藿250克。

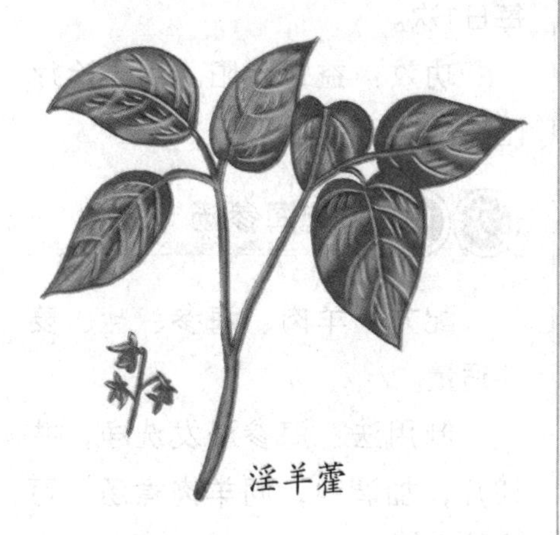

淫羊藿

制用法：将上药加清水适量，煎煮30分钟，去渣取汁，与2 000毫升开水一起倒入盆中，先熏蒸阴部，待温度适宜时泡洗双脚，每天早、晚各1次，每次熏泡40分钟，10日为1个疗程。

功效：适用于阳痿。

方5 人参肉苁蓉丸

配方：人参、淫羊藿、肉苁蓉、枸杞子各30克。

制用法：上药研细末，炼蜜为丸，每粒2克，每服1粒，每日2～3次。或用白酒500毫升泡2周后，每服5～10毫升，每日2～3次。

功效：补肾壮阳，强阴益精。用于治疗阳痿阴冷，性欲减退，未老先衰，神疲乏力。

方6 枸芡莲药汤

配方：枸杞子、芡实、莲子、山药各30克，山茱萸、覆盆子各12克，五味子10克。

制用法：水煎服。每日1剂。

功效：用于治疗阳痿、早泄。

方7 麻雀蛋

配方：麻雀蛋6个，盐末。

制用法：将麻雀蛋蒸熟剥皮蘸盐末吃。每次吃3个，日用2次，可连吃3～5日。

功效：补肾，壮阳，强身。用于治疗肾虚阳痿不举、举而不坚及早泄。

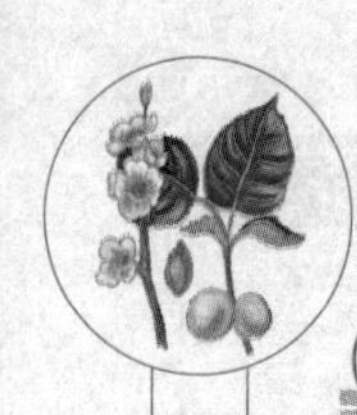

方8 韭菜籽鸡内金散

配方：韭菜籽60克，鸡内金30克。

制用法：共研末，每次服2～3克，每日1～2次。

功效：用于治疗阳痿。

方9 炒苦瓜籽

配方：苦瓜籽、黄酒各适量。

制用法：苦瓜籽炒熟研末。黄酒送服，每次15克，每日3次，10日为1个疗程。

功效：润脾补肾。用于治疗阳痿、早泄。

方10 炖虫草鸡

配方：冬虫夏草5枚，母鸡1只，盐、味精各适量。

制用法：将鸡开膛取出杂物，洗净，冬虫夏草放入锅内加水炖1个半小时，待鸡肉熟烂时下盐和味精少许。吃肉饮汤，每日服2次，可连续服食3～5日。

功效：补肺，益肾。用于治疗肾虚之阳痿、遗精及腰痛、腿软等。

方11 羊肉羹

配方：羊肉250克，葱、姜、虾米各适量。

制用法：将羊肉切片，同葱、姜、虾米焖至烂熟。食之，每日1次。

功效：益肾壮阳。用于治疗阳痿、遗精。

方12 羊肉海参汤

配方：羊肉、海参、盐、姜各适量。

制用法：海参浸发洗净，共切片，加调料，同羊肉煮汤。可连续食用。

功效：补虚损，壮肾阳。用于治疗阳痿、遗精、腰酸腿软。

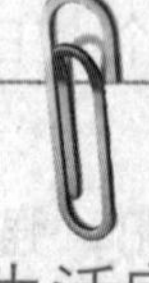

生活宜忌

①治疗期间，禁止房事。

②本病多数为功能性，患者应消除心理障碍。

③不可滥用壮阳药物。

遗精

遗精是指在非性交活动时精液自行射出的一种疾病，一般一周数次或一夜几次者为病理状态。其中有梦而遗者，称为梦遗；无梦而遗，甚至清醒时精自出者，称为自泄滑精，常伴有头晕、耳鸣、精神萎靡、腰酸腿软、疲乏无力等症状。该病为男性性功能障碍最常见疾病，主要是皮质中枢、脊髓中枢功能紊乱，以及因生殖系统疾病而反应为遗精，如重症性神经衰弱、包皮垢炎、包皮龟头炎、后尿道炎、前列腺炎、精囊炎、精阜炎等均可引起此病。另外，某些慢性病、体质过于虚弱等，也可引起遗精。中医学上遗精属精关不固，或君相火旺，湿热下注、扰动精室而引起。无论梦遗或自泄，皆起因于肾水虚衰。此病有新旧轻重之分，新病体实者多梦遗，较轻；久病体虚者多滑精，较重。按病因不同，本病又分：①湿热下注型：表现为遗精难止，小便时精液流出，口苦口渴，小便黄赤，茎中痒痛，尿有余沥，舌质红，苔黄腻，脉濡数。②肾虚不固型：表现为滑精不禁，阳痿早泄，龟头发冷，形寒自汗，面色苍白，神疲乏力，夜尿频多，腰膝酸痛，舌淡苔白，脉沉细。③心肾不交型：表现为梦遗或情意放纵而滑精，头晕，头昏，精神疲倦，记忆力减退，心悸，舌红苔黄，脉细数。

方1 韭菜籽蜜丸

配方：韭菜籽、菟丝子、桑螵蛸、巴戟肉、川杜仲、莲子肉各等份。

制用法：上药研为细末，炼蜜为丸，如梧桐子大。每晚服9克，连服1个月。

功效：适用于阳虚精关不固者，相火炽盛者慎用。

备 注

本方是民间验方，经南通市老中医曹向平试用有效。

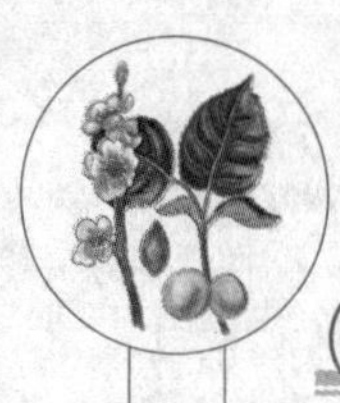

方2 二苓丸

配方：赤茯苓、远志、茯苓、龙骨（煅）、牡蛎（煅）各13克。

制用法：共为细末，酒糊为丸，每丸重9克，每日2次，用盐汤送下1丸。

功效：主治遗精。

备注

本方是辽宁锦州市中医张晓光家传验方。

方3 鸡蛋壳侧柏叶汤

配方：鸡蛋壳30克，侧柏叶20克，甘草6克。

制用法：水煎服。每日2次。

功效：用于治疗遗精。

方4 芡实山药汤

配方：芡实、山药各30克，莲子15克，炒酸枣仁9克，党参3克，白糖15克。

制用法：药用水适量，慢火煮，服汤，再用白糖拌入药液中同服，每日如此。

功效：健脾，补肾，固精。适用于遗精。

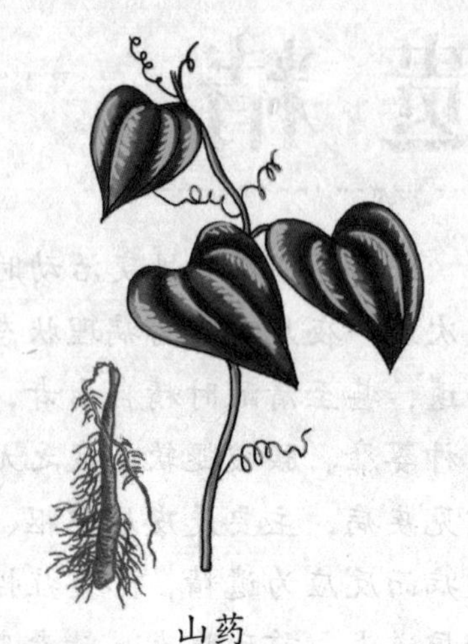

山药

方5 柿蒂酸枣仁汤

配方：柿蒂12克，酸枣仁24克，百合20克。

制用法：水煎服。每日2次。

功效：用于治疗遗精。

方6 海螵蛸五倍子散

配方：密陀僧、五倍子各3克，海螵蛸4克。

制用法：上药共研极细末，筛去粗末备用。每晚临睡前，用少许撒龟头上，如果包茎，即用凡士林少许擦龟头上，微润后，再撒药末，其夜精可不遗。

功效：用于治疗遗精。

方7 蛤蜊散

配方：蛤蜊300克，五味子

100克，山萸肉50克。

制用法：先煅蛤蜊，然后将其他药共研细末。每次服10克，每日2次，空腹温酒送服。

功效：清热利湿，滋阴止遗。用于治疗遗精。

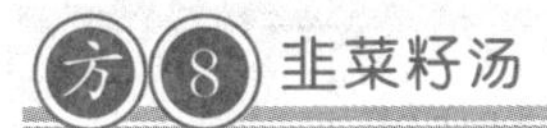

方8 韭菜籽汤

配方：韭菜籽10克，黄酒适量。

制用法：水煎。黄酒送服，每日服2次。

功效：用于治疗无梦遗精。

方9 蒸白果鸡蛋

配方：生白果仁(即银杏仁)2枚，鸡蛋1个。

制用法：将生白果仁研碎，把鸡蛋打一小孔，将碎白果仁塞入，用纸糊封，然后上笼蒸熟。每日早、晚各吃1个鸡蛋，可连续食用至愈。

功效：滋阴补肾。用于治疗遗精、遗尿。

方10 荔枝树根猪肚汤

配方：荔枝树根60克，猪小肚1个。

制用法：将根切成段，洗净，以水2碗同炖至剩1碗，去渣。食小肚并饮汤。

功效：补益精血。用于治疗遗精日久，神衰乏力。

方11 韭菜籽补骨脂散

配方：韭菜籽、补骨脂各30克。

制用法：捣碎共研为末。白水送服，每服9克，日3次。

功效：温肾壮阳，固精止遗。用治命门火衰、精关不固引起的遗精滑泄、神衰无力。

方12 荷叶散

配方：荷叶50克(鲜品加倍)。

制用法：研末。每服5克，每日早、晚各1次，热米汤送服。轻者1剂或2剂，重者3剂可愈。

功效：清热止血，升发清阳。用于治疗梦遗滑精。

方13 人参山药粉

配方：人参、山药各30克，龙骨100克，茯苓50克，朱砂5克。

制用法：上药共研末。每服5克，每日服2次。

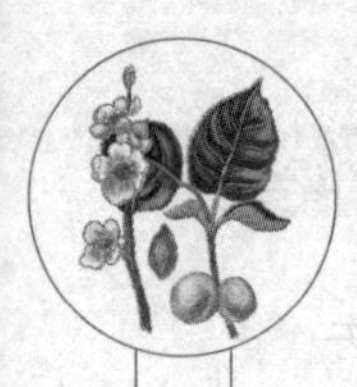

功效：用于治疗少食畏寒而梦遗者。

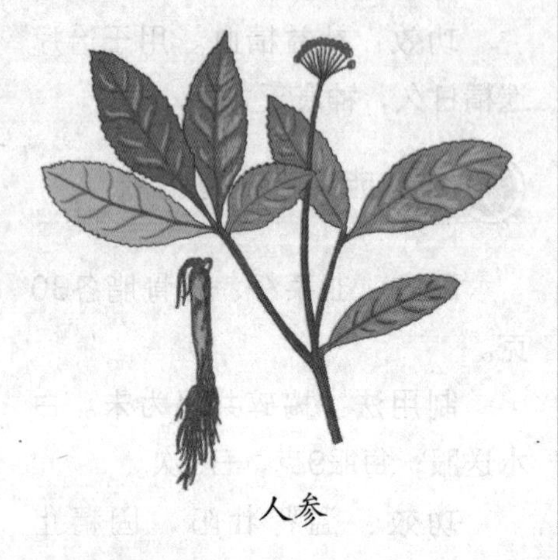

人参

方14 五倍子茯苓丸

配方：五倍子120克，茯苓30克，龙骨15克。

制用法：将以上药物共研成末，面糊为丸，丸大小如绿豆。开水送服，每次服40粒，日服3次。

功效：用于治疗肾虚性遗精。

方15 沙果胶

配方：沙果500克。

制用法：将沙果切成厚片，加水800毫升，烧开后，小火煮至沙果酥时，加入蜂蜜250克，继续煮至成胶状，取出放凉。每日嚼食2～3次，每次2～3片。

功效：生津止渴，涩精止泻。适用于遗精。

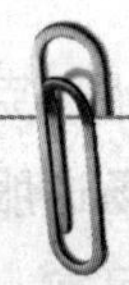

生活宜忌

①多参加各种有益的文体活动，建立正常的生活规律，婚后应保持正常性生活，不要手淫，努力从沉湎于性问题中解脱出来。

②注意保持性器官清洁卫生，有包茎、包皮过长者要及时手术治疗，经常清洗外生殖器，除去包皮垢，积极治疗尿道炎、前列腺炎等疾病。

③注意调适心神，不要看黄色录像或黄色书刊，勿令心神驰于外。

④注意饮食营养，节醇酒厚味，才能收效。

早泄

早泄是指男子在性交时阴茎尚未接触阴道就自行射精或一经接触就立即射精的现象(一般青壮年男性在性交2～6分钟射精)。它多由精神过度紧张或严重神经衰弱所引起，手淫也是其诱因之一。除适当服用镇静药外，需解除顾虑，正确对待性生活，戒绝手淫，增强体力锻炼和体育疗法等。中医学认为，兼见面色苍白、精神委靡、腰酸腿软、舌淡、脉沉弱者，多由命门火衰、肾气不固所致，治宜温肾、益精、固涩等法。兼见面红升火、咽干口燥、腰脊酸楚、舌红少津、脉弦细而数者，多由肾虚火旺所致，治宜滋肾、降火、固精等法。

方1 知柏三子汤（丸）

配方：知母、黄柏各10克，五味子6克，金樱子、枸杞子各10克。

制用法：每日1剂，煎两遍和匀，早晚分服，或研细末炼蜜为丸，每粒10克，每服1粒，每日2次。

功效：知母、黄柏滋肾阴泻相火；五味子、金樱子固肾涩精；枸杞子补肾益精。

备注

适当节制房事，加强体格锻炼。

方2 补阳益肾酒

配方：蛤蚧尾一对，狗脊、枸杞子、菟丝子、山萸肉各16克，当归13克，肉苁蓉2克。

制用法：用酒浸泡1个星期，每次服用1盅，每日服3次。

功效：主治性神经衰弱，早泄病症。

备注

本方是广西溪县糯桐中心医院中医甘均权经验方。

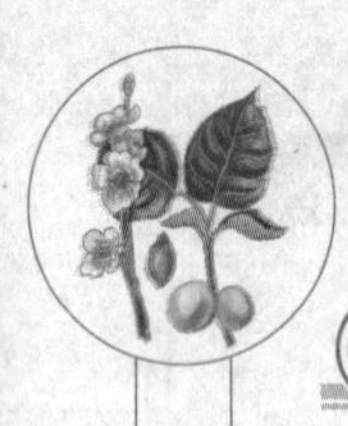

方3 芡实莲子饭

配方：大米500克，莲子、芡实各50克。

制用法：将大米淘洗净。莲子温水泡发，去心去皮。芡实也用温水泡发。大米、莲子、芡实同入锅内，搅匀，加适量水，如焖米饭样焖熟。食时将饭搅开，常食有益。

功效：健脾固肾，涩精止遗。用于治疗阳痿不举、遗精、早泄和脾虚所致的泄泻等。

方4 核桃韭菜籽汤

配方：核桃仁15克，韭菜籽10克。

制用法：核桃仁捣成小颗粒，加水250毫升，与韭菜籽同煮熟，去渣滤汁，加黄酒少许冲服。

功效：壮阳强腰，固精。适用于肾虚阳痿、遗精、早泄。

方5 附子肉桂汤

配方：附子、肉桂各6克，熟地黄、山萸肉各9克，茯苓10克，泽泻、山药各12克，丹皮10克。

制用法：水煎服。每日1剂，分2次服。

功效：益肾固精。适用于肾气不固所致的早泄。

方6 人参白术汤

配方：人参、白术各9克，黄芪12克，当归10克，茯神9克，远志、酸枣仁各6克，龙眼肉12克，木香、甘草各6克。

制用法：水煎服。每日1剂，分2次服。

功效：补益心脾。适用于心脾虚损所致的早泄。

方7 八角桂皮炖狗肉

配方：狗肉500克。八角、小茴香、桂皮、生姜、大蒜、胡椒面、精盐各适量。

制用法：将狗肉入清水中清洗几遍，切小块，用开水烫一下，入热油锅中炸至金黄捞出。另取沙锅1只，倒入狗肉及八角、茴香、桂皮、大蒜、生姜。加水浸没，旺火烧沸，转小火烧2小时，调入精盐，胡椒面，稍焖即成。

功效：温阳祛寒，补虚健脾。适用于脾胃虚寒、气怯食少、胸腹胀满及肾虚下寒、腰膝酸软、阳痿、早泄者。

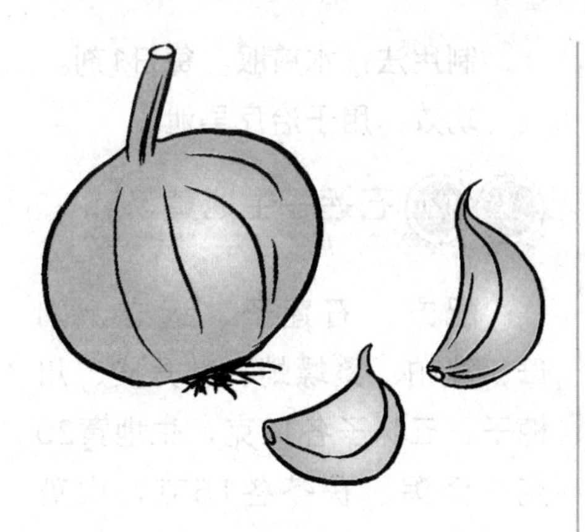

大蒜

方8 鱼鳔蒸莲须

配方：鱼鳔15克，莲须20克。

制用法：鱼鳔先下油锅炸泡后，用清水浸发除去火气。莲须洗净装入纱布袋中，同放于大瓷碗中，加清水400毫升，盖好隔水蒸熟，取出药纱袋，下精盐、味精，淋麻油，调匀。早、晚各服1次，连服3～5天。

功效：适用于遗精、早泄。

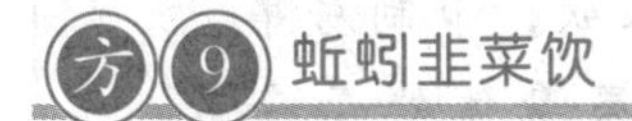

方9 蚯蚓韭菜饮

配方：大蚯蚓(最好是韭菜地里的)10条，韭菜250克。

制用法：将蚯蚓剖开，洗净捣成茸。韭菜洗净切碎，绞汁，同装于大茶盅中，冲入滚开水，盖闷温浸10分钟。1次温服。

功效：壮阳固精，补肾。适用于早泄。

方10 生地黄山萸肉汤

配方：生地黄10克，山萸肉、山药、知母、黄柏、泽泻、牡丹皮、金樱子各9克，沙苑蒺藜10克，龙骨、牡蛎（先煎）各30克。

制用法：水煎服。每日1剂，分2次服。

功效：本方滋阴潜阳，适用于阴虚阳亢所致的早泄。

方11 蜂白散

配方：露蜂房、白芷各10克。

制用法：将2味药烘干发脆，共研细末，醋调成面团状，临睡前敷肚脐(神阙穴)上，外用纱布盖上，橡皮膏固定，每日敷1次，或间日1次，连续3～5次。

功效：用于治疗早泄。

方12 知母黄柏汤

配方：知母、黄柏、芡实、莲须、酸枣仁、柴胡各 10 克，龙骨、牡蛎各 30 克，珍珠母 50 克。

制用法：水煎服。

功效：用于治疗早泄，症见舌尖边红，苔薄黄，脉弦或细数，或伴有头晕、耳鸣、心烦者。

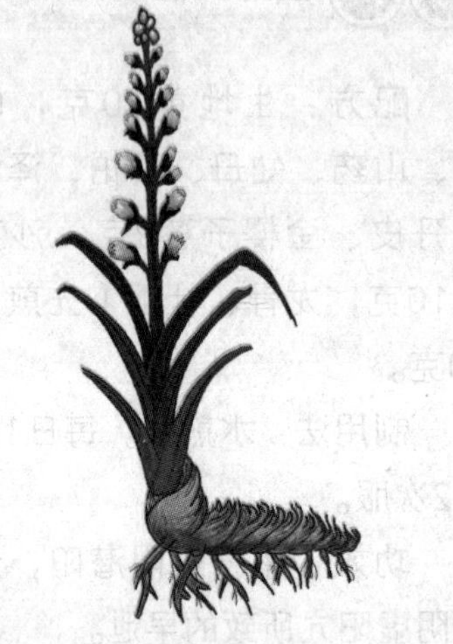
知母

方13 茯苓泽泻汤

配方：茯苓、泽泻各15克，猪苓12克，桂枝、细辛各6克。

制用法：水煎服。每日1剂。

功效：用于治疗早泄。

方14 石莲子生地黄汤

配方：石莲子、远志、知母、黄柏、桑螵蛸、牡丹皮、川楝子、五味子各12克，生地黄20克，泽泻、茯苓各15克，山萸肉、山药各10克。

制用法：上诸味药水煎服。每日1剂，30日为1个疗程。若心火旺者，加龙胆草12克，肾阳虚甚者，加菟丝子、补骨脂、韭菜籽各12克；伴阳痿者，加锁阳15克，阳起石20克，淫羊藿10克。

功效：用于治疗早泄。

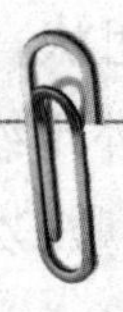

生活宜忌

①解除精神紧张，清心寡欲，节制房事。

②掌握性生活规律，如果身体处于疲劳状态，不要进行性生活。

③发生早泄次数较多的人，最好暂时停止一段性生活。

④如果发生了早泄，女方要更加亲切地关怀和体贴，帮助男子消除心理上的恐惧。

性欲低下

性欲低下是指在性刺激下，没有进行性交的欲望，对性交意念冷淡，而且阴茎也难以勃起的一种性功能障碍。本病发生的原因，西医认为和大脑皮质功能紊乱、内分泌系统的疾病、药物等有关。而中医学则认为，与人体脾肾阳虚、命门火衰有很大关系。

方1 委陵菜根龙胆草汤

配方：西南委陵菜根、龙胆草各15克。

制用法：水煎内服。每日1剂。

功效：本方治疗同房时受惊引起腰痛、头昏、四肢酸软无力、小便不畅、小腹痛、性功能低下者。

方2 淫羊藿鹿衔草汤

配方：淫羊藿、鹿衔草各30克，三枝茶20克。

制用法：水煎内服，每日3次，或用5剂浸泡白酒2500毫升内服，早晚各1次，每次10毫升。

功效：本方主治早泄、阳痿，服用本方对性功能的恢复很有帮助，尤以酒剂为好。

方3 仙茅枸杞汤

配方：仙茅、枸杞子、淫羊藿、鹿胶、熟地黄各20克，羊肾2个。

制用法：与羊肾同煎，每日1剂，10日为1个疗程。每日服2次。

功效：本方既有温肾壮阳之功，又具滋阴养血之能，故对男女性冷淡患者均具疗效。

方4 地榆根

配方：地榆根30克。

制用法：泡酒或水煎服，或干品研末，每次吞服3克。

功效：本方治疗同房中受惊恐，或同房后双侧少腹疼痛、面黄肌瘦、全身无力、不思饮食、

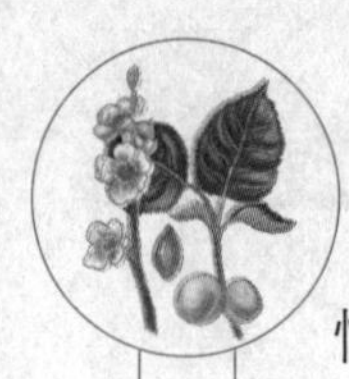

性功能低下者。

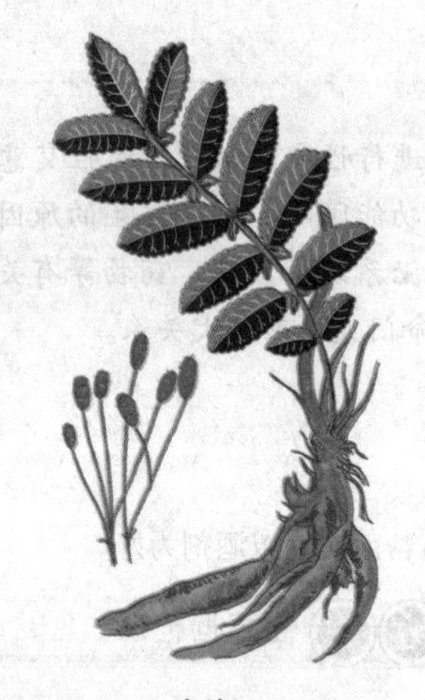

地榆

方5 熟地黄山药汤

配方：熟地黄、山药、山茱萸、枸杞子、鹿角胶、菟丝子、杜仲、当归、肉桂、巴戟肉、肉苁蓉、黄狗肾等各适量。

制用法：水煎服。每日1剂，分2次服。

功效：温阳益肾，填精补血。适用于性欲减退、遗精、阳痿。

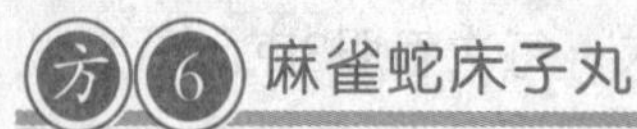

方6 麻雀蛇床子丸

配方：麻雀50只，蛇床子150克。

制用法：先将麻雀杀死去毛及内脏，煮烂去骨，然后与蛇床子煎熬成膏，炼蜜为丸，每丸9克，每日2次，每次服1～2丸，温开水送服或酒送服。

功效：补肾助阳益气。适用于因肾阳虚衰性欲减退之阳痿。

方7 牛鞭韭菜籽散

配方：牛鞭1根，韭菜籽25克，淫羊藿、菟丝子各15克，蜂蜜适量。

制用法：将上药焙干为末，蜜为丸，黄酒冲服。

功效：补火助阳。适用于性欲低下、阳痿诸症。

方8 蛇床子菟丝子

配方：蛇床子末90克，菟丝子(取汁)150毫升。

制用法：将2味药相合，外涂于阴茎上，每日5遍。

功效：温肾壮阳。适用于肾阳不足、性欲低下、阳痿。

方9 补骨脂云茯苓丸

配方：补骨脂 240 克(盐水炒)，云茯苓 120 克，韭菜籽 60 克。

制用法：将上药浸入陈醋

内，醋高过药面一指，加热煮沸，取渣令干为末，再做成丸如桐子大，每服20丸，早晚各1次。

功效：温补肾阳、固精涩遗。适用于性欲减退、遗精、阳痿。

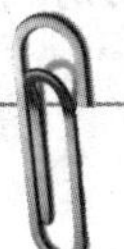

方10 肉苁蓉五味子散

配方：肉苁蓉、五味子、菟丝子、远志、蛇床子各等份。

制用法：将药研成粉末，每日睡前空腹服6克，黄酒送服。

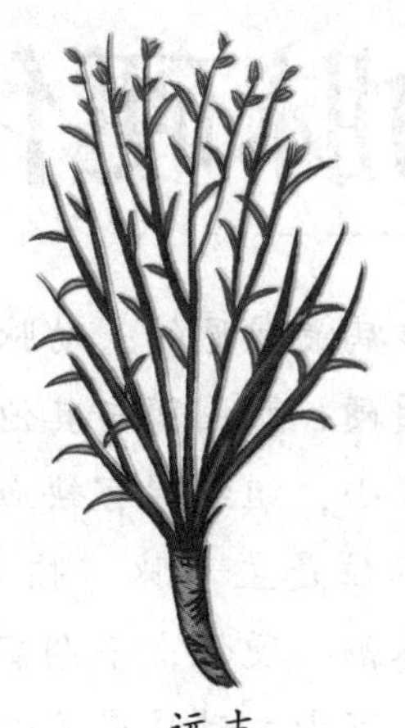

远志

功效：温肾助阳，敛精安神。适用于性欲低下、阳痿。

生活宜忌

①改善夫妻性生活关系及协调性生活，而不是指出某一方“有病”“无病”，尽可能克服偏见或不正确看法，消除思想紧张和顾虑。

②注意排除影响性欲的环境因素。

③应注意疏导不利于夫妻性生活的认识障碍，例如有性欲低下者，误认为对性生活缺乏兴趣，就不能参加性活动。

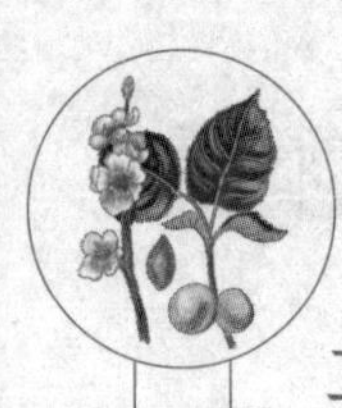

动脉硬化

该病最常见的是动脉粥样硬化，即动脉血管壁增厚，失去弹性而变僵硬，胆固醇与其他脂肪类物质沉积在动脉管壁上，使动脉腔变得狭小，组织器官缺血，血管壁变硬，发脆易破裂出血。较易发生的部位是主动脉、脑动脉和心脏的冠状动脉。中年以后最易发生动脉粥样硬化，早期病理变化是胆固醇和脂质沉积于动脉内膜中层，并可由主动脉累及心脏的冠状动脉及脑动脉、肾动脉，从而引起管腔狭窄、血栓形成甚至闭塞，导致有关器官的血液供应发生障碍。其主要致病因素是脂肪代谢紊乱和神经血管功能失调。治疗方法主要在于调整脂肪代谢和神经血管功能。适当的体力活动、少吃动物性脂肪和不吸烟为重要防治措施。此外，该病还有动脉中层硬化和小动脉硬化等形式。

方1 葱白蜂蜜膏

配方：葱白60克，热熟蜂蜜60毫升。

制用法：将葱白捣碎与热熟蜂蜜拌匀，放入开水煮过的瓶内备用。每日服2次，每次半汤勺，只服蜜汁不吃葱，连服30日。

功效：主治动脉硬化。

备注

本方是民间验方。

方2 三仁蜂蜜膏

配方：蜂蜜2 100克，核桃仁1 000克，桃仁（去皮）500克，柏子仁300克。

制用法：将后3味药捣烂如泥，混合一起，用蜂蜜调匀即成。每次服10克，每日服2～3次。开水送服。

功效：本方有益智安神、养血润肤作用，长期服用不仅可以预防和治疗动脉硬化，而且具有通调血脉、延年益寿的作用。

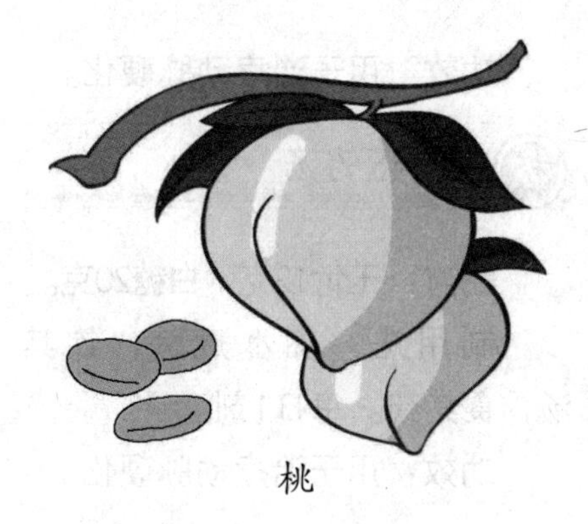

桃

备 注

本方是民间验方。

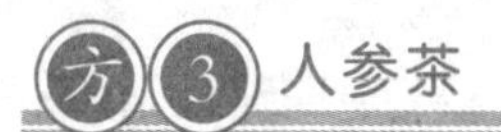

方3 人参茶

配方：人参5克。

制用法：将人参切成薄片，泡水代茶饮。每日1剂。

功效：用于治疗动脉硬化，心悸，健忘，多梦。

方4 海带茶

配方：海带3~6厘米。

制用法：将海带冲水当茶，频饮，每周饮3日。

功效：预防脑动脉硬化，常吃可软化脑血管。

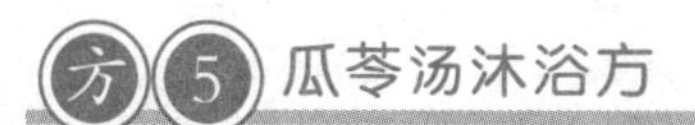

方5 瓜苓汤沐浴方

配方：冬瓜皮500克，茯苓300克，木瓜100克。

制用法：水煎，去渣后沐浴。每日1次，20~30日为1个疗程。

功效：用于治疗动脉硬化引起的肥胖病。

方6 山楂汤

配方：山楂肉30克。

制用法：泡水代茶饮或服食。每日1剂。

功效：用于治疗动脉硬化。

方7 槐花山楂汤

配方：槐花、山楂、丹参、木贼各25克，赤芍药、黄精、川芎、徐长卿、牛膝、虎杖、何首乌各15克。

制用法：加水煮沸20分钟，滤出药液，再加水煎20分钟。去渣，两煎此汤药液兑和，分服，每日1剂。

功效：用于治疗动脉硬化。

方8 陈醋鸡蛋

配方：陈醋100毫升，鲜鸡蛋1个。

制用法：将陈醋放入带盖的茶杯内，再将鲜鸡蛋放入，盖上密封4日后，将鸡蛋壳取出，把鸡蛋和醋搅匀，再盖上盖密封3日后

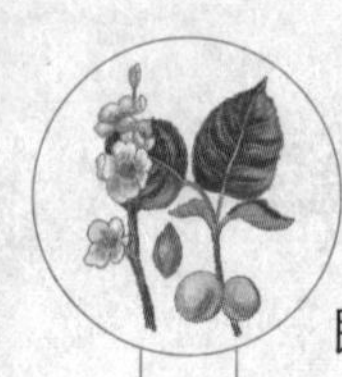

即可用。1剂可服7次，1次口服5毫升，每日3次。

功效：预防动脉硬化。

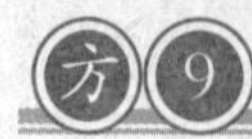

方9 桃仁汤

配方：桃仁20克。

制用法：加水煮熟，饮其汤，食其仁。每日1剂。

功效：用于治疗动脉硬化。

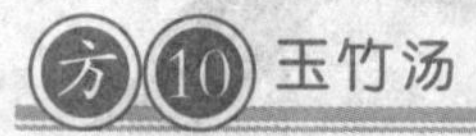

方10 玉竹汤

配方：玉竹12克，白糖20克。

制用法：加水煮熟，饮其汤，食其药。每日1剂。

功效：用于治疗动脉硬化。

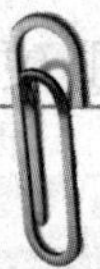

生活宜忌

①吃饭要定时，两顿饭之间不要吃零食，如果非吃不可的话，可吃些苹果、胡萝卜、饼干或其他不提供脂肪含量的食品。

②降低胆固醇的摄入量。每日不超过3个蛋黄（包括其他食物），水生贝壳类（龙虾、小虾、牡蛎）每月最多吃2~3次，少吃肝、肾和其他内脏，因为，内脏中含有大量的胆固醇和脂肪。

③不食或少食奶油、糖果或酸味饮料，少吃甜食，少吃精制糖，多吃标准粉，少吃精粉。这样可以改善消化能力，降低热量摄入，也减少了肠道对脂肪和胆固醇吸收。

高血压

高血压主要是由于高级神经中枢调节血压功能紊乱所引起，以动脉血压升高为主要表现的一种疾病。成人如舒张压持续在12千帕以上，一般即认为是高血压。病人通常感到头痛、头晕、失眠、心悸、胸闷、烦躁和容易疲乏，严重时可发生心、脑、肾功能障碍。中医学认为，引起血压升高的原因是情志抑郁，愤怒忧思，以致肝气郁结，化火伤阴；或饮食失节，饥饱失宜，脾胃受伤，痰浊内生；或年迈体衰，肝肾阴阳失调等。高血压分为原发性高血压及继发性高血压两类。原发性高血压是以血压升高为主要临床表现的一种疾病，占高血压患者的80%~90%。继发性高血压是指在某些疾病中并发血压升高，仅仅是这些疾病的症状之一，故又叫症状性高血压，占所有高血压患者的10%~20%。

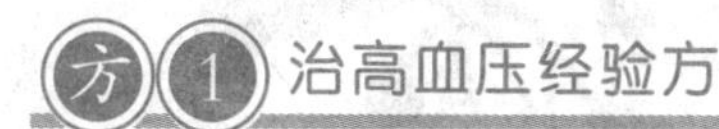

方1 治高血压经验方

配方：筋骨草（全草）、鸡血藤、桑白皮各31克。

制用法：水煎服。每日1剂。

功效：主治高血压。

备　注

本方是“1960年浙江中草药经验交流会”交流方。

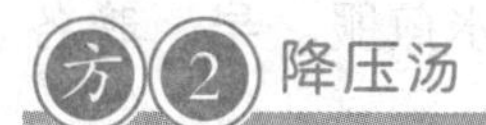

方2 降压汤

配方：海藻、茺蔚子各9克，大青叶、炒栀子各5克。

制用法：水煎服。每日1剂。

功效：主治高血压。

备　注

本方是聊城专医临清中心医院内科收集的民间验方。

方3 刺苍耳子散

配方：刺苍耳子120克。

制用法：将药研末，每日服6克，服7日，停14日，再服7日。

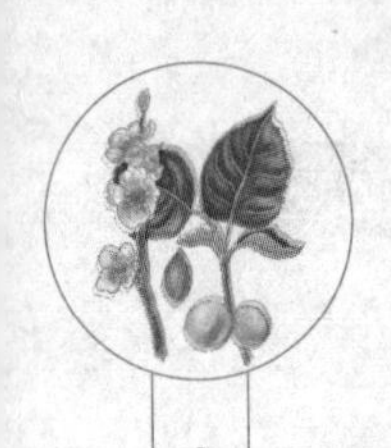

功效：主治高血压。

备　注

本方是延边地区民间验方。

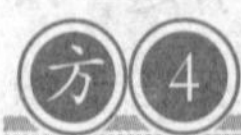

方4 槐米菊花水

配方：槐米100克，野菊花80克，苦丁茶5克。

制用法：将上药加水适量，煎煮30分钟，去渣取汁，与1 500毫升开水同入脚盆中，先熏蒸，待药温适宜时浸泡双脚，每日1次，每次30~40分钟。20日为1个疗程。

功效：滋补肝肾，软化血管，清热降压。主治肝肾不足型高血压。

方5 山楂荷叶茶

配方：山楂25克，荷叶10克。

制用法：水煎。代茶饮。

功效：降压降脂。用于治疗高血压。

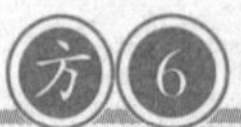

方6 荞麦藕节汤

配方：荞麦茎叶60克，藕节30克。

制用法：水煎服。

功效：用于治疗高血压。

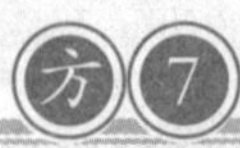

方7 西瓜翠衣茶

配方：西瓜翠衣12克，草决明9克。

制用法：煎汤代茶饮。

功效：用于治疗高血压。

方8 车前草荠菜汤

配方：荠菜、车前草各15克。

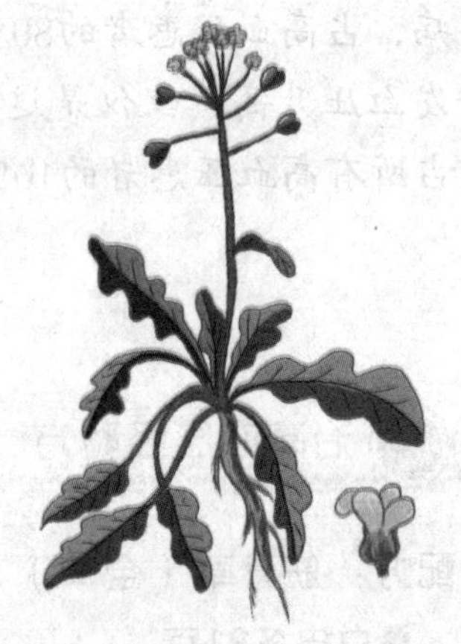

荠菜

制用法：切碎，水煎服。

功效：用于治疗高血压。

方9 花生叶汤

配方：干花生叶40克。

制用法：水煎服。早、晚各服1次。

功效：用于治疗高血压。

方10 棕皮葵花盘汤

配方：鲜棕皮18克，鲜向日葵盘40克。

制用法：水煎服。每日1剂。

功效：用于治疗高血压。

方11 山楂茶

配方：山楂10枚，冰糖少许。

制用法：将山楂捣碎，加冰糖煎服。

功效：软化血管，降低血脂。用于治疗高血压。

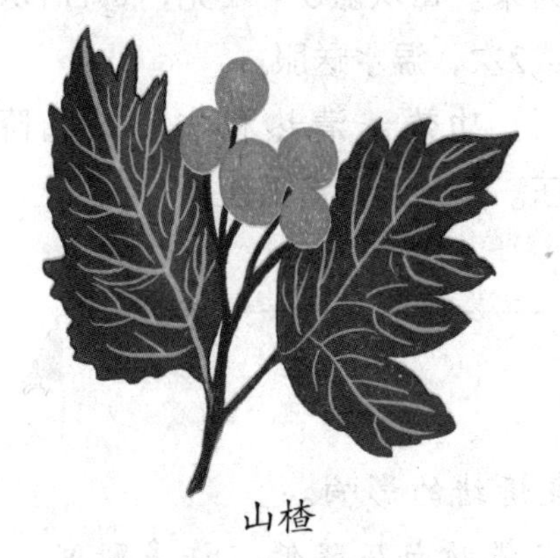

山楂

方12 芹菜汁

配方：芹菜(选用棵形粗大者)、蜂蜜各适量。

制用法：芹菜洗净榨取汁液，以此汁加入等量的蜂蜜，加热搅匀。每日服3次，每次40毫升。

功效：平肝清热，祛风利湿。用治高血压之眩晕、头痛、面红目赤、血淋，对降低血清胆固醇有很好的疗效。

方13 绿豆猪胆汁

配方：绿豆60克，猪胆6只。

制用法：将绿豆与猪胆取汁和匀晒干研末。每服3克，每日服3次。

功效：用于治疗高血压。

方14 向日葵叶汤

配方：向日葵叶30克(鲜的用60克)。

制用法：将向日葵叶煎浓汤。服用，早晚2次，连服7日。

功效：降低血压。用于治疗高血压。

方15 芹菜大枣汤

配方：鲜芹菜(下段茎)60克，大枣30克。

制用法：水煎。每日服2次，连服1个月。

功效：有降血压和降低胆固醇作用。用于治疗高血压、冠心

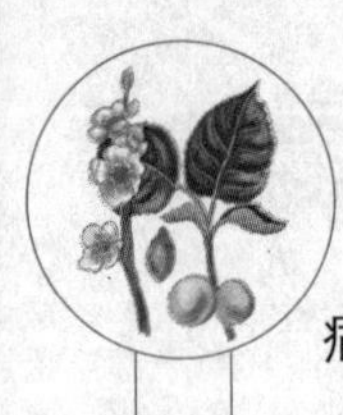

病、胆固醇过高等。

方16 菊花酒

配方：菊花、生地黄、枸杞根各1 000克。

制用法：共捣碎，取水1 0000毫升煮至5 000毫升，用此汁再煮糯米饭2 500克。大曲细碎，同拌令匀，入缸密封，候澄清，每日服3次，每服1盏。

功效：壮筋补髓，延年益寿。用于治疗高血压、糖尿病、动脉硬化症。

备 注

肝肾阳虚、脾胃虚弱者均不宜用。

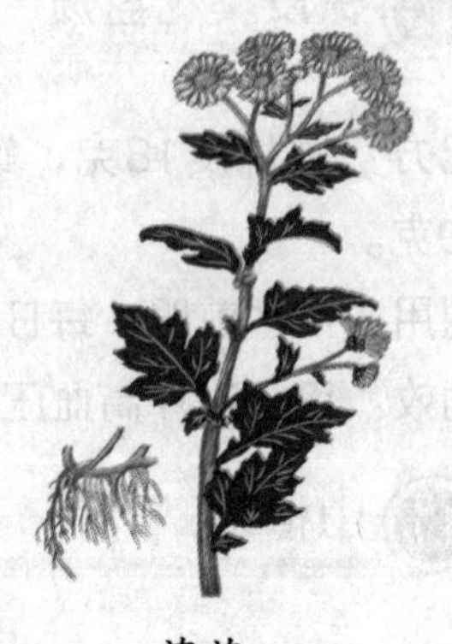

菊花

方17 海带根散

配方：海带根适量。

制用法：将海带根晒干粉碎为末。每次服6～12克，每日1次或2次，温水送服。

功效：清热利水，祛脂降压。用于治疗高血压。

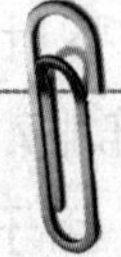

生活宜忌

①保持心情愉快，克服不良情绪的影响。

②进行有氧运动。运动可以帮助血压降低。许多研究显示有氧运动对高血压有多种益处，运动的用意在迫使血管舒张，以降低血压。即使运动期间血压回升，但运动结束后会再下降。当血压回升时，也不会上升过多。游泳、步行、骑车等，都是有益于高血压患者的运动。

③控制体重、合理膳食，多食含钾食物、补充蛋白质和维生素、戒烟限酒。

低血压

低血压主要是由于高级神经中枢调节血压功能紊乱所引起，以体循环动脉血压偏低为主要症状的一种疾病。通常表现为头晕、气短、心慌、乏力、健忘、失眠、神疲易倦、注意力不集中等。女性可有月经量少、持续时间短的表现。原发性低血压，又称体质性低血压，女多于男，有家族倾向，多见于体弱与长期卧床的老人。继发性低血压的原因很多，如凡可导致心输出量或循环血量减少的心血管病、甲状腺或肾上腺及垂体前叶功能减退等内分泌病和恶性肿瘤后期、重症糖尿病等慢性消耗性疾病等，均可继发；而体位性低血压可因自主神经功能失调，或压力感受器功能失调引起。

中医学认为，本病的发生与肾精不足、心脾两虚、气血不足以及痰阻气机有关。

方1 开水焐鸡蛋

配方：鸡蛋1个，沸水、茶叶各适量。

制用法：每天早晨将鸡蛋磕入茶杯内，用沸水避开蛋黄缓缓倒入，盖上杯盖闷15分钟。待蛋黄外硬内软时取出，用淡茶水冲服，每日1个。

功效：主治低血压。

方2 芪麻鸡

配方：嫩母鸡1只，黄芪30克，天麻15克，葱、姜各10克，食盐5克，黄酒10毫升，陈皮15克。

制用法：母鸡去毛、爪及内脏，入沸水中焯至皮伸，再用凉水冲洗。将黄芪、天麻装入鸡腔内。将鸡放于砂锅中，加入葱、姜、盐、酒及陈皮，加水适量，文火炖至鸡烂熟，加胡椒粉少许即可。食用。

功效：补益肺脾，益气补虚。用治低血压引起的食欲不振，腹胀腰酸，头昏乏力，头晕目眩，眼冒金花，久立久卧突然起身时出现眼前发黑并伴有心悸、胸闷、面色苍白、出冷汗、

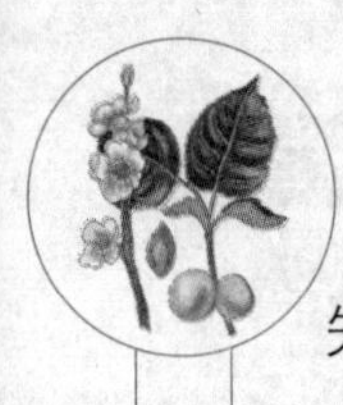

失眠等。

备　注

低血压，是指血压经常在12/8千帕（90/60毫米汞柱）以下，其症状如上所述。血压偏低的老年人血流缓慢，血液黏稠度高，凝固性高，使脑部供血不足。引起缺血、缺氧，加之动脉硬化使血管腔变窄，血管壁弹性减弱，容易形成血栓，发生中风。因此，老年人血压低，不能高枕无忧，更应引起重视。

方3 桂枝川芎水泡脚

配方：桂枝、川芎各25克，锁阳15克。

制用法：以上药加水适量，浸泡20分钟，煎煮30分钟，去渣取汁，与1 500毫升开水同入脚盆中，先熏洗，待温度适宜（45℃左右）时浸泡双脚。每日2次，每次40分钟，20日为1个疗程。

功效：温肾壮阳，散寒升压。用于治疗各种类型的低血压，对肾阳虚弱者尤为适宜。

方4 人参糯米粥

配方：人参、麦门冬、五味子各5克，糯米10克。

制用法：先将上述3药水煎服，取煎液；与糯米用上述煎液煮粥。食粥，每周2次，连服9周。

功效：本方对于低血压属气阴两虚者效果较好。

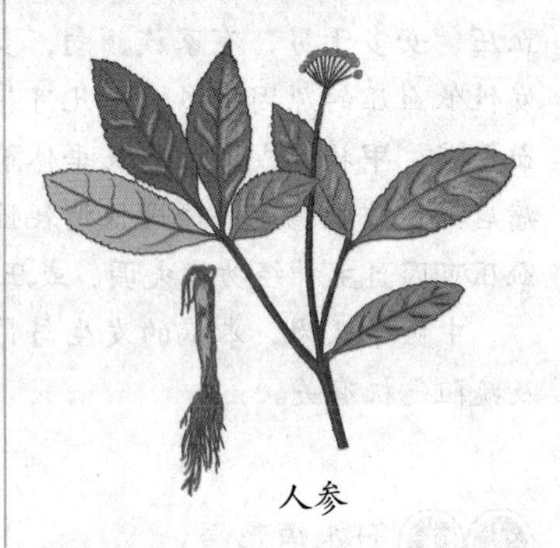

人参

方5 鹿茸粉

配方：鹿茸粉0. 3克。

制用法：装入胶囊。每服1丸，或纳入鸡蛋内蒸熟吃。每日空腹服，连服10～20日，血压正常即停。

功效：用于治疗低血压。

方6 人参汤

配方：人参9克。

制用法：煎汤服。

功效：用于治疗低血压。

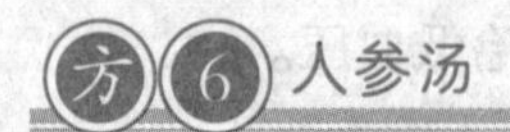

方7 肉桂桂枝茶

配方：肉桂、桂枝、炙甘草各9克。

制用法：开水泡。当茶饮，连服10～20日。

功效：用于治疗低血压。

方8 参麦汤

配方：人参、麦门冬、五味子各6～9克。

制用法：煎水。频服，连服1周。

功效：用于治疗低血压。

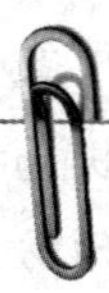

生活宜忌

①平素体力活动较少的女性，应适当参加一定的体育锻炼，以减少低血压的出现。

②注意改善营养，多吃动物蛋白等营养成分较高的食物，多饮水。

③体位性低血压患者应注意在起床、站立时动作应缓慢，或先保持头低位再慢慢起立，减少低血压发作的程度。

④老年人患低血压尤应注意平日行动不可过快过猛，因为老年人心血管代偿机制较弱，易于出现晕厥等。

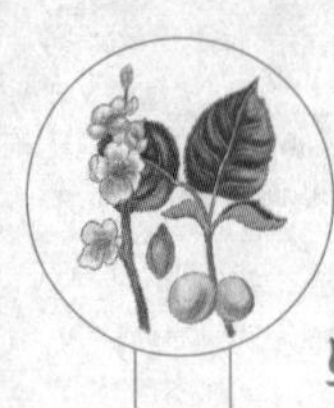

糖尿病

糖尿病又称消渴症，是一种由胰岛素相对分泌不足或胰高血糖素不适当地分泌过多而引起的以糖代谢紊乱、血糖增高为主要特征的全身慢性代谢性疾病。此病早期无症状，随其发展可出现多尿、多饮、多食、疲乏、消瘦、尿液中血糖含量增高，或并发急性感染、肺结核、动脉粥样硬化、末梢神经炎、趾端坏死等。早期诊断依靠化验尿糖和空腹血糖及葡萄糖耐量试验。此病重者可发生动脉硬化、白内障、酮中毒症等。按病情可采用饮食控制、胰岛素等降血糖药治疗，避免精神紧张，加强体育锻炼等也有利于预防本病的发生、发展。中医认为本病是由于饮食不节、情志不调、恣性纵欲、热病火燥等原因造成。本病多见于40岁以上喜欢吃甜食而肥胖的病人，脑力劳动者居多。创伤、精神刺激、多次妊娠以及某些药物(如肾上腺糖类皮质激素、女性避孕药等)是诱发或加重此病的因素。发病时伴有四肢酸痛、麻木感、视力模糊、肝肿大等。

方1 糖尿病特效方

配方：猪胰1个，黄芪31克。

制用法：水煎温服。每日1剂。

功效：对初患糖尿病的患者有特效。

备注

本方是甘肃宝鸡中医王明辕经验方。

方2 治糖尿病秘方

配方：鲍鱼19克，鲜萝卜1个。

制用法：用8碗水煎至1碗1次服，2天服1次，轻者6~7次缓解，重症15~20次缓解。

功效：对糖尿病有神奇效果。

备　注

佛山市中医陈知谋家传验方。

方③ 皂刺伸筋草水

配方：皂角刺30克，伸筋草、苏木、川乌、草乌、穿山甲各10克。

制用法：将上药加清水适量，煎煮30分钟，去渣取汁，与2 000毫升开水一起倒入盆中，先熏蒸，待温度适宜时泡洗双脚，每日2次，每次熏泡40分钟，14日为1个疗程。

功效：清热解毒，燥湿止痛。适用于糖尿病足部溃疡、疼痛。

方④ 黄芪党参水

配方：黄芪45克，党参、苍术、山药、玄参、麦门冬、五味子、生地、熟地黄、牡蛎各15克。

制用法：将上药加清水2 000毫升，煎至水剩1 500毫升时，澄出药液，倒入脚盆中，先熏蒸，待温度适宜时泡洗双脚，每晚临睡前泡洗1次，每次40分钟，20日为1个疗程。

功效：适用于气阴两虚型糖尿病，症见多饮、多尿、乏力、消瘦、抵抗力弱、易患外感、舌质暗淡、脉细弱。

方⑤ 猪脊汤

配方：猪脊骨1具，大枣150克，莲子100克，木香3克，甘草10克。

制用法：猪脊骨洗净、剁碎，枣及莲子去核、心，木香、甘草用纱布包扎。同放锅内加水适量，小火炖煮4～5小时。分顿食用，以喝汤为主，亦可吃肉、枣和莲子。

功效：滋阴清热，健脾行气。用治糖尿病口渴、善饥、尿频等。

方⑥ 煎炸嫩笋

配方：嫩笋、酱油、盐各适量。

制用法：将嫩笋削皮切成长方片，用酱油浸泡一下即捞出。锅内放入植物油烧至八成热，下笋片煎炸成黄色即可。

功效：益气清热。用于治疗糖尿病。

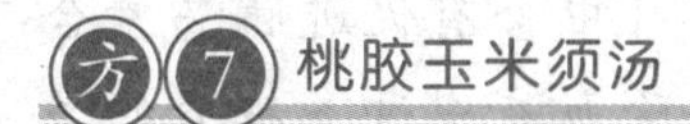

方⑦ 桃胶玉米须汤

配方：桃树胶15～25克，玉

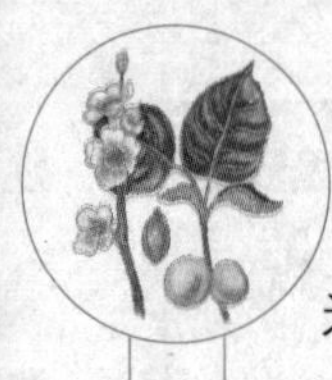

米须30～60克。

制用法：两味加水共煎汁。日饮2次。

功效：平肝清热，利尿祛湿，和血益气。用于治疗糖尿病。

方 8 双瓜皮天花粉汤

配方：西瓜皮、冬瓜皮各15克，天花粉12克。

制用法：加水煎服。每日2次，每次半杯。

功效：清热祛湿，利水。用于治疗糖尿病之口渴、尿浊。

方 9 冷水茶

配方：茶叶10克(以未经加工的粗茶为最佳，大叶绿茶次之)。

制用法：将开水晾凉，取200毫升冷开水浸泡茶叶5个小时即可。代茶饮。

功效：用于治疗糖尿病。

备　注

禁用温开水冲泡，否则失去疗效。据日本新闻媒介报道，日本一教授的研究结果表明：茶叶中含有促进胰岛素合成及去除血液中过多糖分的多糖类物质，因而常饮冷水茶可治疗糖尿病。

方 10 菟丝子丸

配方：菟丝子适量。

制用法：拣净水洗，酒浸3日，滤干，乘润捣碎，焙干再研细末，炼蜜为丸，如梧子大。每日服2～3次，饭前服5～10克。或用胶囊灌服，米汤调下。

功效：用于治疗上消饮水不止之糖尿病病人。

方 11 豇豆汤

配方：带壳豇豆(干品)100克。

制用法：水煎。每日1剂，吃豆喝汤。

功效：益气，清热。用于治疗糖尿病之口渴、小便多。

方 12 蘑菇菜或汤

配方：蘑菇适量。

制用法：做菜或煮汁饮服，常用。

功效：用于治疗糖尿病。蘑菇培养液具有降血糖作用，常食蘑菇有益于改善糖尿病症状。

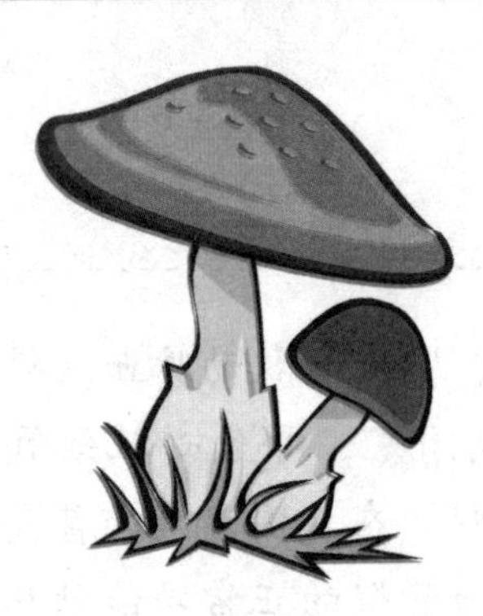

蘑菇

方13 野蔷薇根汤

配方：野蔷薇根皮9克。

制用法：水煎服。每日服2次。

功效：本方适宜于小儿糖尿病。

方14 栝楼根

配方：大栝楼根。

制用法：洗净削去外皮，切块，长寸许，日夜水浸，连续易水，经5日，取出碎研，以绢袋过滤，如制粉法干之。以沸水冲服1～2克，每日3次或4次，以愈为度。

功效：用治上消大渴之糖尿病。

方15 糯米花汤

配方：糯米爆成的米花、桑根白皮各50克。

制用法：水煎。每日分2次服。

功效：补中益气，清热。用于治疗糖尿病之口渴。

方16 蚕茧汤

配方：蚕茧(连蛹)10枚或乱丝绵15克。

制用法：煎汤代茶饮。

功效：用治上消大渴之糖尿病病人。

生活宜忌

糖尿病患者要坚持生活规律，适当参加力所能及的体力活动，但不能过劳。饮食清淡，多吃新鲜蔬菜水果，控制糖的摄入，忌食肥甘厚味。避免精神紧张，保持皮肤清洁，预防各种感染。

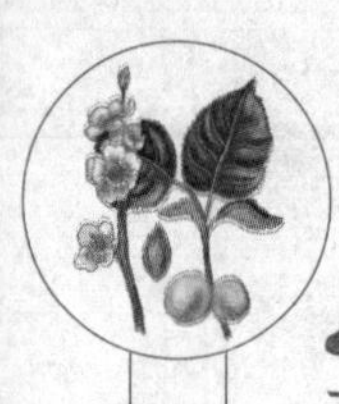

冠心病

冠心病是冠状动脉性心脏病的简称，常因冠状动脉血液供应不足或冠状动脉粥样硬化产生管腔狭窄或闭塞，导致心肌缺氧而引起，是临床上最为常见的一种心血管疾病，在我国发病率甚高。其形成原因多与体内脂质代谢调节紊乱和血管壁的正常功能结构被破坏有关。主要表现为心绞痛、心肌梗死、心律失常、心力衰竭或猝死等。发病以中老年人居多。中医认为年老体衰、情志、饮食、劳逸等因素与本病的发生有关，属胸痹、真心痛、厥心痛范畴。

方1 炒海带丝

配方：浸发海带200克，香油、绵白糖、精盐少许。

制用法：先将浸软泡发洗净的海带放入锅内煮透捞出，再用清水洗去黏液，沥干水分后，即可把海带摆叠好切成细丝。然后在锅内放入香油，油七成热时，把海带丝稍加煸炒，盖上锅盖，略经油炸，揭开锅盖继续焙炸。当海带发硬、松脆时，便捞出沥去余油入盘，加入绵白糖、精盐拌匀即可食用。

功效：软坚化痰，利水泄热。对于预防高脂血症、高血压、冠心病、血管硬化等均有一定的作用。

备注

常食海带，对冠心病有辅助疗效。海带中含有大量的碘，有防止脂质在动脉壁沉着的作用，能使人体血管内胆固醇含量显著下降。

方2 朱砂蛋黄油

配方：鸡蛋黄油30克，朱砂、珍珠粉各3克。

制用法：朱砂、珍珠粉共入鸡蛋黄油内拌匀。每日1剂，分2次服，连服10日。

功效：用于治疗冠心病、心绞痛、心肌梗死后心绞痛。

方3 白果叶汤

配方：白果叶、栝楼、丹参各15克，薤白12克，郁金10克，甘草4.5克。

制用法：共煎汤。每日早、晚各服1次。

功效：宽胸，解郁。用于治疗冠心病心绞痛。

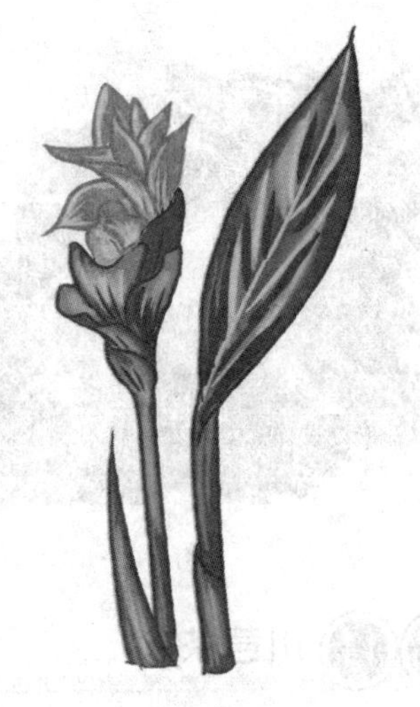

郁金

方4 蜂蜜首乌丹参汤

配方：蜂蜜、何首乌、丹参各25克。

制用法：先将2味中药水煎去渣取汁，再调入蜂蜜拌匀，每日1剂。

功效：益气补中，强心安神。用于治疗冠状动脉粥样硬化性心脏病。

方5 墨囊散

配方：乌贼鱼腹中墨囊适量。

制用法：将墨囊取出烘干研粉。每次1～1.5克，每日2次，用食醋冲服。

功效：活血，通络，止痛。用于治疗冠心病。

方6 葡萄酒或白兰地

配方：葡萄酒或白兰地(以低度酒为限)。

制用法：每天用餐时适量酌饮。

功效：用于预防冠心病。

方7 苦参茶

配方：苦参30克，炙甘草10克。

制用法：煎水。当茶饮，至心律正常为止。

功效：用于治疗冠心病心律不齐。

方8 鳓鱼灵芝散

配方：鳓鱼适量，灵芝30克。

制用法：将鳓鱼晒干，煅烧

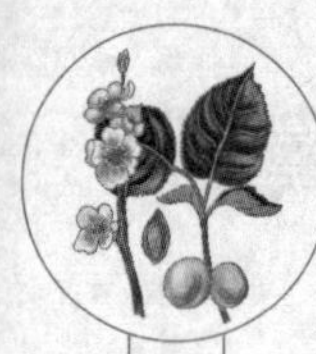

研末。灵芝煮水。每次3～6克，每日2次，用灵芝水冲服。

功效：滋补强身，益心复脉。用于治疗冠心病心律失常、充血性心力衰竭。

方9 香蕉茶

配方：香蕉50克，蜂蜜少许。

制用法：香蕉去皮研碎，加入等量的茶水中，加蜂蜜调匀当茶饮。

功效：降压，润燥，滑肠。用于治疗冠心病、高血压、动脉硬化及便秘等。

备注

每日服蜂蜜2~3次，每次2～3匙，有营养心肌、保护肝脏、降血压、防止血管硬化的效果。

方10 陈皮兔丁

配方：兔肉200克，食油100毫升，陈皮5克，酱油、盐、醋、料酒、葱、姜、干椒、白糖、味精等各适量。

制用法：将兔肉切作丁，入碗中，加盐、食油、料酒、葱、姜等，拌匀，干辣椒切丝。陈皮温水浸泡切成小块，味精、白糖、酱油加水对汁。铁锅置火上，倒入食油烧至七成热，放干椒丝炸成焦黄色，下兔丁炒，加陈皮、姜、葱，继续炒至兔丁发酥，烹汁和醋，将汁收干，起锅入盘即成。

功效：理气健胃，补益心血。适于冠心病、动脉硬化者食用。

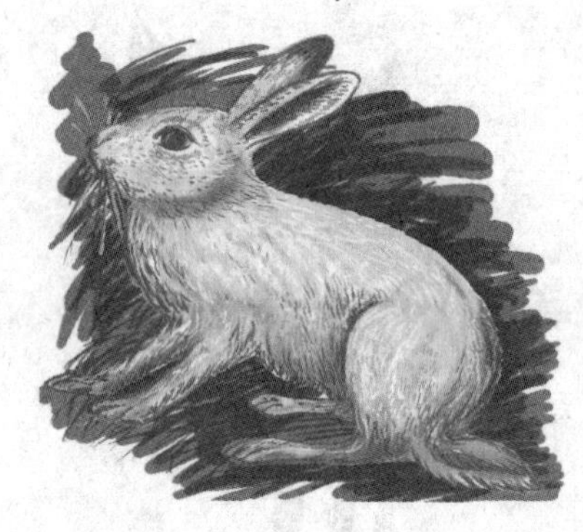

兔

方11 川芎茶

配方：川芎10克。

制用法：煎水常服。

功效：川芎有效成分能通过血脑屏障，有降血压作用，用于治疗冠心病，也能用来治疗脑梗死。

方12 丹参茶

配方：丹参20克。

制用法：煎水常服。

功效：对冠心病、脑梗死有效。

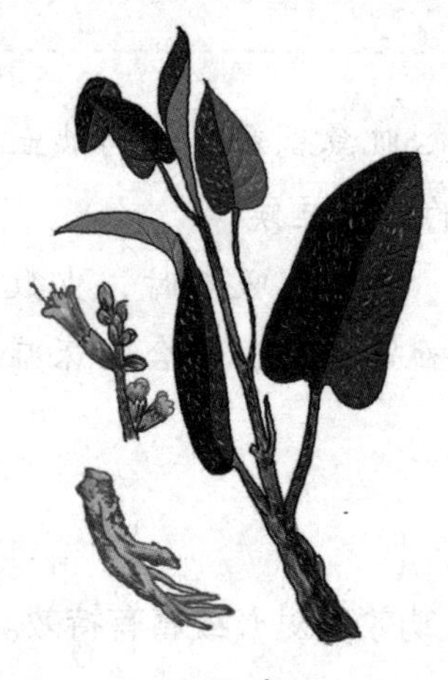

丹参

方13 葛根汤

配方：葛根30克。

制用法：煎水常服。

功效：用于治疗冠心病，并对脑梗死、突发性耳聋有效。

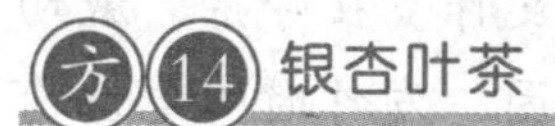

方14 银杏叶茶

配方：银杏叶30克。

制用法：煎水常服。

功效：降压作用。用于治疗冠心病。

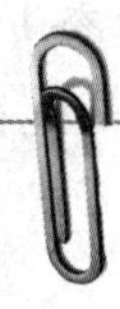

生活宜忌

①补充硒元素，多摄取膳食纤维，多吃含维生素C的食物，合理搭配饮食，饮食忌过于油腻。

②咨询医生，制订出运动计划，有规律地进行锻炼。

③起床忌过急；饮水忌过凉过烫；排便用力不宜太重。

④自我调节心理平衡，做到情绪稳定、精神愉快。

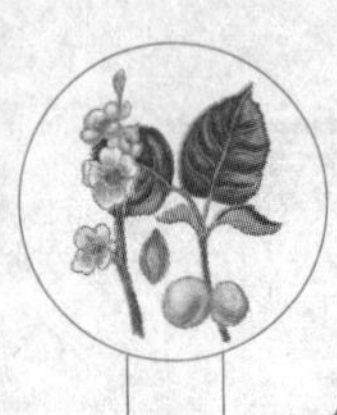

心绞痛

本病是一种由冠状动脉供血不足、心肌急剧和暂时的缺血与缺氧而致阵发性前胸压榨感或疼痛为特点的临床症候。

本病的发作多在劳累、激动、受寒、饱食、吸烟时，少数患者可无任何诱因。发作时心电图有心肌缺血等表现，结合临床症状即可进行诊断。

方1 五灵脂散

配方：五灵脂（炒）、延胡索（炒）、乳香、没药、高良姜各3克，木香1克。

制用法：共为细末。每次服6克，空腹服下，每天2～3次。

功效：对心绞痛有特效。

备注

本方是贵州盘县中医门诊所杨国安家传秘方。

方2 营心汤

配方：全栝楼31克，清半夏、桂枝、陈皮各13克，韭白、枳实、郁金、五灵脂、蒲黄、桃仁各9克，甘草3克。

制用法：水煎服，1剂分3次服，1个月为1个疗程。

功效：对心绞痛有特效。

备注

①心慌、气短者去五灵脂，加党参9～16克，丹参16～31克。②本方是内蒙古人民医院中医科专方。

方3 鸡蛋朱砂珍珠粉

配方：鸡蛋25枚，朱砂、珍珠粉各3克。

制用法：将鸡蛋煮熟，取出蛋黄，放锅内用文火炒，至出黑烟为度。然后放在双层纱布里榨取蛋黄油；榨后再炒，至第二次为止；再将朱砂、珍珠粉加入蛋黄内搅匀。每日服1剂，连服10剂。

功效：主治心绞痛。

方4 银杏叶饮

配方：银杏叶5克。

制用法：将上药洗净，切碎，开水闷泡0.5小时。每日1次，代茶而饮。

功效：主治心绞痛。

方5 黄芪当归汤

配方：黄芪30克，当归、白芍药各12克，川芎9克，生地黄15克，炙甘草6克。

制用法：水煎服。每日1剂，每日服2次。

功效：主治心绞痛。

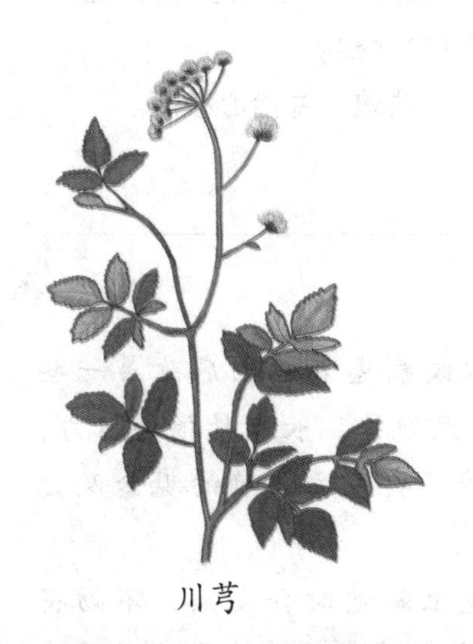

川芎

备注

本方为刘玉瑛老中医治心绞痛秘方。

方6 当归三七粉肉桂粉

配方：三七粉3克，肉桂粉15克，当归30克。

制用法：用当归煎汤冲服三七粉、肉桂粉。每日分3次服。

功效：主治心绞痛。

方7 核桃枣

配方：核桃1个，大枣1枚。

制用法：去核，纸包煨熟。以生姜汤下，细嚼。

功效：主治心绞痛。

方8 延胡索五灵脂散

配方：延胡索、五灵脂、草果、没药各等份。

制用法：研为末，每次服6～9克。

功效：主治心绞痛。

方9 马齿苋韭菜包子

配方：马齿苋、韭菜各等份，葱、姜、猪油、酱油、盐、鸡蛋各适量。

制用法：将马齿苋、韭菜分别洗净，阴干2小时，切碎末，将鸡蛋炒熟弄碎，然后将马齿苋、韭菜、鸡蛋拌在一起，加上精

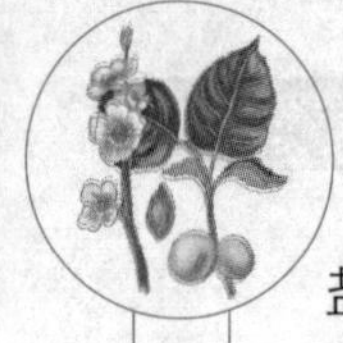

盐、酱油、猪油、味精、葱、姜末为馅，和面制成包子，蒸熟食用。根据食量食用。

功效：主治心绞痛。

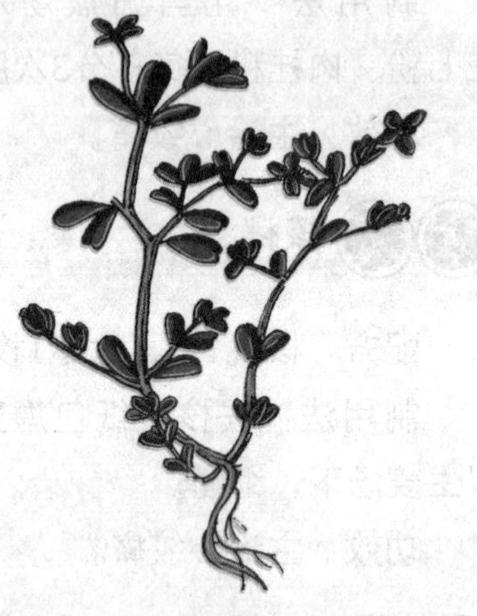

马齿苋

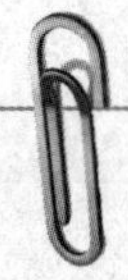

方10 青柿子蜂蜜膏

配方：七成熟的青柿子1 000克，蜂蜜2 000克。

制用法：将柿子洗净去柿蒂，切碎捣烂，用消毒砂布绞汁，再将汁放入砂锅内，先用大火后改小火煎至浓稠时，加蜂蜜，再熬至黏稠，停火，冷却，装瓶。开水冲饮，每次1汤匙，日3次。

功效：主治心绞痛。

方11 老榕树根蒿草根汤

配方：老榕树根30克，蒿草根15克，余甘根30克。

制用法：上药共入锅煎水。饭后服，每周服药6日，连服4周为1个疗程。

功效：主治心绞痛。

生活宜忌

①改变不良的生活习惯。心绞痛患者应彻底改善一些不良的生活习惯，如抽烟，生活无规律，长期紧张和压力，高脂、高胆固醇、高盐的饮食等。要建立正确的观念及健康的生活态度，才能防患于未然。

②斜躺着睡眠。为防止在晚上睡觉时会发病，不妨将床头抬高 8~10 厘米，有助于减少发作次数，采取这种睡姿能促使血液聚集脚部，所以没有太多血液回流入心脏里的狭窄动脉。

其他心血管疾病

方1 蛋黄阿胶汤

配方：鸡蛋2只，酸枣仁13克，芍药、阿胶（蒸兑）各9克，黄连、黄芩各6克。

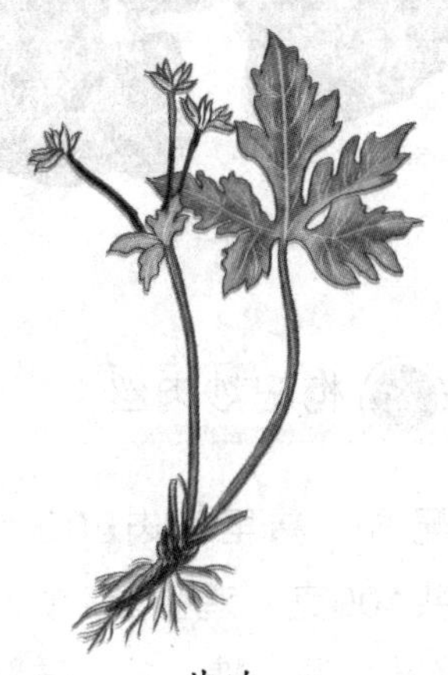

黄连

制用法：各药水煎，用鸡蛋黄冲吃。

功效：主治心脏神经官能症。

备　注

本方是湖南衡山一药农所献。

方2 养血安神汤

配方：生芹、白术、炒酸枣仁、茯神各3克，当归身、川芎、白芍、陈皮、柏子仁、黄连（酒炒）各2克，炙甘草1克。

制用法：水煎服。每日1剂。

功效：主治心悸气短、善惊易恐、少睡失眠。

备　注

本方是江苏盐城市中医邓汉文家传良方。

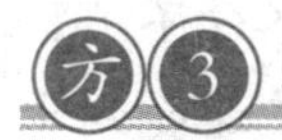

方3 蟾酥

配方：蟾酥(即癞蛤蟆的耳后腺及皮肤腺的白色分泌物，经加工而成，中药店有售)4～8毫克。

制用法：饭后用冷开水送服，每日服2～3次。

功效：强心。用于治疗心力衰竭。

备　注

蟾酥性温味甘辛，有毒，内服用极微量，不可多服，或遵医嘱。蟾酥含华蟾酥毒素、华蟾酥素等强心苷，对心血管系统有兴

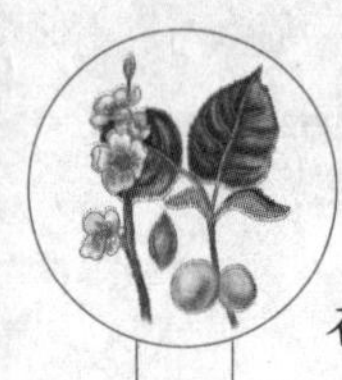

奋作用。

方4 饮水疗法

配方：温开水1杯。

制用法：头天晚上晾半杯开水，次日晨洗漱后，再加半杯开水温服，养成晨起即饮温水的习惯。

功效：延缓衰老，预防脑梗死、心肌梗死等血液循环系统疾病。

备注

据《老年报》介绍，在血管中流动的血液有55%是红细胞等有形物质，如果体内水分不足，血液浓度增高，正常流速受到干扰，有形物质就可能堵塞血管，出现血液凝固趋势，从而引起循环系统疾病。这种现象最易发生在早晨起床后的3个小时内。因此起床后喝点开水，对老年人尤其重要。

方5 双耳汤

配方：白木耳、黑木耳各10克，冰糖5克。

制用法：黑、白木耳温水泡发，放入小碗，加水、冰糖适量，置蒸锅中蒸1小时。饮汤吃木耳。

功效：滋阴益气，凉血止血。适用于血管硬化、高血压、冠心病病人食用。

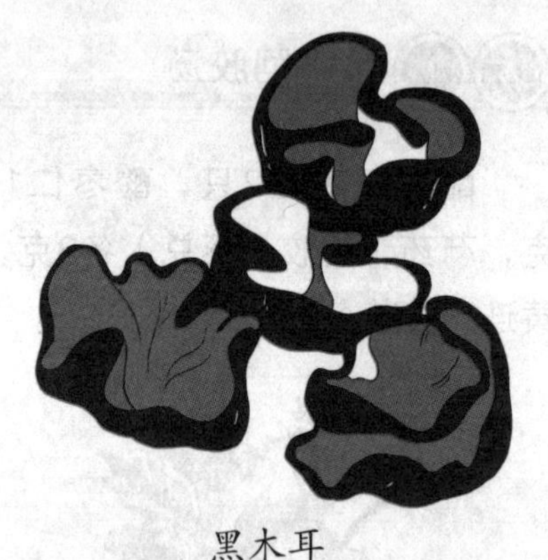

黑木耳

方6 枸杞炒肉丝

配方：猪里脊肉500克，枸杞嫩头400克，鸡蛋清1个，麻油100毫升，酒、糖、盐、味精、水淀粉各适量。

制用法：猪肉切丝放入碗中用酒、蛋清、盐、味精上浆。旺火锅热下麻油，到六成热时放入肉丝煸炒拨散，溜至半生后倒入漏勺。原锅留油少许，下枸杞炒，加盐、糖，酌加汤、味精，水淀粉着芡，倒入肉丝颠炒，淋上麻油即可。

功效：养血脉，润燥，益

阴。预防和治疗高血压、心脏病、动脉硬化。

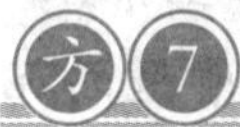

方7 猕猴桃

配方：鲜猕猴桃。

制用法：可洗净吃，亦可榨汁饮用，常食有益。

功效：防止致癌物亚硝胺在人体内生成，有降低血胆固醇及三酰甘油的作用，对高血压等心血管疾病，肝、脾肿大均有疗效。

方8 生腌茄子

配方：茄子200克，盐、醋、酱油、味精及香油各少许。

制用法：将茄子洗净去皮切成片或细丝，用盐、醋、酱油腌半小时，再加入味精、香油拌匀即成。

功效：茄子所含的维生素B_1、维生素B_2、磷、铁与番茄差不多，其中蛋白质和钙的含量比番茄高。特别值得向高血压、咯血和皮肤紫绀病人推荐的是：紫色的茄子中所含的维生素P极多，可以增加人体微血管的抵抗力，防止微血管脆裂出血。而生腌茄子可以使维生素不致因加热受到破坏。

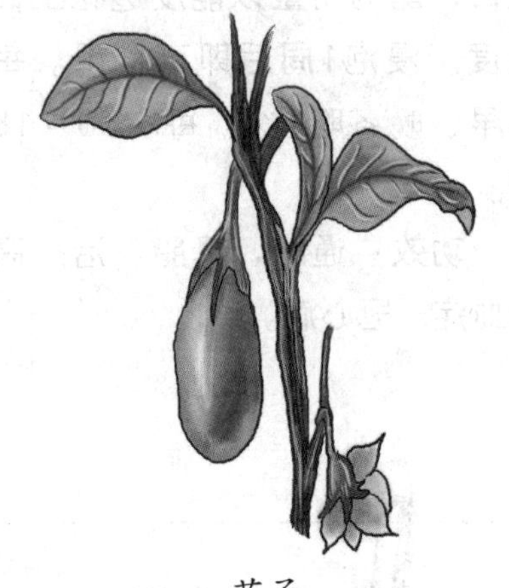

茄子

方9 洋葱炒肉片

配方：洋葱150克，瘦猪肉50克，酱油、盐、油、味精各适量。

制用法：将植物油少许倒入锅内烧至八成热，放入猪肉煸炒，再将洋葱下锅与肉同炒片刻，倒入各种调料再炒少时即成。

功效：科学家曾做过多种试验，证实从洋葱的精油中提炼出含硫化合物具有预防动脉粥样硬化的作用。

方10 醋泡花生

配方：米醋、花生仁各适量。

制用法：以好醋浸泡优质花

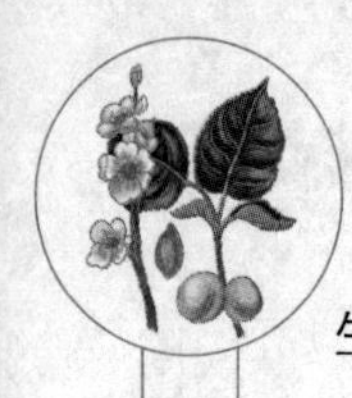

生仁，醋的用量以能浸透花生仁为度。浸泡1周后即可食用。每日早、晚各吃1次，每次10～15粒。

功效：通脉，降脂。治疗高脂血症、冠心病。

备　注

花生含有丰富的维生素E，它可以减少血小板在血管壁的沉积。并且含有丰富的可溶性纤维，它能减少体内胆固醇的含量，对防治冠心病有一定的作用。

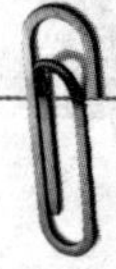

生活宜忌

①控制脂肪、热量、食盐的摄入量，多吃蔬菜水果，戒烟、戒酒。

②注意血糖和血压；适度运动。

③注意身体的保暖与气温的变化。

④忌摄入过多的动物性脂肪，忌暴饮暴食；情绪不宜过于激动。

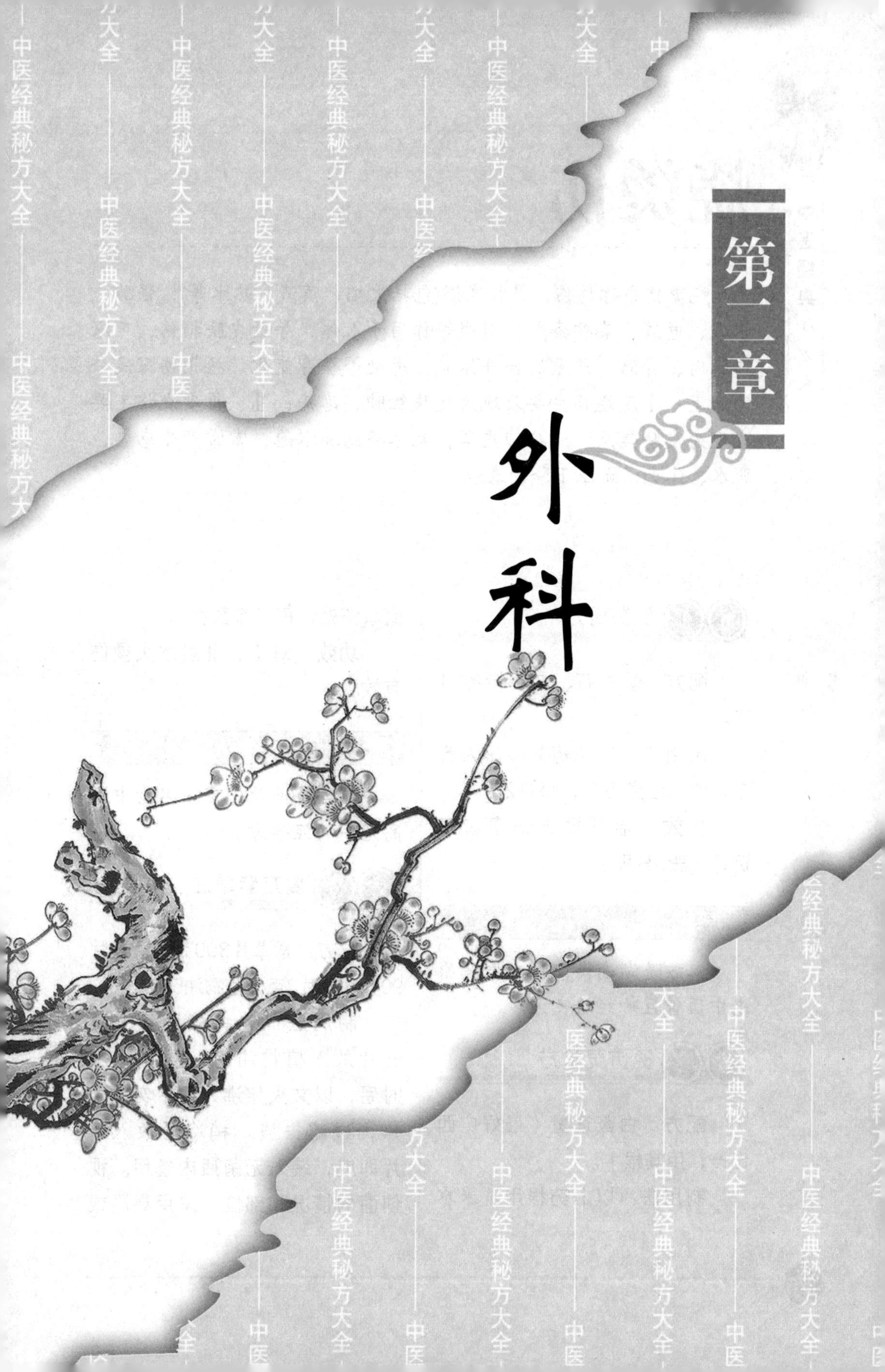

第二章

外科

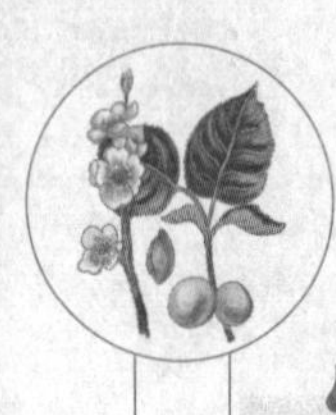

烧烫伤

烧烫伤亦称灼伤，是指高温(包括火焰、蒸汽、热水等)、强酸、强碱、电流、某些毒剂、射线等作用于人体，导致皮肤损伤，可深在肌肉、骨骼，严重的合并休克、感染等全身变化。按损伤深浅分为三度：Ⅰ度烧伤主要表现为皮肤红肿、疼痛；Ⅱ、Ⅲ度烧伤主要表现为皮肤焦黑、干痂似皮革，无疼痛感和水泡，常常产生感染、脱水、休克、血压下降的表现。

方1 烫伤奇方

配方：炉甘石、玄明粉各31克。

制用法：二味药共煅研为粉末，调麻油搽患处，每日2次。

功效：治疗烫火伤患者多例，一般3日即愈。

备注

本方是湖南衡阳市中医院原老中医曾巨卿经验良方。

方2 烫伤灵验方

配方：白蔹适量（最好广西出产，用其根）。

制用法：以上药根用洗米水磨涂伤处，每日涂数次。

功效：对Ⅰ、Ⅱ度水火烫伤有效。

备注

本方是河北保定市名老中医高光宇的经验方。

方3 复方紫草油

配方：紫草片300克，黄连片90克，冰片3克，植物油500毫升。

制用法：先将紫草片、黄连片放入植物油内，浸泡48小时后，以文火熬沸为度，勿熬枯焦，过滤去渣，稍冷后放入冰片即成，装入无菌瓶内备用。视创面的情况和部位，采用暴露或包扎疗法。①暴露疗法：对头、面、颈、胸、会阴部Ⅰ度烧伤，创面按常规清创，用棉签或消毒毛刷将油涂患处即可。②包扎疗法：适用于四肢Ⅱ度烫伤，用2～3层纱布包扎。

功效：用治Ⅰ、Ⅱ度烧伤。

方4 诃子地榆液

配方：诃子、地榆各250克，虎杖150克，乳香10克，没药50克，冰片20克，香油2 000毫升。

制用法：除冰片外，香油及诸药入锅，将药煎枯去渣，再将研细之冰片加入油中调匀，以贮备用。首先在严格遵守无菌操作下，用38℃左右的消毒等渗盐水，或2%黄连水冲洗创面，并以纱布轻轻地抹去污染及异物，大水泡应刺破，流出积液，用纱布吸干，再用棉球蘸烫伤油涂于创面，每日涂3～4次。疮面宜暴露，不予包扎。

功效：用治Ⅰ度、浅Ⅱ度烧伤，尤以手、足、头、面为宜。

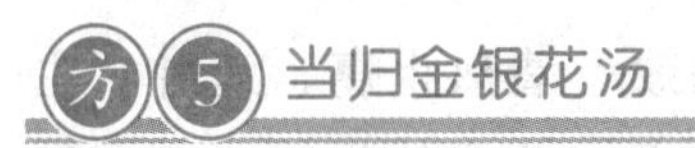

方5 当归金银花汤

配方：当归、黄芪12克，金银花、黄柏15克，生甘草、桔梗各9克，白芨10克。

制用法：水煎。每日1剂，分3次服。

功效：和营固卫，解毒排脓。适用于烧伤或疮疡余毒不尽，营卫不和而微红微肿，或出现痂下脓水不尽之患者。

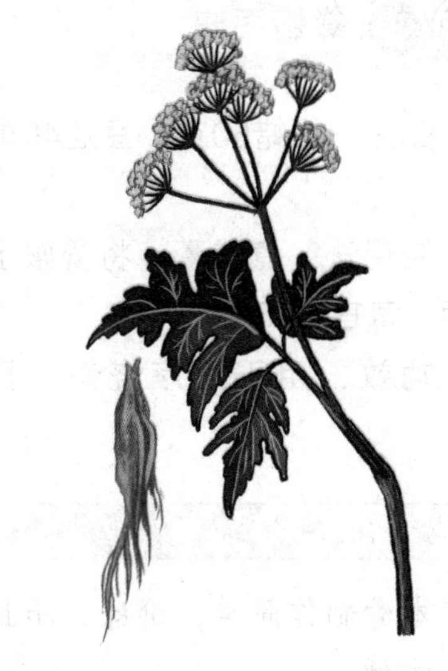

当归

方6 枣柏汤

配方：酸枣根皮60克，黄柏皮20克。

制用法：水煎，过滤，缩成浓汁30毫升，外用涂患处。每日3～5次，连用2日。一般暴露伤口，结痂后以无菌纱布包扎。

功效：用于治疗水火烫伤。

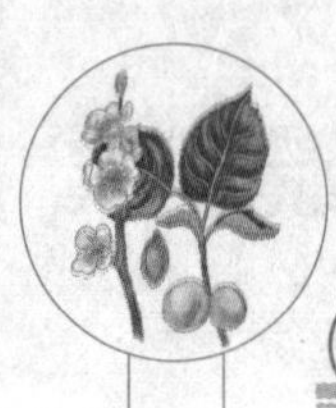

方7 黄连红药散

配方：黄连、红药子各30克，冰片3克。

制用法：研细末，香油调外用，每日涂1次，包扎患处。

功效：用于治疗Ⅰ度、浅Ⅱ度烧伤。

方8 蜂蜡豆油

配方：蜂蜡50克，豆油45毫升。

制用法：煮成膏，将膏敷于创面，每日3～5次。

功效：用于治疗烧伤、烫伤。

备 注

本膏制作简单，价廉，而且用之方便。

方9 生石灰汁

配方：生石灰500克，凉开水1 000毫升。

制用法：将石灰溶于凉开水中，搅拌，静置，取其澄清水，加等量麻油，搅匀即成。外涂于患处。

功效：用于治疗烧伤。

方10 蜂蜜

配方：蜂蜜适量。

制用法：用蜂蜜涂敷伤面。每日3～5次。

功效：用于治疗烧伤。

方11 地榆川军膏

配方：生地榆、炒地榆、生川军、寒水石各31克，冰片15.6克。

制用法：用香油或凡士林适量调成膏状，外涂患处。每日2次。

功效：清热，消炎，止痛。用于治疗Ⅰ、Ⅱ度中小面积烧伤。

方12 泡桐叶芝麻油

配方：泡桐叶、芝麻香油各适量。

制用法：将泡桐叶洗净晒干，研末，过筛备用。用时取香油少许与泡桐叶粉调成糊状，清洁创面后将药敷于创面，每日换药3次。

功效：清热止痛，消肿。主治新鲜Ⅰ、Ⅱ度烧伤及小面积Ⅲ度烧伤。

方13 糖醋丝瓜叶糊

配方：鲜丝瓜叶适量，食醋、白糖各等份。

制用法：将鲜丝瓜叶捣成绒，浸于糖、醋中，取适量敷于伤处。每日2次。

功效：清热解毒。适用于烧烫伤。

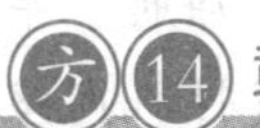

方14 黄瓜汁

配方：生黄瓜数斤。

制用法：用冷开水反复洗净，捣烂取汁放在事先消毒好的容器中，用消毒棉签蘸黄瓜汁涂于伤面，轻者每天涂3次，重者每天涂6～9次。

功效：用于治疗烧伤，复原快，愈后无瘢痕。

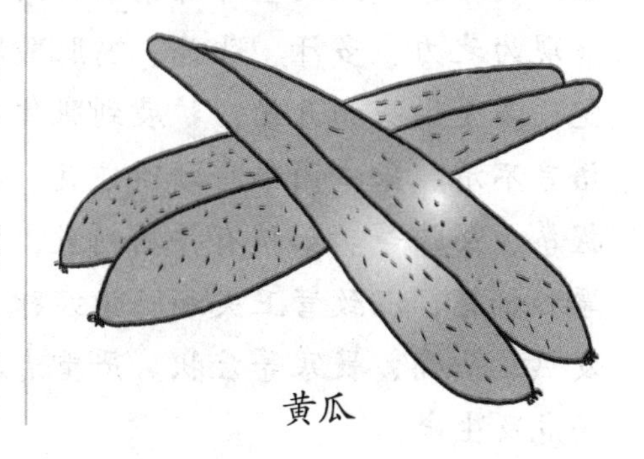

黄瓜

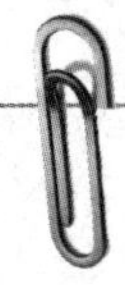

生活宜忌

①发生烫伤最重要的急救措施是迅速脱离热源，比如是火焰烧伤，应设法使伤者离开火焰；衣服仍在燃烧，可令其在地上打滚或用冷水浇泼浸泡，或用棉被、线毯等物把身体裹住，然后迅速脱去衣服，盖上清洁的布罩或床单；如被开水、热汤、热粥等烫伤，特别是眼看着烫伤发生时，最简单可靠的急救方法是把烫伤部位浸泡在水中，如不便浸泡，可用自来水冲洗，越快越有效，浸泡或浇淋至少20分钟以上。

②强酸烧伤可用3%～5%碳酸氢钠冲洗创面，强碱烧伤可用食醋冲洗创面。注意不要弄破水疱，伤处可用湿布包扎，自己不要乱涂各种药物。可适当使用镇静止痛及抗感染药物。

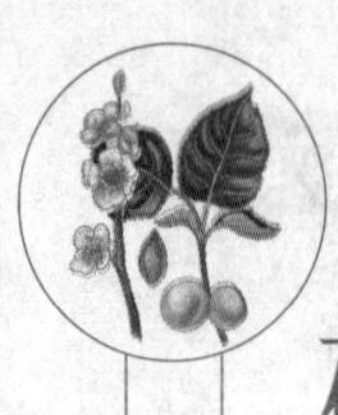

破伤风

破伤风是一种由破伤风杆菌经伤口侵入机体而引起的急性特异性感染疾病。本病是风毒自创口而入，袭于肌腠筋脉，内传脏腑，筋脉拘挛，产生大量外毒素而作用于中枢神经系统。其症发前一般表现为乏力、多汗、头痛、嚼肌酸胀、烦躁，或伤口有紧张牵拉感觉；多是由头面开始，扩展到肌体和四肢，临床表现为牙关紧闭、语言不清、张口困难、颈项强直、面呈苦笑、角弓反张、屈肘、半握拳、屈膝等。如稍有异物刺激，皆能引起全身性、阵发性肌肉痉挛和抽搐，以致营卫失和肌腠经脉，筋脉肌肉痉挛，有的还会出现发热、头痛、畏寒等症状。严重者可因身体衰竭、窒息或并发肺炎而危及生命。

方1 葱白扁豆高粱酒

配方：老葱白（连须，去叶不去皮）500克，黑扁豆45克，棉籽90克，高粱原酒75毫升。

制用法：①棉籽炒焦至酱紫色，碾碎，过筛去壳。②葱白加水4~5碗，煎成汤。③酒温热。④黑扁豆放大铁勺内炒，先冒白烟，后冒青烟至90%炒焦时离火。⑤把温酒倒入铁勺，过滤，留酱紫色酒液。把棉籽粉与酱紫色酒液混合，加适量葱汤搅如稀饭样，灌服，服后盖被发汗。连服2日。

功效：发表通阳解毒。用于治疗破伤风。

备注

服药期间忌食腥冷食物。

方2 蚱蜢散

配方：蚱蜢10余个。

制用法：蚱蜢同壳装入布袋内，晒干，勿令受湿，常晒为要。遇破伤风，10余个瓦上煅存性为末，酒下，立愈。

功效：用于治疗破伤风。

方3 香虫散

配方：九香虫2个。

制用法：炒为末，黄酒冲服。

功效：用于治疗破伤风。

方4 槐角散

配方：槐角30克。

制用法：炒，为末，水、黄酒各半冲服。

功效：用于治疗破伤风。

方5 天南星防风散

配方：天南星、防风各等份。

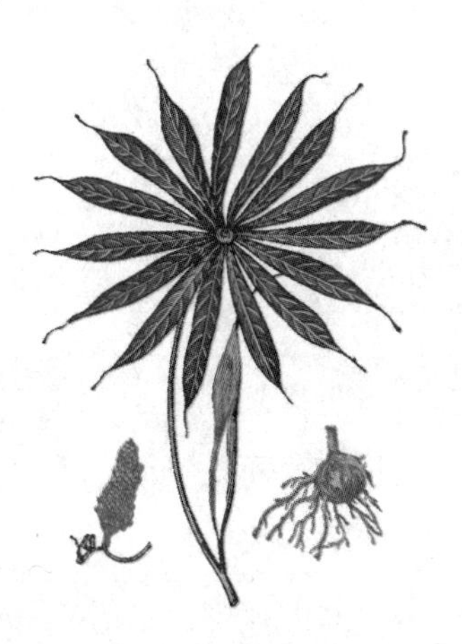

天南星

制用法：天南星烫洗7次，与防风共为细末。以药敷贴疮口，然后以温酒调下3克。如牙关急紧，角弓反张，用药6克，童子小便调下,或因相打斗伤，内有伤损之人，以药6克，温酒调下。

功效：用于治疗破伤风。

方6 蝉蜕散

配方：蝉蜕500克。

制用法：焙干研末。每次以黄酒调服45～60克。日服2次。

功效：治破伤风。

方7 辟宫子丸

配方：辟宫子1条（酒浸3日，曝干，捣罗为末），腻粉0.15克。

制用法：上药，同研令匀，以煮槐和丸如绿豆大。不计时候，拗口开，以温酒灌下7丸，逡巡汗出瘥，未汗再服。

功效：用于治疗破伤风，身体拘急，口噤，眼亦不开。

方8 大河蟹

配方：大河蟹1个，黄酒适量。

制用法：大河蟹去壳、捣烂。用黄酒冲服，出微汗。

功效：清热散风。用于治疗破伤风。

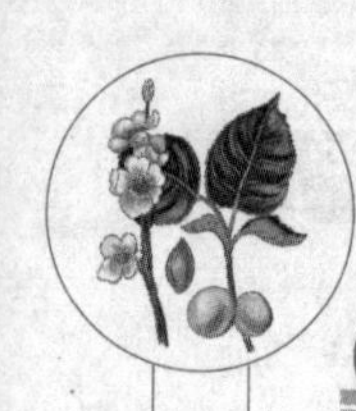

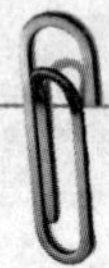

方9 松树根汁液

配方：鲜松树根约0.33米。

制用法：以火烧一端，另一端滴下的汁液，用碗或瓶盛接，搽于患处。

功效：用于治疗破伤风。

生活宜忌

破伤风患者治疗后应注意休息，保证足够的睡眠，保持良好的心态。患者亲属应加强护理：病室要安静、温度适宜，尽量减少各种刺激，应坚持紧闭门窗。合理的营养，应给予高热量高蛋白饮食，同时多进食水果蔬菜。保持被褥清洁干燥，必要时，垫中单、尿垫，及时更换。用清水清洗会阴及肛门，每日1～2次，每次排尿后也应清洗。

痔疮

痔疮又称痔，是肛门直肠下端和肛管皮下的静脉丛发生扩张所形成的一个或多个柔软的静脉团的一种慢性疾病。这种静脉团俗称痔核。按其生成部位不同分为内痔、外痔、混合痔三种，中医学一般通称为痔疮。多因湿热内积、久坐久立、饮食辛辣、或临产用力、大便秘结等导致浊气瘀血流注肛门而患病。内痔的临床特征以便血为主；外痔则以坚胀疼痛、有异物感为主征。在患痔过程中，皆因大便燥结，擦破痔核，或用力排便，或负重迸气，使血液瘀注肛门，引起便血或血栓。痔核经常出血，血液日渐亏损，可以导致血虚。如因痔核黏膜破损，感染湿热毒邪，则局部可发生肿痛。痔核日渐增大，堵塞肛门，在排便时可脱于肛外。患痔日久者，因年老体弱，肛门松弛，气虚不能升提，痔核尤易脱出，且不易自行回复。

方1 无花果汤

配方：无花果10～20颗（如无果，用根叶亦可）。

制用法：将上药加水2 000毫升放在沙锅内煎汤。于晚上睡前30分钟，熏洗肛门1次，连续7次为1个疗程。未愈，可再继续1个疗程即愈。

功效：主治痔疮。

备注

用本法时，须禁用酒类、酸、辣等刺激物，以免降低药效。

方2 蒸马齿苋猪大肠

配方：马齿苋100克，猪大肠1截（15厘米长）。

制用法：先将两物洗净，然后将马齿苋切碎装入大肠内，两头扎好，放锅内蒸熟。每日晚饭前一次吃完，连续服用。

功效：清热解毒，润肠止血。

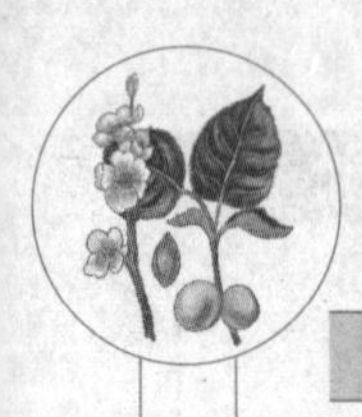

备 注

无马齿苋，可用花椒120克代替。

方3 鲜案板草汤

配方：鲜案板草2 000克，干品500克。

制用法：上药为1次药量，加水煎开10分钟后倒入盆中，待温时，坐浴30分钟，再将药渣敷于患处30分钟，每日3次，4日为1个疗程。

功效：主治外痔。

方4 硝黄桃红汤

配方：大黄、桃仁、黄连、夏枯草各30克，红花、芒硝各20克。

制用法：将前5味药煎水去渣。加芒硝入煎液中拌匀。先用蒸汽熏洗肛门2～3分钟，待药液不烫时，坐入其内20～30分钟，每日1～2次。

功效：治疗血栓性外痔，一般1～2剂即可见效，2～3日痊愈。

方5 金银花大黄汤

配方：金银花、红花、黄芩各30克，大黄、芒硝各60克。

制用法：上药加水浸泡10～15分钟，煮沸25分钟，去渣，药液倒入盆中。先熏洗肛门，药液稍冷后坐浴。每日1剂，熏洗2次。

功效：用于治疗外痔肿痛、内痔外脱及肛门水肿。

方6 鲜藕红糖僵蚕饮

配方：鲜藕500克，红糖50克，僵蚕7个。

制用法：洗净切片，三者共煮，连汤食用。

功效：用于治疗痔疮。

方7 鲫鱼韭菜

配方：鲫鱼1条，韭菜200克。

制用法：用水煮熟吃。

功效：用于治疗内外痔。

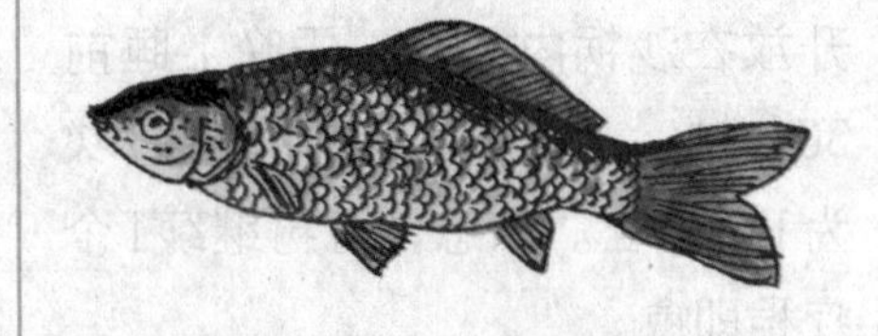

鲫鱼

方8 炖绿豆猪大肠

配方：绿豆200克，猪大肠1

节。

制用法：将绿豆放入猪大肠内，两头扎紧，炖熟吃。

功效：用于治疗内外痔。

方9 金针菜红糖

配方：金针菜、红糖各100克。

制用法：用水1碗煮熟吃。

功效：用于治疗内外痔。

方10 生地苦参汤

配方：生地黄、苦参各30克，生大黄、槐花各9克。

制用法：水煎服。

功效：用于治疗痔核出血。

方11 香菜汤熏洗

配方：香菜250克。

制用法：洗净香菜，用水煎，趁热水熏洗患处。

功效：用于治疗痔疮。

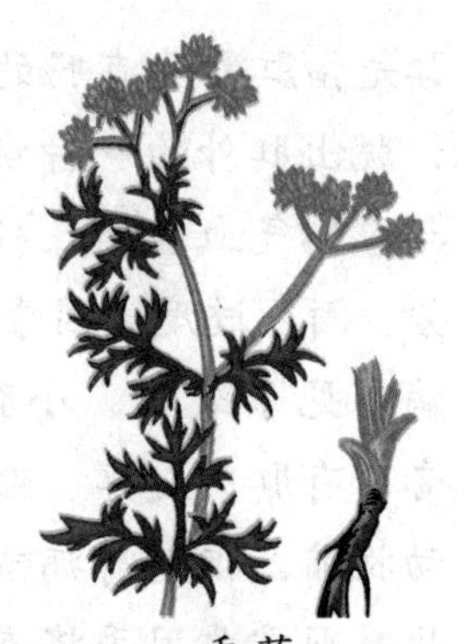
香菜

方12 蚯蚓蝌蚪散

配方：蚯蚓、蝌蚪各等份。

制用法：用瓦焙干，共为细面。每次服1克，每日2次。服药期间，忌鱼、羊肉。

功效：用于治疗内痔、痔核。

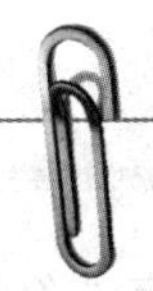

生活宜忌

①多摄取水分及纤维。
②勿蹲马桶太久。
③勿长时间端坐不动。
④勿提重物。

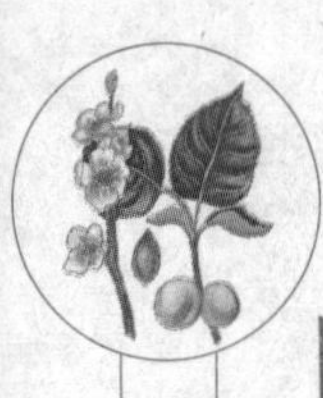

脱肛

脱肛是指肛管和直肠的黏膜层以及整个直肠壁脱落坠出，向远端移位，脱出肛外的一种疾病。西医又称脱肛为直肠脱垂。脱肛发病原因与人体气血虚弱，机体的新陈代谢功能减弱，自身免疫力降低、疲劳、酒色过度等因素有关。

本病多见于老人、小孩儿、久病体虚者和多产妇女。发病之初，患者可有肛门发痒、红肿、坠胀等表现，排便后脱出的黏膜尚能够自动收缩，但随着病情的加深，患者可能出现大便脓血、脱肛不收，此时则需要用手将直肠托回肛门，甚至严重的咳嗽、打喷嚏均可引起直肠再次脱出。脱出的黏膜、肠壁如不能及时收缩，时日一久就可引起肛门发炎、红肿、糜烂、溃疡，直到最后变成绞窄坏死。因此在病变中，若脱出部分摩擦损破，感受邪毒，酿湿生热，出现湿热之症，治疗则当先清利湿热。

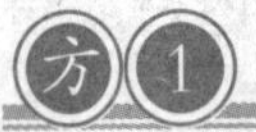

绿豆糯米肠

配方：猪大肠300克，绿豆100克，糯米50克。

制用法：先将大肠洗净，绿豆和糯米用水泡半小时，然后把绿豆与糯米塞入大肠内，并加少量水，肠两端用线扎紧，肠壁用针刺几下，然后放入砂锅中加水煮2个小时，即可服食。

功效：清热解毒，润肠通便。

备注

用于治疗小儿脱肛初发，便秘难下，口干多饮者。

炒田螺

配方：田螺1 000克，红酒50毫升。

制用法：洗净的田螺用剪刀把尖部剪去，净锅烧热后放油，下田螺翻炒，炒至螺口上的盖子脱落，放入酒、葱姜同炒，加盐、酱油、水焖10分钟，加胡椒粉翻匀出锅即可。佐餐食用。

功效：除湿解毒，清热利水。

备 注

用于治疗小儿脱肛。

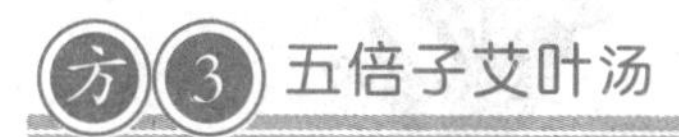

方3 五倍子艾叶汤

配方：五倍子、艾叶各15克。

制用法：加水煎汤，先熏后洗肛门患处。

功效：用于治疗脱肛。

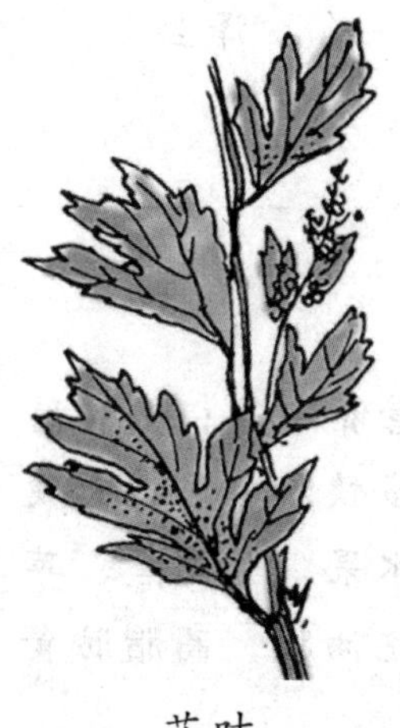

艾叶

方4 猪肝散

配方：猪肝250克，黄连3克，阿胶珠、川芎、艾叶各6克，乌梅12克。

制用法：把猪肝放入锅内焙干，与上药共研末，每服3克，每日3次。

功效：养血厚肠，收敛固涩。用于治疗痢久肛脱不收。

方5 鳖头冰片散

配方：鳖头(干透)30克，冰片4克。

制用法：将鳖头烧灰存性，再与冰片合研成细末，嘱患者大便后用温开水洗肛门，左侧向卧位由其家属将药末撒上，再右侧向同样撒药，然后轻轻托入。

功效：用于治疗脱肛。

方6 茄子根苦参汤

配方：茄子根、苦参各60克。

制用法：加水煎，熏洗患处。每日2次。

功效：用于治疗脱肛。

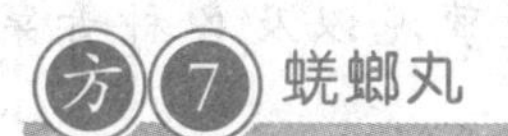

方7 蜣螂丸

配方：蜣螂7枚，新牛粪25克，肥羊肉50克。

制用法：将蜣螂翅足除去，炙成末，将羊肉炒香备用，混合制成膏，做成莲子大小的丸子。

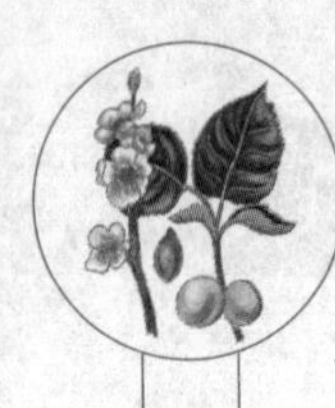

炙热后用新棉薄裹。服后半天少吃饭，虫便随大便排出，3～5年不会发。

功效：用于治疗肛门痒出脓血。有虫傍生孔窍内。

方8 香菜汤

配方：香菜、香菜籽、米醋各适量。

制用法：用香菜煮汤熏洗患部；同时用醋煮香菜籽，用布包后趁热覆盖患部。

功效：消肿化瘀。用于治疗痔疮肿痛、肛门脱垂。

方9 泽兰叶汤

配方：泽兰叶30克。

制用法：将泽兰叶水煎，乘热熏洗1～2次。

功效：用于治疗小儿脱肛。

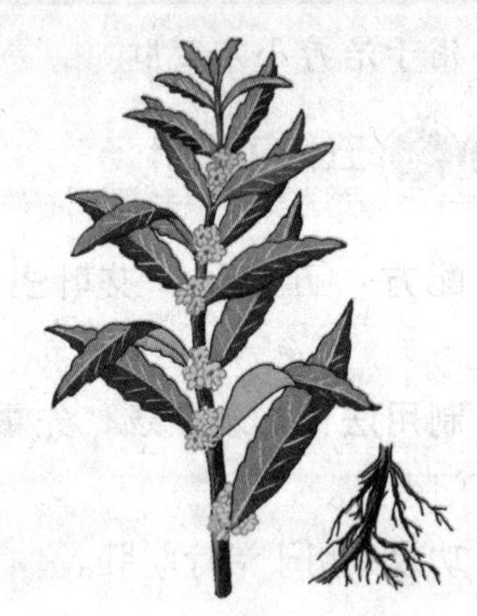

泽兰

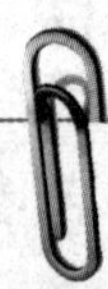

生活宜忌

①多食新鲜蔬菜水果，饮食营养丰富；多食酵母、粗粮及脂肪含量高的食物，多饮水，保持大便通畅；久泻者宜食含纤维素少的水果，如香蕉、苹果、菠萝泥以及各种青菜泥，少吃油腻、高脂肪食物。

②忌辣椒、蒜、花椒、烈性酒等刺激性食物；忌肥甘厚味的食物，如肥肉、多油汤类、糯米饭、糍粑等黏滞难消化食物；久泻者忌蜂蜜、葱、蒜、豆类、土豆、萝卜、芹菜、韭菜等质粗通便食物。

③忌烟、酒，保持良好的生活习惯。

肛裂

肛裂是一种肛管齿线以下皮肤全层皲裂的疾患。此病多发于肛管后方正中线上。由于肛管解剖上的特点，此处皮肤在排便时因肛管扩张极易受创伤而造成全层撕裂。若齿线邻近发生慢性炎症，因纤维化而失去弹性更易受损。撕裂创面常因继发感染而形成溃疡，创面较平硬，灰白色，溃疡下端呈一袋状皮赘，酷似外痔，俗称“哨兵痔”。且伴有后肛门疼痛的特征。患者因惧怕疼痛不敢排便，使粪便在肠腔积存过久，变干变硬，下次排便时疼痛更加剧烈，如此形成恶性循环，患者极为痛苦，严重影响工作和学习。

方1 椿根白皮汤

配方：椿根白皮、红糖各30克。

制用法：将椿根白皮煎2次，早晚各服1次，服用时放红糖拌匀冲服即可。如果肛裂严重，可放10厘米长的猪或羊带肛门部分的大肠头放锅内和药一起煎。

功效：治肛裂。

方2 斑蛞蝓红糖

配方：斑蛞蝓2个，红糖少许。

制用法：取粗大斑蛞蝓2个，撒红糖少许，待斑蛞蝓化成水后，涂患处，可止血。用2～3日。

功效：治愈肛裂出血。

方3 无花果叶汤

配方：无花果叶。

制用法：水煎，每日3～5次洗患处，或浸毛巾湿敷。

功效：本方治肛裂疗效佳。

方4 热大蒜

配方：大蒜若干头。

制用法：大蒜埋入炭灰烧软后，纱布包，挟肛门，每日换

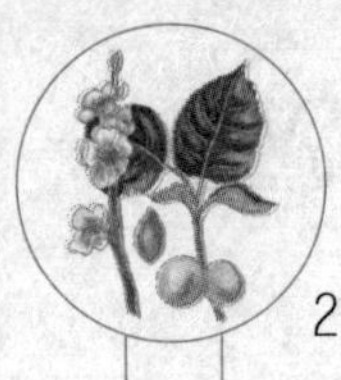

2～3次。

功效：轻微肛裂用本方1周，可根治。

方5 熟石膏辰砂散

配方：熟石膏15克，辰砂1克，甘草、玄明粉各5克，腰黄0.5克，梅片1克。

制用法：共研细末，过筛装瓶备用。用香油或凡士林调糊状涂患处，每日2次或3次。

功效：用于治疗肛裂。

方6 忍冬藤银翘汤

配方：忍冬藤9克，连翘12克，天门冬、麦门冬、生地黄各9克，黄连5克，灯心3克，莲心5克，绿豆30克，玄参9克，生山栀9克，生甘草 5克。

制用法：先泡后煎，每剂煎2次，取2次药液混合，再浓缩成100毫升，备用。每日服2～3次，每次服30毫升。

功效：用于治疗肛裂。

方7 白芨蜂蜜膏

配方：白芨150克，蜂蜜40克。

制用法：将白芨入锅，加水适量，煮沸至汁稠，除去白芨，用文火将药汁浓缩至糊状，离火，与煮沸的蜂蜜混合均匀，冷后入瓶制成白芨膏便后涂患处，敷料固定，每日1次。

功效：用于治疗肛裂。

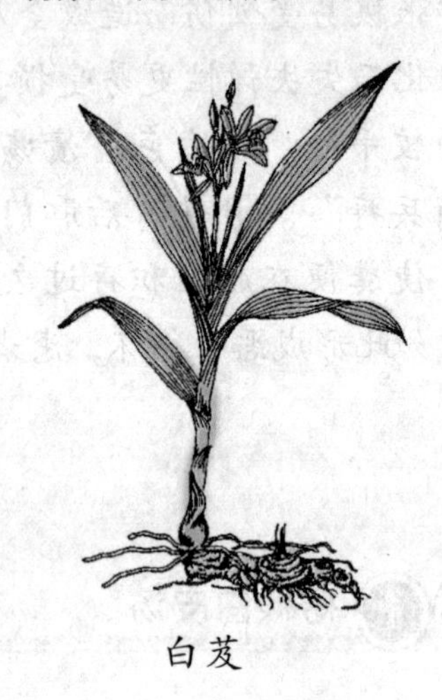

白芨

方8 鸡蛋黄油

配方：鸡蛋黄1个。

制用法：将熟蛋黄揉碎用文火加热，取油涂患处，每日1～2次。

功效：用于治疗肛裂，伴有出血，疼痛。

方9 大黄肉桂散

配方：大黄3克，肉桂5克，代赭石2克。

制用法：共研细末，冲服，

日服1剂。

功效：用于治疗肛裂。

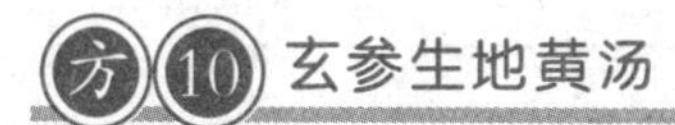

方10 玄参生地黄汤

配方：玄参20克，生地黄15克，麦门冬20克，火麻仁15克，冬瓜仁12克，杏仁6克，枇杷叶（包煎）12克。

制用法：水煎服，每日1剂，饭前服。

功效：增液滋阴，通便泄热。用于治疗粪便干结，肛门裂痛。

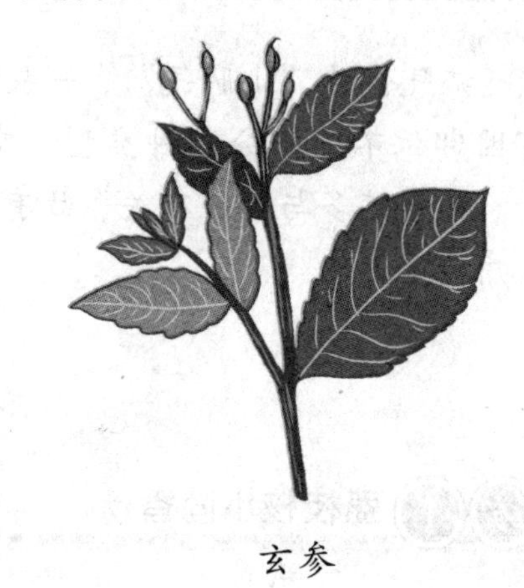

玄参

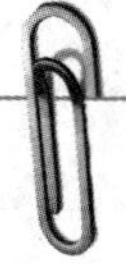

生活宜忌

①长期站立和坐位工作者，提倡做工间操，年老体弱者更应适当活动，包括肛门括约肌的舒缩练习，每日清洗肛门，及时治疗直肠肛管炎性疾患。

②养成良好的饮食习惯，保持大便通畅及肛门周围清洁干燥。习惯性便秘者应多饮水，增加粗纤维性食物，如韭菜、芹菜、粗粮等，也可服适量蜂蜜。必要时可用开塞露、服缓泻剂或通便灌肠。

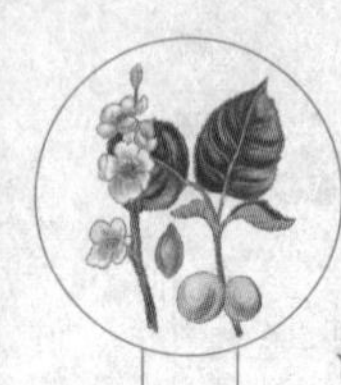

疝气

疝气俗称“小肠气”，一般泛指腔体内容物向外突出的病症。可因部位不同而分多种类型，常见有腹股沟疝、股疝和小儿脐疝等。其发病多与肝经有关，故有“诸疝皆属于肝”之说。本病多以气痛为主症。

方1 荔枝核小茴香汤

配方：荔枝核7个，小茴香、乌药各6克，橘核、海藻、陈皮、川楝、青皮各3克。

制用法：水煎服。每日1剂。

功效：主治男子疝气病。

备　注

本方是广西北海传染病医院原老中医段济世经验方。

方2 治寒疝验方

配方：大黄、制附子、香橼各6克，细辛3克。

制用法：水煎服。每日1剂，分2次服。

功效：用于治疗寒疝偏痛、脉弦紧者。

备　注

本方是江苏名老中医曹向平收集的经验良方。

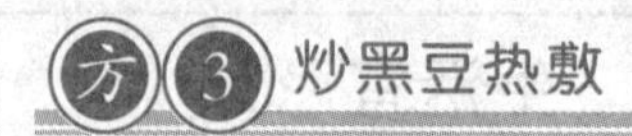

方3 炒黑豆热敷

配方：黑豆约5～6大碗。

制用法：将黑豆分为2等份，用清水洗净，其中1份趁湿置于锅中，小火翻炒，时时洒以清水，片刻后，锅中即蒸汽飞腾。立刻将炒好的黑豆趁热包扎于黑色布中，马上给患者使用，包扎时不可太紧，使黑豆在包中有转动余地。治疗时以日落时候较适当，患者卧于床上(室内不可通风)，脱去下衣覆大被，将热豆布包置于生殖器官之周围，慢慢移动而烫之，如温度降低，应马上再换新炒热之黑豆包，继续加烫，如此反复约10数次，待患者全身出汗，疝疾可好。

功效：用于治疗疝气胀痛。

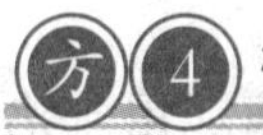

樱桃核散

配方：樱桃核(陈醋炒)60克。

制用法：将樱桃核研为细末，每次服15克，开水送下。

功效：用于治疗疝气。

胡椒散掺膏药贴敷

配方：胡椒10余粒。

制用法：研细，掺膏药上，烘热。贴阴囊上，痛即止，偏缩者贴小半边。

功效：用于治疗寒疝、痛连小腹及睾丸偏缩者。

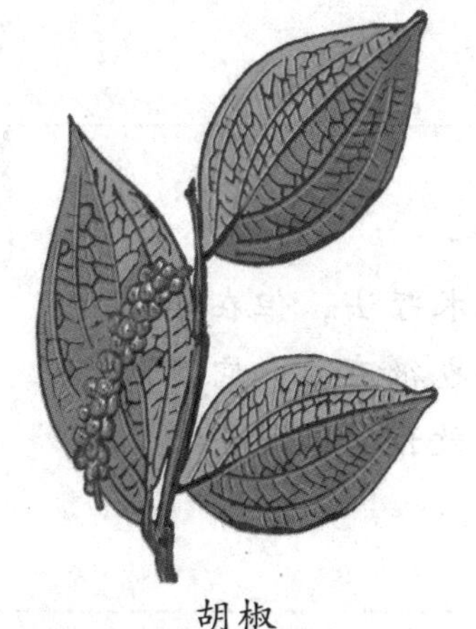

胡椒

方6 荔枝核散

配方：荔枝核15克。

制用法：将荔枝核焙干为末，空腹白糖调服。

功效：温阳散寒。用于治疗疝气疼痛。

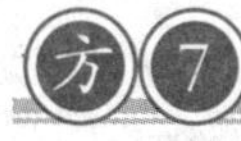

龙眼核散

配方：生龙眼核50克。

制用法：将龙眼核洗净，瓦上焙干为末，每日9克，用黄酒服。

功效：温阳散寒。用于治疗疝气疼痛。

方8 炒食盐加醋

配方：食盐、醋各适量。

制用法：食盐一撮，炒热。醋调涂脐中，上以艾绒搓成黄豆大，燃火灸之。

功效：散寒，止痛。用于治疗小儿疝气。

方9 小茴香炒鸡蛋

配方：小茴香25克，鸡蛋2个，食盐、黄酒各适量。

制用法：小茴香加食盐炒至焦黄色，研末，然后以鸡蛋拌和煎炒。每晚睡前与温黄酒同食，每日1剂，连吃4剂为1个疗程，数日后再服用。

功效：顺气，消肿。用于治疗小肠疝气。

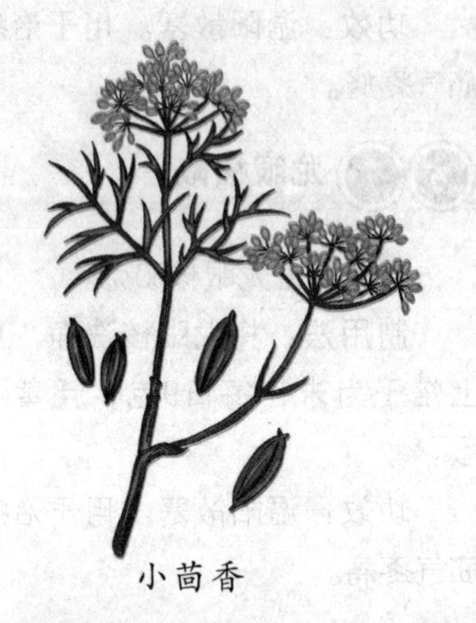
小茴香

方 10 茄蒂汁

配方：青茄蒂适量。

制用法：将茄蒂煎成浓汁。2岁每次用茄蒂4个；3岁用5个；8岁用7个，服后再饮白糖水1～2杯。见效后继续服用2次，可痊愈。

功效：理气，止痛。用于治疗小儿疝气。

方 11 猪肉茴香丸子

配方：瘦猪肉200克，小茴香15克。

制用法：将肉剁如泥，小茴香研为末，撒在肉上，抓匀，制成肉丸子，加水煮熟。黄酒送服。

功效：顺气，消肿。用于治疗小儿疝气致阴囊肿大。

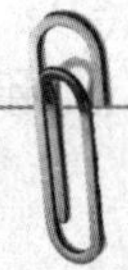

生活宜忌

大多数患者则应考虑手术疗法，但在接受手术疗法之前及时使用疝带也很有益，它能阻止病情进一步发展，并可有效预防疝气嵌顿、肠梗阻等急危并发症的发生。

疮疡

疮疡是一切体表浅显的外科及皮肤疾患的总称，包括所有肿疡和溃疡，如痈疽、疔疮、疖肿、流注、瘰疬等，临床颇为常见。多由毒邪内侵，邪热灼血，以致气血壅滞而成。患者除患处皮色肿硬、痒痛难忍脓肿流水外，且多有烦躁不安、焦渴、便闭、精神不振等表现。若不及时治疗，可诱发其他疾病，甚者可能导致皮肤癌，对生命构成威胁。

方1 圣愈汤

配方：川芎、当归、生地黄、熟地黄、人参、黄芪各10克。

制用法：上药1剂，水2盅，煎至1盅，食后服。

功效：用于治疗痈疮出血。

方2 痈疔百效丸

配方：巴豆、大黄、雄黄各等份。

制用法：先将巴豆榨去油，合研加入适量醋糊丸，如赤豆大。每段2～8丸，服用5个小时后即泻，经泻四五次后服用冷开水一碗泻即止。

功效：对于治疗痈疔初起确有效果。

备注

本方是民间古传验方。张太雷常用。

方3 竹叶黄芪汤

配方：淡竹叶、黄芪、人参、麦门冬、生地黄、川芎、当归、芍药、黄芩、石膏、半夏、甘草各5克。

制用法：上药1剂，水2盅，煎至1盅，食后服。

功效：用于治疗各种疮肿。

方4 黄连当归汤

配方：黄连、当归、芍药、

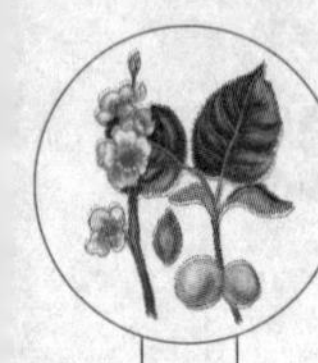

槟榔、木香、黄芩、大黄各10克。

制用法：上药1剂，生姜3片，煎至1盅，食后服。

功效：用于治疗痈疮皮色肿硬。

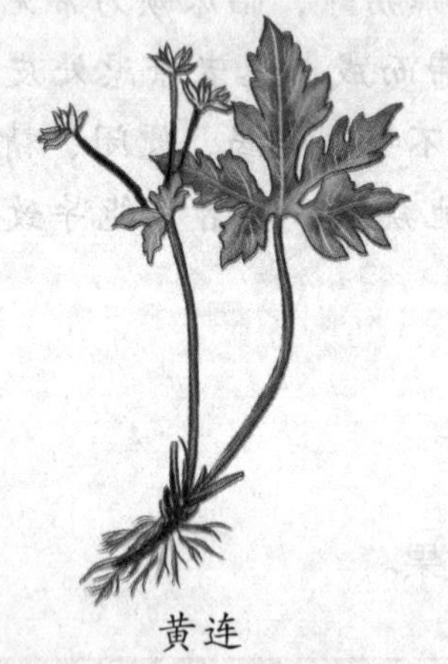

黄连

方5 黄芪人参茯苓汤

配方：黄芪、人参、茯苓、麦门冬、川芎、当归、白芍药、熟地黄、官桂、远志、炙甘草各5克。

制用法：上药1剂，水2盅，生姜3片，大枣1枚，煎至1盅，食后服。

功效：用于治疗疮肿、发背。

方6 贯众川芎汤

配方：贯众、川芎、茵陈、地骨皮、荆芥、独活、防风、萹蓄、甘草各10克，当归15克。

制用法：上为细末，水3碗，煎3沸，去滓，通手洗之。

功效：用于治疗疮肿。

方7 轻粉白矾硫黄散

配方：轻粉、白矾、硫黄各等份。

制用法：上为细末，用酥油调，临睡涂3次。

功效：用于治疗疮肿。

方8 久疮膏

配方：当归、防风各30克，黄芪、芍药、白芷各15克，乳香0.3克，黄丹15克，黄蜡30克。

制用法：上药前6味以油120毫升煎之，候色变去滓，先入黄丹后入黄蜡收之，瓷器贮盛，摊贴患处。

功效：用于治疗疮疡溃久不敛。

方9 凤仙膏

配方：凤仙花全株25克。

制用法：捣烂，涂患处，每日1换。

功效：用于治疗疮疡久不收口。

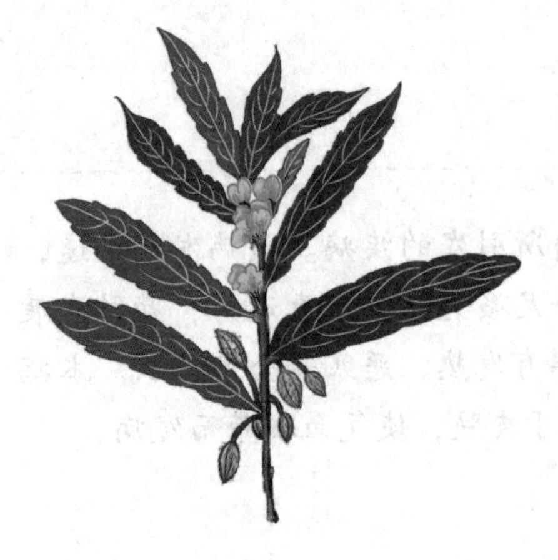

凤仙

方10 羌活散

配方：羌活、独活、明矾、白藓皮、硫黄、狼毒各50克，轻粉12.5克，白附子、黄丹、蛇床子各25克。

制用法：上为细末，油调成膏，搽之。

功效：用于治疗疮流黄水。

方11 大黄当归汤

配方：大黄15克，当归10克，栝楼根、皂角刺、牡蛎、朴硝、连翘各7.5克，金银花、赤芍药、黄芩各5克

制用法：上药1剂，水酒各1盅，煎至1盅，食后服。

功效：用于治疗疮肿作脓。

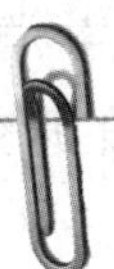

生活宜忌

①避免各种不良的机械性、物理性刺激，如过度日晒或用过冷过热的水清洗；避免搔抓、摩擦及用热水烫洗等方法来止痒。

②避免饮酒、喝浓茶及食用辛辣食品。

③不乱用外用药，不吃海鲜等刺激性食物。

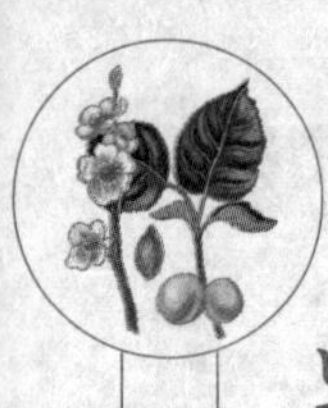

疔疮

疔疮是一种由金黄色葡萄球菌所引发的疾病。该病发病迅速，身体各部都可发生，尤以颜面和手足多见。临床表现为，疖肿发展迅速，疮形如栗，坚硬如钉，常伴有发热、恶寒等全身症状。本病多因外感疫毒、内蕴内毒，毒疫积于皮肤，使气血凝滞而发病。

方1 金蝎膏药

配方：男子头发两团，蜈蚣20条，金蝎30只，蛇蜕9条，麻油1 500毫升，黄丹1 000克，马前子、赤芍、生地、没药、乳香、白芷、红花、当归、黄柏各31克，蝉蜕6克。

制用法：将上药用麻油浸泡，然后煮。煮好后过滤再者之后，加入黄丹调匀，冷却将膏药摊于布上或油纸上贴患处。

功效：对疮疗有很好的治疗效果。

备 注

本方是桂林市人民医院蔡任洪医师家传秘方。

方2 生南星生附子散

配方：生南星、生附子各等份。

制用法：上药等量研细末，用香油搅拌敷在患处。

功效：本方有解毒消肿作用，对各种疔毒有较好的疗效。

方3 巴豆斑蝥丸

配方：巴豆、斑蝥各1个，胡椒7个，大枣1枚，葱白3片，蜂蜜少许。

制用法：将6味共捣如泥，团成2个豆形。分男左女右，一个放入鼻孔，一个放手心，盖被取汗。

功效：用于治疗疔毒恶疮。取出稍迟，恐在鼻孔蒸成毒疱。此方孕妇慎用。

方4 金银紫花汤

配方：金银花、野菊花各12克，蒲公英15克，紫花地丁、紫背天葵子各6克。

制用法：煎15～30分钟，取汁约200毫升。每日服3次，黄酒为引，每日1剂。

功效：用于治疗疔毒、痈疮。

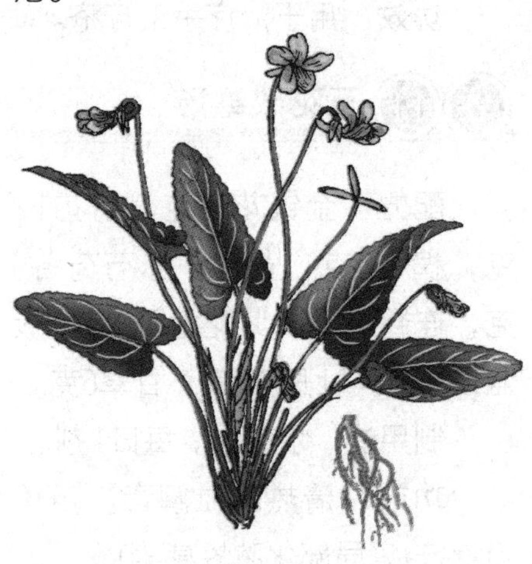

紫花地丁

方5 木飞榕红糖汁

配方：木飞榕鲜叶30～60克，红糖6克。

制用法：共捣烂绞汁顿服，药渣敷患部，每日2次或3次。

功效：清热解毒，活血散瘀，消肿止痛。用于治疗各种疔疮痈毒。

方6 芩连饮

配方：黄芩9克，黄连3克，生山栀、制川大黄、野菊花、草河车各9克，银花、连翘各12克，赤芍药9克，生甘草3克，紫花地丁15克。

制用法：先将上药用水浸泡15分钟，再煎20分钟，每剂煎2次，每日1剂，分2次服。

功效：用于治疗颜面疔疮，头面丹毒等。

方7 二虫散

配方：苍耳虫、青蒿虫各100条，百草霜6克，梅片1克。

制用法：将前2虫捣烂，和入百草霜，放在石灰甏中，吸去水分，使之干燥后研细，再加入梅片研匀。置膏药中贴患处，或敷患处用纱布覆盖，橡皮膏固定。

功效：止痛消散，拔毒提脓。用于治疗疔疮初起、肿痛较剧，或疔毒走黄、肿势散漫者。

方8 荔枝肉雄黄泥

配方：荔枝肉2个，吸铁石0.3克，雄黄1.5克。

制用法：共捣烂，作3个饼，分3次敷患处。

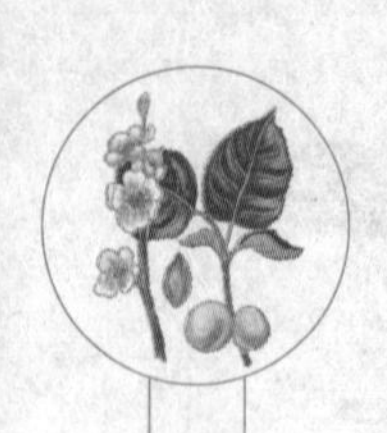

功效：用于治疗疔疮。

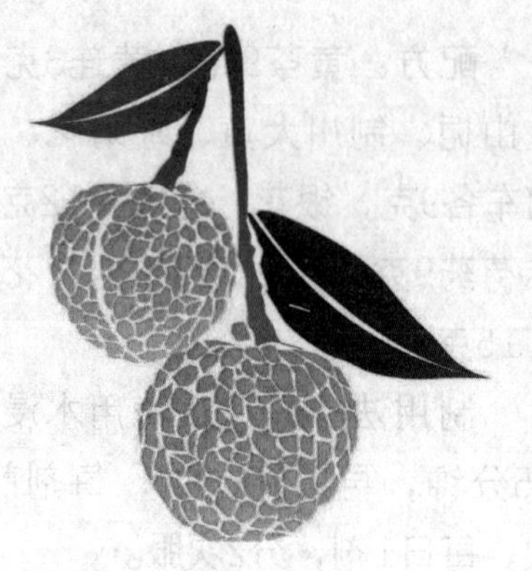

荔枝

 轻粉松香散

配方：轻粉、樟丹各15克，银杏、银朱、桃仁、血竭、乳香、没药各10克，松香25克，蓖麻仁50克，蟾酥、冰片各5克。

制用法：共研细末，锤成膏状，如膏太干可适量加蓖麻油。疔疮初起适量的药膏敷在周围。

功效：用于治疗各种疔疮未化脓者。

 苦胆雄黄散

配方：新鲜猪苦胆1个，雄黄3克，全蝎2只，蜈蚣2条，冰片1克。

制用法：药研末装入猪胆内包患指。

功效：用于治疗手上疔疮。

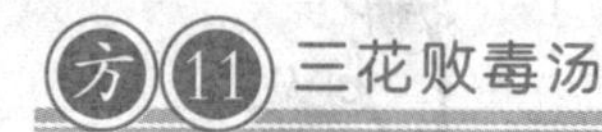 三花败毒汤

配方：金银花30克，菊花12克，槐花6克，黄芩、赤芍药各9克，连翘12克，紫花地丁9克，板蓝根30克，牡丹皮9克，甘草6克。

制用法：水煎服。每日1剂。

功效：清热凉血解毒。用于治疗疔疮(局部化脓性感染)。

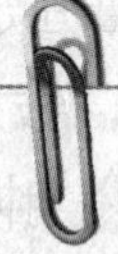

生活宜忌

①生活规律化，避免精神过度紧张。

②注意劳逸结合，避免过度劳累。

③注意个人卫生，勤洗澡，勤换衣服，被褥常洗晒。

④避免接触疔疮患者及其使用物品，若接触后要用肥皂水洗手。

⑤避免不洁性交。

疥疮

疥疮是一种由疮毒细菌传染而引起的疾病。此症初起，形如芥子之粒，故名疥疮。大多是因个人卫生不良，或接触疥疮之人而被传染，也有的是因风、湿、热、虫郁于肌肤而引起。一般是由手指或手丫处发生，逐渐蔓延到全身，只有头面不易波及，其搔痒过度，会使皮肤破裂，流出血水，结成干痂，其中有虫，日久化脓，又痛又痒，难过至极。内服可吃清热、凉血、散风、解毒的食物，外治也应同时实行。

方1 花椒雄黄水泡脚

配方：花椒15克，雄黄30克，胡萝卜1个。

制用法：前2味研末与胡萝卜共捣烂，放入盆中，加入开水1 500毫升，先用棉签醮药液擦洗患处，待药温适宜时浸泡双脚。每日2次，每次40分钟，连用3~5日。

功效：杀虫解毒。用于治疗疥疮。

方2 苦参花椒水泡脚

配方：苦参30克,花椒10克。

制用法：将上药加清水适量，煎煮30分钟，去渣取汁，与2 000毫升开水一起倒入浴盆中，先熏蒸擦洗患处，待温度适宜时洗浴。每日早、晚各1次，每次熏洗40分钟，连用3~5日。

功效：用于治疗疥疮。

方3 杏仁大枫膏

配方：杏仁、大枫子各49个，枯矾、樟脑、轻粉各9克，柏油烛90克，蛇床子9克。

制用法：研末涂之。

功效：用于治疗疥疮。

方4 大腹子硫黄散

配方：大腹子15克，硫黄120克。

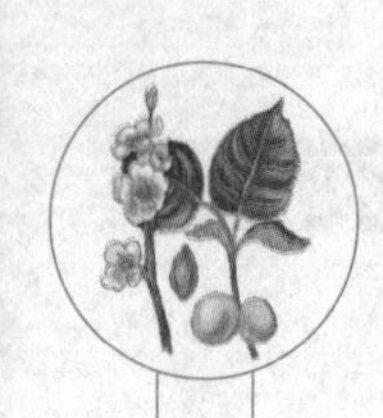

制用法：研末，油调搽患处。

功效：用于治疗疥疮。

方5 苦参散

配方：苦参、槟榔各等份。

制用法：研末油调搽患处。

功效：用于治疗脓疥湿热疮疡。

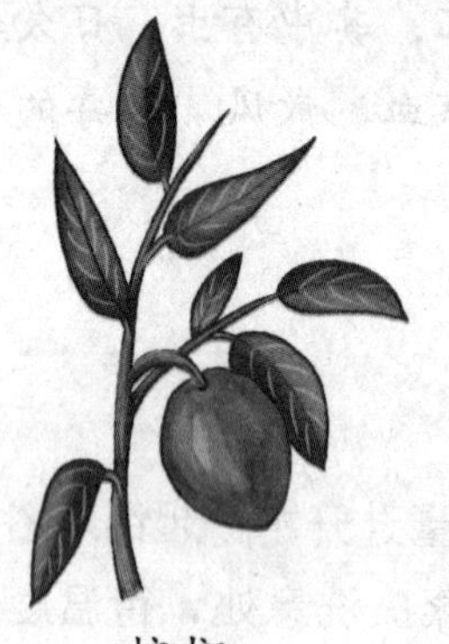

槟榔

方6 二黄三仙丹

配方：雄黄、硫黄、三仙丹各25克。

制用法：研成粉末，用布包起来，沾樟脑油擦在患处，3日后，即可全好；有脓的疥疮，擦过5日，也可消除。

功效：用于治疗疥疮。

方7 白矾茱萸散

配方：白矾、白芷、吴茱萸、硫黄、川椒各等份。

制用法：研末涂之。

功效：用于治疗疥癣。

方8 荆芥地黄膏

配方：荆芥末、生地黄各适量。

制用法：研末调为丸茶酒送下。

功效：用于治疗疥疮。

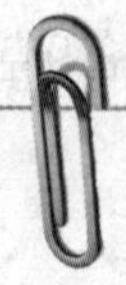

生活宜忌

①避免劳累、久站负重。

②多吃水果蔬菜，保持大便通畅。

③少食辛辣刺激之物，忌烟酒。

④平时可常做提肛锻炼。

慢性阑尾炎

阑尾炎是一种常见的腹部疾病，可分为急性和慢性两种。慢性阑尾炎经常腹部发生剧痛，脐之右侧，其痛更厉害，用手按之，病人攒眉呼痛，几乎跳起来，如吃得太多，往往会引起阑尾的疼痛。有的患者由于畏惧开刀，有的因时间上不许可或不方便，也有人主张阑尾自有其用途，所以都采用药服，既能治好病痛，又免受开刀之苦。

方1 三黄栀子汤

配方：金银花31克，黄连、黄芩、黄柏各25克，栀子、川芎、连翘各19克，大黄13克，当归6克。

制用法：用适量水煎取一碗，分4次服，每隔4小时服用1次。

功效：本方配合针灸阑兰穴，对阑尾炎有神奇疗效。

备注

本方是广西资源县医学卫生科学研究所老中医齐德生经验良方。

方2 千里光白花蛇汤

配方：千里光、白花蛇舌草、鬼针草、败酱草各15克，鲜黄蜀葵根适量。

制用法：水煎。每日1剂，分2次服，连服数剂。鲜黄蜀葵根捣烂敷患处。

功效：主治化脓性阑尾炎。

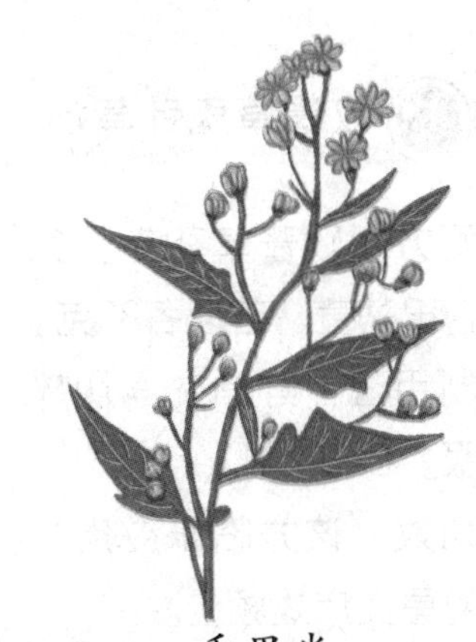

千里光

方3 红花蛇汤

配方：白花蛇舌草、红藤各

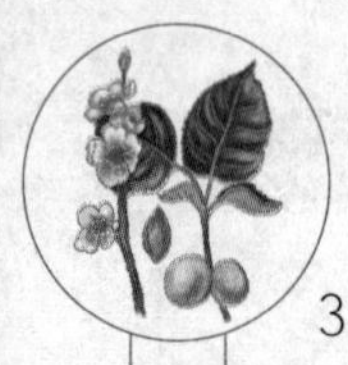

31克。

制用法：煎水兑酒少量服。每日1剂，每天2次。

功效：主治急、慢性阑尾炎。

备 注

本方是江西彭泽县老中医贵铭常经验良方。

方4 大黄芒硝汤

配方：大黄、牡丹皮各10克，桃仁6克，芒硝16克，葵花子、薏苡仁、延胡索各9克。

制用法：水煎服。每日1剂，早、晚各煎服1次。

功效：用于治疗慢性阑尾炎。

方5 败酱草鬼针草汤

配方：败酱草30克，鬼针草60克，田基黄、苦职各30克。

制用法：鲜品洗净切碎，开水炖服。每日1剂。

功效：该方临床应用中，对慢性阑尾炎疗效颇佳。

方6 白红草汤

配方：白毛夏枯草、红藤各30克，枳壳、木香各15克。

制用法：水煎服。每日1剂。

功效：用于治疗慢性阑尾炎。

方7 香附栀子汤

配方：香附15克，栀子、枳实、桃仁、麦芽、山楂、木香、鸡内金各10克，远志、神曲、枳壳、甘草各5克。

制用法：水煎服。每日1剂。

功效：用于治疗慢性阑尾炎。

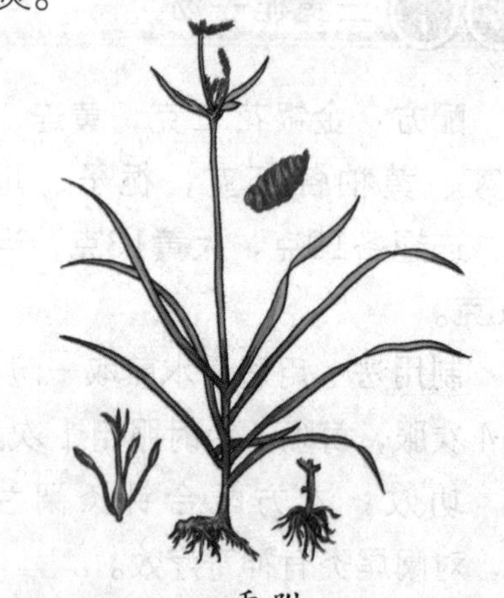

香附

方8 大田螺糊外敷

配方：大田螺30个。

制用法：将肉捣烂用荞麦粉拌和，再捣之，摊于布上,贴敷于阑尾部位。

功效：用于治疗慢性阑尾炎。

方9 凤仙花汤

配方：凤仙花全草1 000克。

制用法：加水煎。每日1剂，分数次服。

功效：用于治疗慢性阑尾炎。

方10 石膏薏苡仁汤

配方：生石膏（先煎）、薏苡仁、蒲公英、金银花各25克，大黄、败酱草、牡丹皮、桃仁各15克，玄胡、川楝子各12克。

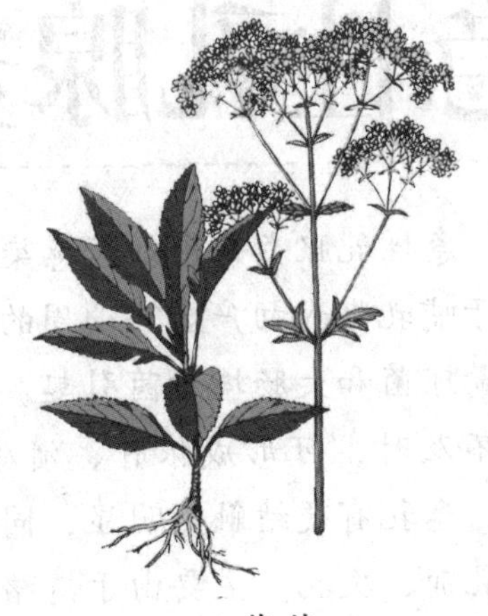

败酱草

制用法：水煎服。每日1剂。

功效：用于治疗慢性阑尾炎。

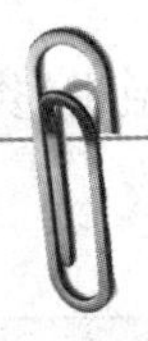

生活宜忌

①预防感染，驱除肠道寄生虫，清除机体感染病灶。

②避免饮食不节和进食后剧烈运动。

③养成规律的排便习惯。

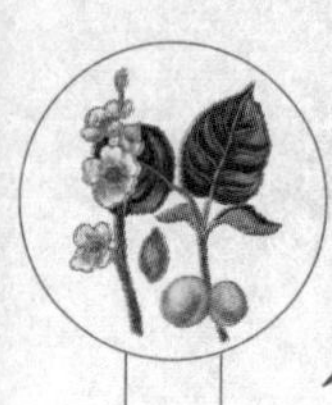

急性乳腺炎

急性乳腺炎是由细菌感染引起的乳腺组织急性化脓性病变，多见于哺乳期和初产后3～4周的妇女，由致病菌金黄色葡萄球菌、白葡萄球菌和大肠埃希菌引起。病初仅表现为乳房部红肿热痛，如处理不及时，可形成脓肿、溃破或瘘管。常伴有皮肤灼热，畏寒发热，患乳有硬结触痛明显，同侧腋窝淋巴结肿大等症状。中医学谓之乳痈、吹乳。主要由于情绪不畅、肝气不舒导致经络阻塞、气血瘀滞而发病。

方1 神效二皮汤

配方：陈皮16克，青皮9克，甘草6克。

制用法：水煎2次，每日1剂，分3次服。

功效：用于治疗乳腺炎。

备　注

本方是安徽巢湖市中医院杨陆三经验良方。

方2 生半夏白芷散

配方：生半夏3克，白芷、北细辛各0.6克。

制用法：上药共研末，分次以药棉裹塞鼻孔（与患侧交叉）。

功效：用于治疗乳腺炎初起，红肿疼痛。

备　注

本方是长沙坪塘卫生院原老中医杨炳南家传经验良方。

方3 生半夏散

配方：生半夏适量。

制用法：生半夏晒干，研成细末，入瓶备用。以药棉包裹生半夏粉0.5克，塞患乳对侧鼻孔。

功效：用于治疗急性乳腺炎。

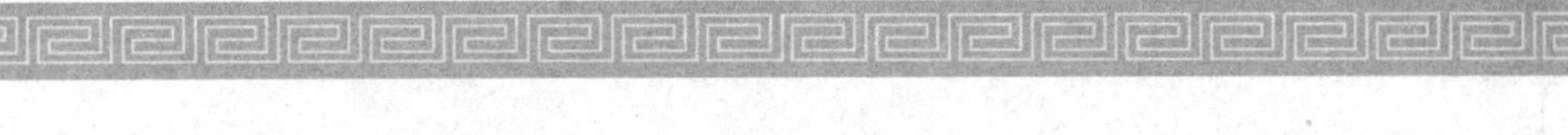

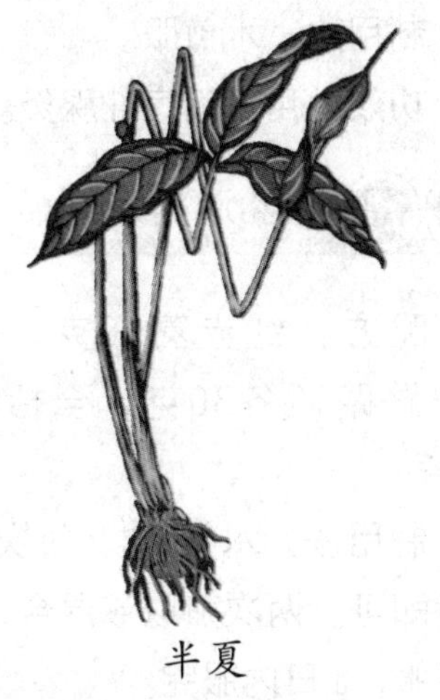

半夏

方4 仙人掌泥外敷

配方：鲜仙人掌60～100克，白矾5～10克。

制用法：将仙人掌用火炭烙去毛刺，捣碎，与白矾细末混匀，加入适量清水调呈泥状，敷贴患处，用纱布包好固定。每日更换1次。

功效：用于治疗急性乳腺炎。

方5 蒲公英金银花汤

配方：蒲公英、金银花、全栝楼各25克，连翘、柴胡各15克，青皮、陈皮、王不留行、黄芩各10克，路路通12克，恶露未尽加益母草25克。

制用法：水煎服。每日1剂，分早、晚2次服。

功效：用于治疗急性乳腺炎。

方6 野葡萄根泥外敷

配方：新鲜野葡萄根适量。

制用法：将新鲜野葡萄根之内皮切碎，捣烂，加入适量食醋拌匀，外敷于患处，每日2次。

功效：用于治疗急性乳腺炎。

方7 桃仁朴硝膏

配方：桃仁30克，青黛15克，朴硝20克，蜂蜜适量。

制用法：将前3药放入蒜臼或粗瓷碗中，以木杵捣烂，再入蜂蜜同捣，成为稀膏状待用。将乳痈外消膏摊于比红肿范围稍大的纱布上，贴在患部，外以橡皮膏固定，每1～2日换1次，连续5次为1个疗程。

功效：用于治疗乳痈。

方8 栝楼公英汤

配方：全栝楼、蒲公英各25克，金银花、连翘、甲珠各10克，牡丹皮、当归尾、白芷各7克，甘草3克。

制用法：水煎服。每日1剂。

功效：清热解毒，散结消痈。用于治疗乳痈初起未成脓者。

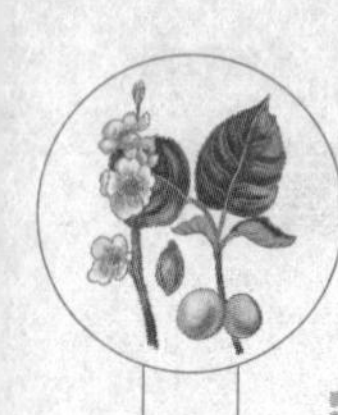

方9 栝楼通乳汤

配方：羌活20克，独活、葛根、柴胡各10克，姜炭6克，全栝楼60克，漏芦、鹿角霜各30克，路路通、川芎、丝瓜络、桃仁、红花各10克。

制用法：水煎服。每日1剂。

功效：解表散热，舒肝和胃，通乳散结。用于治疗乳痈。

方10 牛蒡青皮汤

配方：青皮20克，牛蒡子30克。

制用法：水煎服。

功效：用于治疗乳腺炎。

方11 健乳消痈汤

配方：红赤葛50克，蒲公英、路路通各30克，全栝楼20克。

制用法：水煎2次，每次沸半小时即可。两次煎取液混合，分4次温服，1日内服完。

功效：疏肝清热，解毒消痈。用于治疗乳痈，症见乳汁不通，乳房肿胀痛，寒热往来。

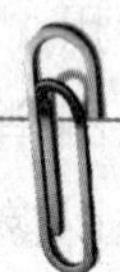

生活宜忌

①乳腺炎患病初期，患者可用冰袋局部冰敷，但要避免冻伤皮肤，持续3～4小时后，去掉冰袋，待皮肤复温后再重复冷敷，至乳房炎性肿块压痛消失为止。

②乳房感染后，应停止哺乳。为了防止乳液淤积，可用吸奶器吸出，或用手按摩，不可旋转挤压或用力挤压。也可令成人吸去淤奶弃之，热敷后再按摩效果更好。

③平时应注意乳房清洁，勤换内衣。

④保持心情愉快，饮食宜清淡，忌辛辣；积极配合医生治疗，促进疾患早愈。

颈淋巴结核

颈淋巴结核是发生于颈部由结核杆菌感染所引起的淋巴结慢性炎症。该症常累及多个淋巴结，出现于颈部一侧或两侧，颌下或胸锁乳突肌的前后缘和肌肉深面是好发部位。临床表现，初期淋巴结肿大，变硬，可孤立活动。随着病程进展，病变淋巴结肿大，与周围组织粘连或相互粘连成串成团。后期亦可坏死，形成脓肿，或破溃成慢性溃疡或窦道，流出干酪样稀薄脓液。肿大、破溃的淋巴结一般不红不痛，故又称寒性脓肿。本病多见于壮年。中医学称为“瘰疬”，俗称“鼠疮”。常因肺肾阴虚、气血两亏、肝气郁滞、痰热互结而起病。

方1 颈淋巴结验效方

配方：壁虎子数十条。

制用法：用真菜油或麻油500毫升置于锅内，壁虎子投入，以炭火熬煎，至壁虎化尽为度，再将油露3～5夜，退去火性，每日用此油搽患部3次。

功效：对男女颈淋巴结核有特效。

备　注

本方是山东孟崮鲍济民家传验方。

方2 猫眼草膏

配方：猫眼草5 000克。

制用法：熬为膏敷患处。

功效：用于治疗破溃型颈淋巴结核。

方3 夏枯草连翘汤

配方：夏枯草、昆布、海藻、连翘各100克，甘草10克。

制用法：水煎。每日2次，饭后服1剂药，可服用5～7日。

功效：用于治疗颈淋巴结核、淋巴结炎、乳腺增生、乳痈

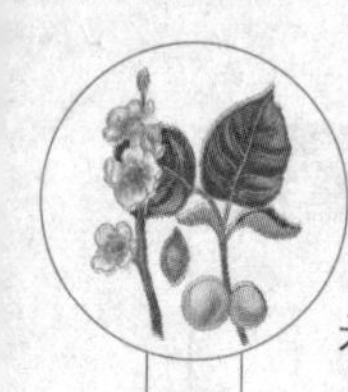

初期。

方4 枯草汤

配方：夏枯草50克。

制用法：每日1剂，水煎或沸水浸泡当茶频服，可加适量白糖。伴破溃不愈、反复发作的，可另用白头翁100克，陈皮10克，水煎服。每日1剂。

功效：用于治疗颈淋巴结核。

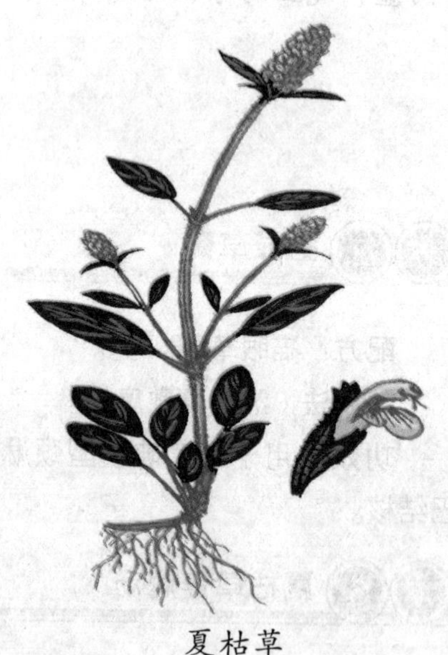

夏枯草

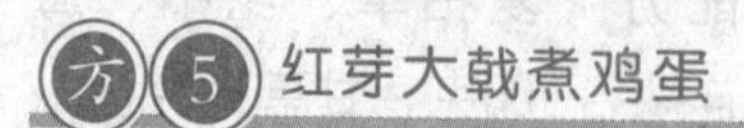

方5 红芽大戟煮鸡蛋

配方：成年人最大量：1次红芽大戟45克，鸡蛋7枚。成年人中等量：1次红芽大戟30克，鸡蛋5枚。10岁以下用量：1次红芽大戟15克，鸡蛋3枚。

制用法：先将蛋洗净，同红芽大戟一道煮，待蛋熟破壳浸药水内。每服1碗，蛋2枚。每日3次，将药水鸡蛋全吃完。

功效：清热解毒，软坚散结。用于治疗颈淋巴结核（瘰疬）。

方6 火石灰桐油膏

配方：火石灰80克，桐油200毫升，石碳100毫升。

制用法：调为膏涂搽患处。

功效：用于治疗化脓性颈淋巴结核。

方7 玄参细毛连丸

配方：玄参150克，细毛连60克，天葵草10克，川贝母8克，连翘10克，黑山栀子、薄荷、桂枝、麦芽、淡昆布各5克，定心草(即雄鼠屎)、瞿麦各10克。

制用法：上药共生晒为末，另以小肉参(即海参)1只煎烂，打和为丸。陈酒送下，每次服6克，每日3次。

功效：化坚消肿敛溃。用于治疗瘰疬(颈淋巴结结核)，症见瘰疬破溃日久，脓水淋漓，骨蒸潮热，形体消瘦，出现虚劳现象者。

方8 蜈蚣蛋全蝎鸡蛋方

配方：蜈蚣去头足1条，全蝎3条，鸡蛋1个。

制用法：上药焙干，共研细末，取鸡蛋开1小孔，纳入药末，搅匀用面团包裹，放草木灰中烧熟食之，每日1次，每次1个，10日为1个疗程。

功效：用于治疗化脓性颈淋巴结核。

方9 泽漆茯苓汤

配方：鲜泽漆40克(干品减半)，土茯苓、黄精各30克，连翘、山楂各15克，枳壳12克，甘草3克。

制用法：诸药纳陶罐内，清水浸泡1小时，煮沸10分钟，取汁200毫升，煎3次，将药液混匀，分3次温服，每日1剂，连服1～2个月，一般可愈，不愈再服。服药期间加强营养。

功效：解毒散结，行气和胃。用于治疗瘰疬(颈淋巴结结核)。

方10 夏枯草玄参汤

配方：夏枯草12克，玄参15克，生地黄、赤芍药、郁金各9克，牡蛎（先煎）18克，苏梗6克，石斛、麦门冬各9克，蒲公英、猫爪草各15克。

制用法：水煎服。每日1剂。

功效：清热，养阴，理气，消肿。用于治疗瘰疬(颈淋巴结结核)，症见颈淋巴结肿硬疼痛、转动不便。

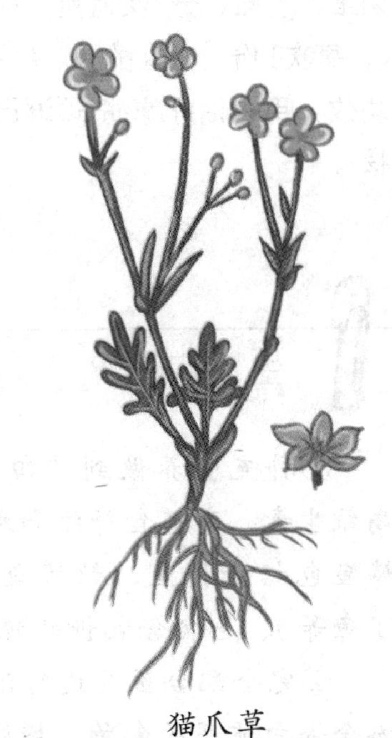

猫爪草

方11 蜈蚣散

配方：蜈蚣、全蝎、白僵蚕、甲珠各30克，浙贝母、牡蛎（先煎）、金银花、伸筋草各50克，黄芪、海藻、夏枯草60克，地龙、白术、玉竹各15克。

制用法：共为细末。每服5～10克，每日2次。

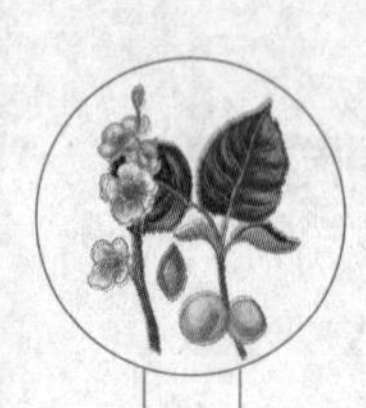

功效：通络散结。用于治疗瘰疬(颈淋巴结结核)。

方12 射干汤

配方：新鲜射干30～50克。

制用法：新鲜射干的根叶，洗净切细，水煎，分3次待用。每日3次，每次1份，小儿酌减。

功效：用于治疗瘰疬(颈淋巴结结核)。

方13 消核汤

配方：猫爪草15克，山慈菇、土茯苓、牡蛎（先煎）、大贝母各10克，金银花30克，连翘20克，蒲公英、紫花地丁各15克，全蝎5克，蜈蚣1条，生甘草10克。

制用法：水煎服。每日1剂。

功效：解毒清热，消核化结。用于治疗颈淋巴结结核初起。

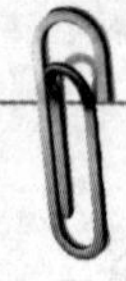

生活宜忌

①补充营养做到“四高四忌”，即高热能、高蛋白、高维生素、高膳食纤维和水，服异烟肼时忌吃无鳞鱼（无鳞鱼包括金枪鱼、鲐鲅鱼、马条鱼、竹荚鱼、鱿鱼、沙丁鱼等）、忌食含乳糖的食品，口服利福平时忌喝牛奶。

②完全配合医生进行治疗，服药期间，注意休息，增添含蛋白质高的食物，增强自身体质。

③要安排好生活起居，早睡早起，不从事重体力劳动，防止过度疲劳，加强营养，多吃新鲜的鱼、肉、鸡蛋、牛奶、水果、蔬菜等，忌吸烟、酗酒、辛辣食品。

④要树立战胜疾病的信心，进行适当的娱乐活动来分散对疾病的注意力，以消除焦虑、忧郁、孤独等不良心理。

附睾炎

附睾炎是常见的男性生殖系统疾病之一。有急性和慢性之分。急性附睾炎多继发于尿道、前列腺或精囊感染；慢性附睾炎常由急性期治疗不彻底而引起。本病中医属于痈范围，临床表现多为突然发病，阴囊内疼痛、坠胀，并伴有发热、恶寒等全身感染症状，疼痛可放射至腹股沟、下腹部及会阴部。

方1 蝉蜕汤

配方：蝉蜕10克，冰片1克。

制用法：将蝉蜕加水300毫升，文火煎10分钟，下火后趁热将冰片捻碎加入药液中，随即熏洗患处注意水温适度，以免烫伤。

功效：用于治疗睾丸炎或附睾炎，鞘膜积液肿胀等。

方2 白茅根汤

配方：白茅根100克，青苔30克，酸浆草50克，苦菜根30克，鸡蛋1个。

制用法：煎汤浸洗患部。

功效：清热祛湿。用于治疗附睾炎。

方3 桑螵蛸散

配方：桑螵蛸30克，大黄、白芷、蟾酥、陈醋各适量。

制用法：研末为糊状外敷。

功效：用于治疗附睾炎。

方4 清睾汤

配方：龙胆草15克，车前仁30克，生地黄20克，柴胡12克，葎草60克，大黄(后下)9克，橘核、枳实各12克，荔枝核(打)15克，五灵脂12克，海藻30克，昆布20克，川楝子15克，桃仁、广香各12克，地龙15克。

制用法：以上诸药，用水800毫升煎取汁500毫升，分3次饭后频服。

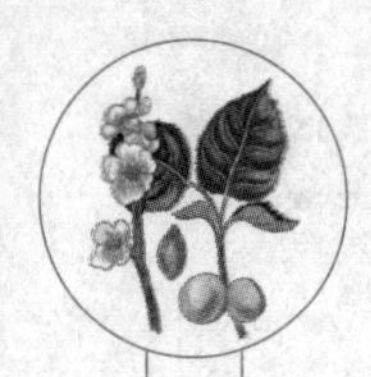

功效：清热泻火，利尿除湿，软坚散结，行气止痛。用治急性睾丸炎、急性附睾炎，症见起病急骤，初期仅感阴囊胀痛不适，不久出现肿胀和剧烈疼痛，有的伴有恶寒发热、身软乏力、口渴、小便短赤等，并有小便刺痛、少腹痛、会阴不适症状。肿大的阴囊质地坚硬，有明显触痛。

方5 芦荟菖蒲散

配方：芦荟30克，白相思豆20克，胡椒10克，丁香、豆蔻各30克，石菖蒲35克，姜汁适量。

制用法：将上6味药研粉后，加姜汁拌匀，用棉花蘸药涂搽患部。每日早、晚各1次。

功效：疏肝散寒，祛湿消肿。用于治疗附睾炎。

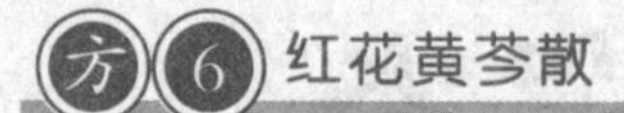

方6 红花黄芩散

配方：红花、姜黄、川楝子各5克，朱砂3克，巴豆6克，黄芩5克，蜂蜜适量。

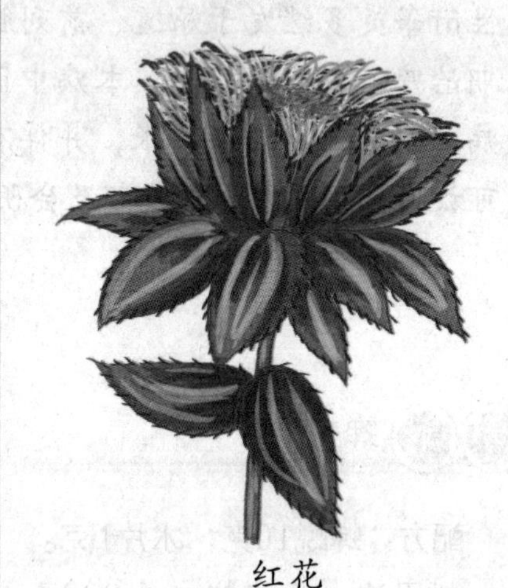

红花

制用法：将以上6味研成细末，过筛，用蜂蜜调成糊状，外敷。每日1次。

功效：消炎止痛。用于治疗附睾炎。

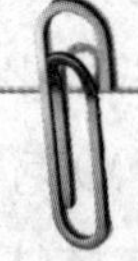

生活宜忌

①急性期应卧床休息，多饮水，用布带将阴囊托起，以减轻阴囊的坠胀感。

②急性期可作冷敷，慢性期可作热敷。

③常饮赤小豆汤或绿豆汤，其具有清热利湿及解毒的功效，有助于本病的康复。

④治愈前要避免性交，以免引起附睾的充血水肿，加重病情。

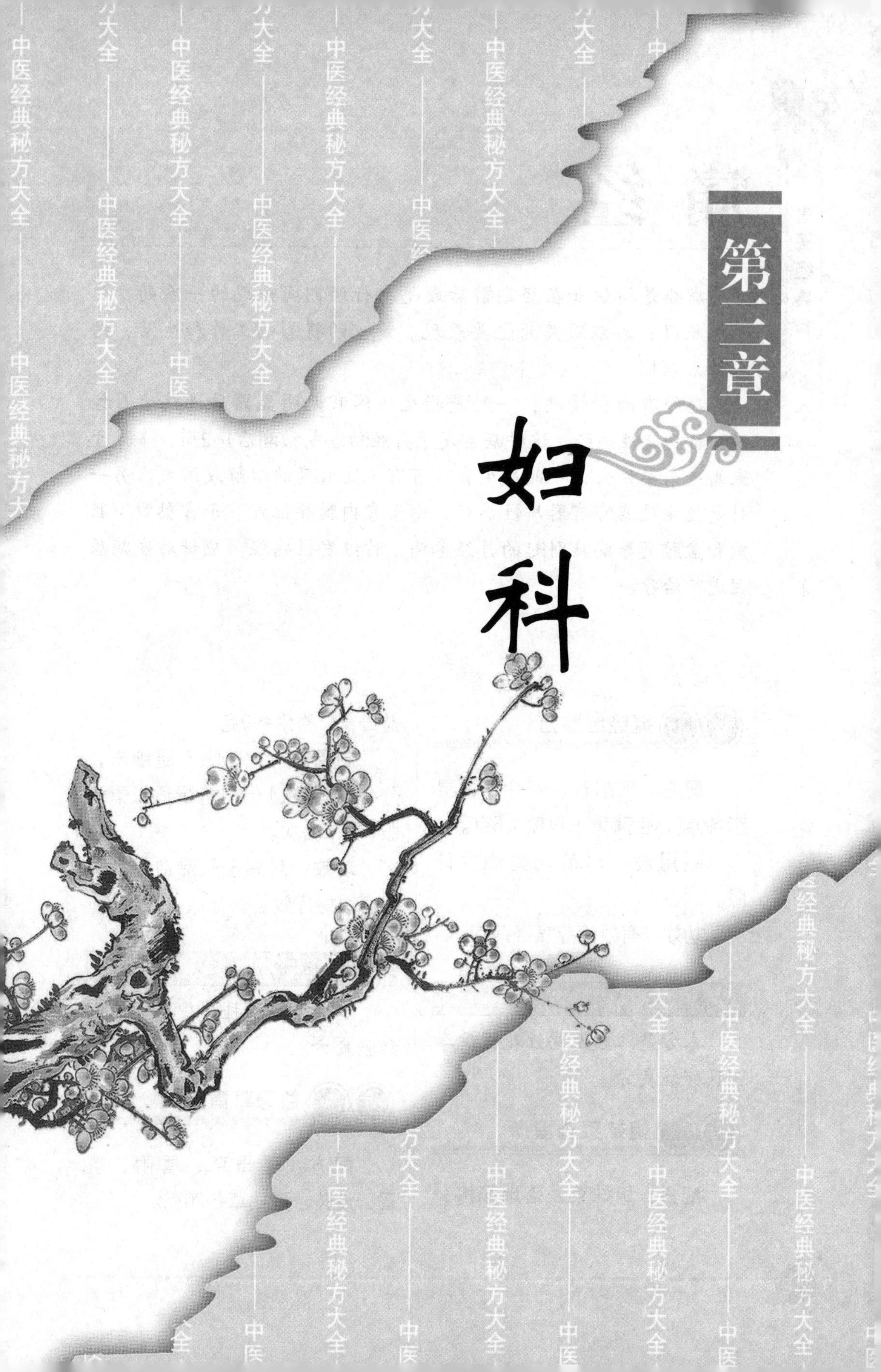
第三章
妇科

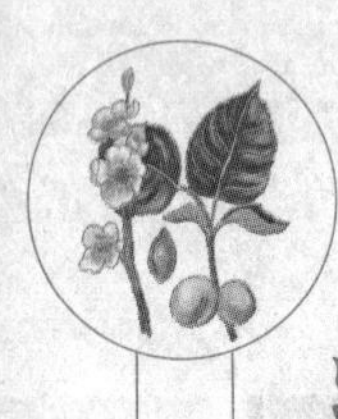

痛经

痛经是指妇女在经期前后或是在行经期间出现的一系列身体不适状况，常以腹痛为主要表现。严重的将影响工作和生活，给人带来烦恼。

痛经有两种情况，一种是指生殖器官无明显器质性病变月经痛，称功能性痛经。这种病常发于月经初潮或初潮后1~2周，多见于未婚或未孕妇女，一般在生育后可有不同程度的缓解或消失。另一种是指生殖器官有器质性病变，由子宫内膜异位症、子宫黏膜下肌瘤和盆腔炎等病症引起的月经疼痛，称继发性痛经。应针对发病原因进行治疗。

方1 痛经经验方

配方：延胡索、郁金、白灵脂各9克，生蒲黄（包煎）6克。

制用法：水煎，黄酒少许服。

功效：有效治疗痛经病症。

备　注

本方是江苏无锡红花医院李卫民经验良方。

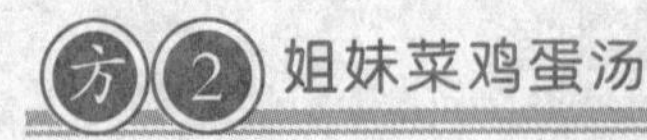

方2 姐妹菜鸡蛋汤

配方：姐妹菜、落地杨梅、益母草、香附各9克。

制用法：上药烘干研细末，分4份，每次1份与鸡蛋适量煮汤服，隔日1次。

功效：对属于气滞血瘀型痛经有很好疗效。

备　注

本方是广西桂林中医党绍群经验良方。

方3 益母草香附水

配方：益母草、香附、乳香、没药、夏枯草各20克。

制用法：将上药加清水适量，浸泡20分钟，煎数沸，取药液与1 500毫升开水同入脚盆中，趁热熏蒸，待温度适宜时泡洗双脚，每日2次，每次40分钟，从月经开始前10日起，15日为1个疗程。

功效：温经散寒，活血止痛，理气散结。适用于痛经。

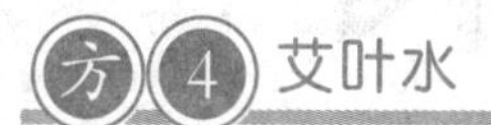

方4 艾叶水

配方：艾叶、益母草、延胡索各20～30克。

制用法：上药加清水1 000毫升，煎沸10分钟后，将药液倒入脚盆内，待温浸泡双脚，每日浸泡1次。于月经前1周开始治疗至经行停止。也可每日1剂，头煎内服，第二、第三煎泡脚。

功效：主治痛经。

方5 山楂当归汤

配方：山楂30克，当归片15克，红糖适量。

制用法：水煎2次，每次用水300毫升，煎30分钟，两次混合，去渣，下红糖，继续煎至糖溶。分2次服，连服7日。

功效：活血行气。适用于气滞血瘀，寒湿凝滞型痛经，月经量少，色暗紫，或有瘀块。

方6 山楂向日葵子汤

配方：山楂30克，向日葵子15克，红糖30克。

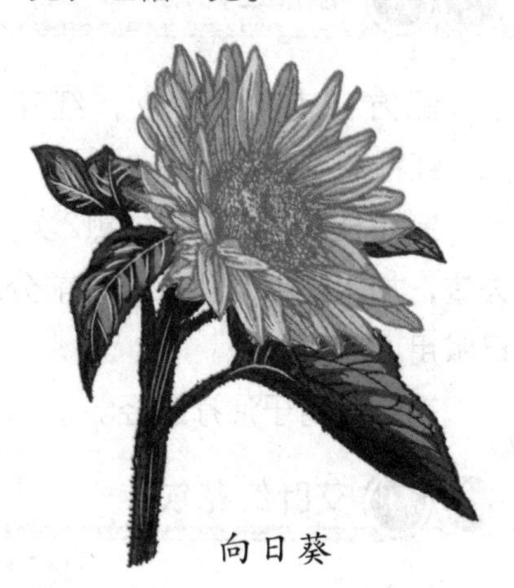

向日葵

制用法：先将山楂、向日葵子一齐放在锅内炒，以向日葵子炒香熟为度。再加水，熬成浓汁后，将红糖放入熬化即成。每次于经前1～2日，连服2剂或3剂，正痛时亦可服用。

功效：适用于血瘀为主的痛经。

方7 炒醋盐

配方：粗盐(或粗砂)250克，陈醋50毫升。

制用法：将粗盐(或粗砂)爆

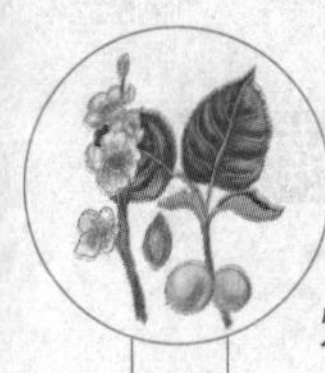

炒，再将陈醋慢慢地洒入，边洒边炒，洒完后再炒片刻，装入布袋，热熨腰和腰骶部。

功效：温经，理气止痛。适用于经期小腹痛和腰痛者。

南瓜红花汤

配方：南瓜蒂1枚，红花5克，红糖32克。

制用法：前2味药先煎2次，去渣，加入红糖溶化，于经前分2日服用。

功效：用于治疗痛经。

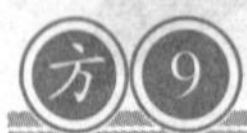

艾叶红花饮

配方：生艾叶10克，红花5克。

制用法：上药放入杯内，冲入开水300毫升，盖上杯盖，20~30分钟后服下。一般在经来前1日或经值时服2剂。

功效：用于治疗痛经。

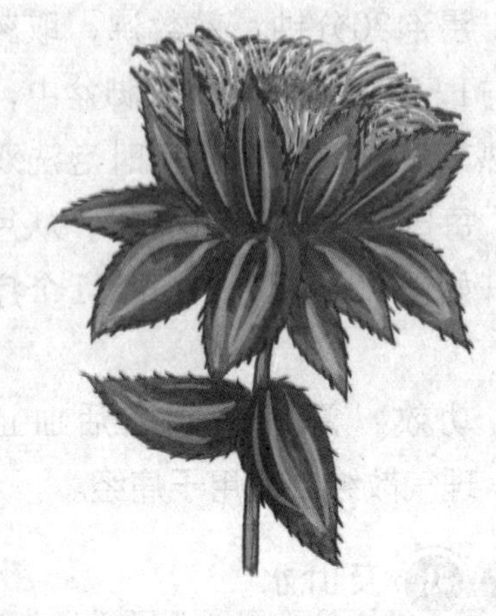

红花

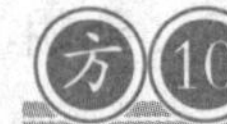

玫瑰花膏

配方：初开玫瑰花蕊50克。

制用法：去蒂，洗净，加清水500毫升，煎取浓汁，去渣后加入红糖，熬制成膏。每日服2次或3次，每次1~2匙，用温开水送服。

功效：适用于月经不调、痛经。

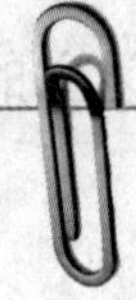

生活宜忌

①治疗期间应忌食生冷、辛辣食物，忌烟酒。

②疼痛剧烈的患者，应到医院就诊，不宜坚持自疗。

③止痛药不可随便服用，应根据实际情况询问医生后决定。

月经不调

月经不调是妇科常见的一种疾病，表现为月经周期紊乱，出血期延长或缩短，出血量增多或减少，甚至月经闭止。卵巢功能失调、全身性疾病或其他内分泌腺体疾病影响卵巢功能者，都可能诱发此病。此外，生殖器官的局部病变如子宫肌瘤、子宫颈癌、子宫内膜结核等也可表现为不规则阴道流血，应注意两者的区分。

方1 葵花盘散

配方：葵花盘1个（去子），黄酒适量。

制用法：将葵花盘晒干，用沙锅焙成炭，研为细面，过箩备用。每次3克，黄酒送服，日3次。

功效：清热解毒，达邪外出。用治崩漏。

备注

服药期间忌辛辣食物及房事，崩漏初起者忌用。

方2 养血调经膏

配方：①当归100克，川芎50克，白芍药、益母草、红花、柴胡、茯神、续断、牛膝、杜仲各20克，香附、附皮、牡丹皮、白术各20克，熟地黄、甘草、蕲艾、泽兰各12.5克。②香油1 500毫升，黄丹600克。③人参、沉香各25克，鹿茸20克，肉桂15克（共研细末）。

制用法：上列①组药用②组香油炸枯，去渣，加黄丹收膏，另掺入③组药料搅匀。每张药重25克，备用。贴腹部或腰部。

功效：温经解郁，养血调经。

备注

引自《百病中医膏散疗法》。孕妇忌贴。

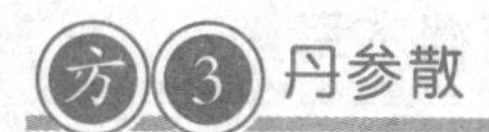

方3 丹参散

配方：丹参不拘多少。

制用法：为末每服6克，酒调

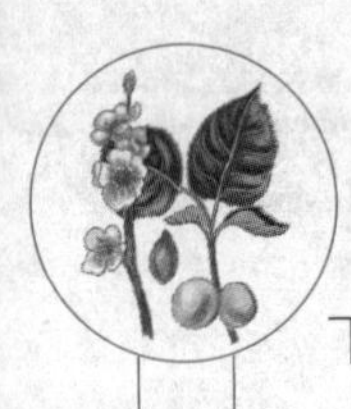

下。

功效：用于治疗妇人经脉不调，或前或后、或多或少，产前胎不安、产后恶血不下。

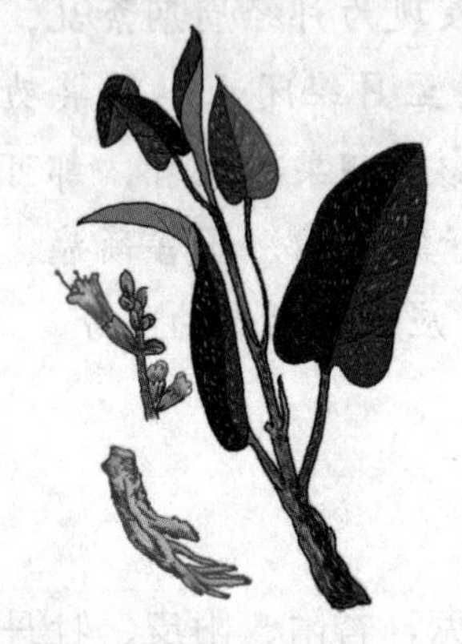

丹参

方4 艾叶水

配方：艾叶、干姜各50克，桂枝35克，细辛12克。

制用法：将上药加清水适量，煎煮30分钟，去渣取汁，与2 000毫升开水一起倒入盆中，先熏蒸脐下，待温度适宜时泡洗双脚，每日1次，每次熏泡40分钟，10日为1个疗程。

功效：温经散寒止痛。适用于月经延后、月经量少。

方5 红糖拌木耳

配方：黑木耳120克，红糖60克。

制用法：将木耳洗净，用水煮熟，加红糖拌食。一次吃完，血渐止，再以木耳、红糖各60克拌食即愈。

功效：益气，凉血，止血。用于治疗崩中漏下、血崩不止。

方6 荔枝核香附散

配方：荔枝核、香附各等份。

制用法：将两味捣碎，研末。黄酒调服，每次6克，每日早、晚各1次。

功效：散寒祛湿，理气散结，调经止痛。用于治疗行经前小腹疼痛。

方7 山楂红糖水

配方：生山楂肉50克，红糖40克。

制用法：山楂水煎去渣，冲入红糖，热饮。非妊娠者多服几次，经血亦可自下。

功效：活血调经。用于治疗月经错后。

方8 玫瑰花蕊膏

配方：玫瑰花蕊300朵，初开，去心蒂。

制用法：在锅内煎成浓汁，

去渣后加入红糖500克，熬成膏服用。

功效：用于治疗月经不调。

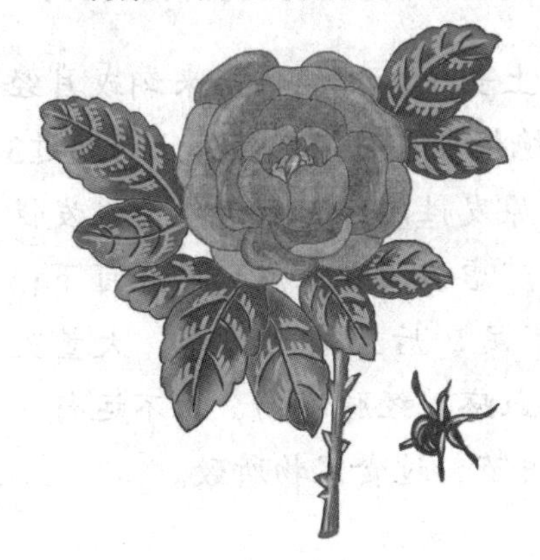

玫瑰花

方9 艾叶母鸡汤

配方：艾叶25克，老母鸡1只，白酒125毫升。

制用法：先将鸡开膛去肠及杂物，切块，锅内加水1大碗，放入鸡、艾叶和酒共炖，烧开后改用文火煨熟。食肉饮汤，每日用2次。

功效：补中益气，温经散寒，止痛止血。用于治疗月经来时点滴不断，日久身体虚弱。

方10 豆腐羊肉汤

配方：豆腐2块，羊肉50克，生姜25克，盐少许。

制用法：煮熟加盐。饮汤食肉及豆腐。

功效：益气血，补脾胃。用于治疗体虚及妇女月经不调、脾胃虚寒。

方11 米醋豆腐汤

配方：米醋200毫升，豆腐250克。

制用法：将豆腐切成小块用醋煮，以文火煨炖为好，煮熟。饭前吃，一次吃完。

功效：活血调经。用于治疗身体尚壮妇女的月经不调如经期过短、血色深红、量多。

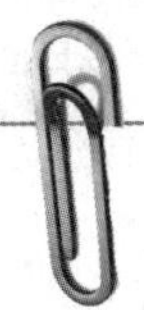

生活宜忌

①防止受寒。

②调整自己的心态。

③忌食辛辣食物。

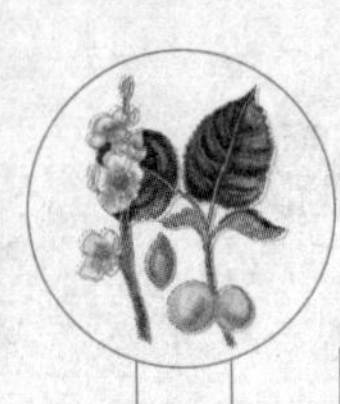

闭经

闭经是指超过青春期年满18岁以上女子，月经仍未来潮或月经周期建立之后因怀孕、哺乳，又未到绝经期，月经突然停止而超过3个月以上仍未来潮的症状。前者称为原发性闭经，后者称为继发性闭经。本病在中医学中分为虚实两类。虚为阴亏血虚，无经可下；或肝肾亏损，精血不足。多因先天不足、后天缺乏补养、大量失血、房劳过度等造成。实者皆为气滞血瘀，经脉不畅，血不运行。由经期冒雨涉水，感受风邪，或饮食失节，过食寒物所致。

方1 党参黄芪汤

配方：党参、黄芪各30克，当归、熟地黄各10克，茜草12克，乌贼骨15克。

制用法：水煎服。

功效：益气养血通经。适用于月经由后期量少色淡质稀薄渐至停闭，伴面色苍白、气短懒言者。

备注

下焦虚寒加紫石英、附子；大便不实加补骨脂、胡芦巴；少腹冷痛加吴茱萸、小茴香；腹部胀痛加益母草、马鞭草。

方2 益母草红花水

配方：益母草30克，红花10克。

制用法：将上药加清水适量，煎煮30分钟，去渣取汁，与2 000毫升开水一起倒入盆中，先熏蒸脐下，待温度适宜时泡洗双脚，每日1次，每次熏泡40分钟，30日为1个疗程。

功效：活血调经，祛瘀生新。用于治疗闭经。

方3 乌鸡丝瓜汤

配方：乌鸡肉150克，丝瓜100克，鸡内金15克。

制用法：共煮至烂，服时加盐少许。

功效：健脾消食，养阴补血。用治因体弱血虚引起的经闭、月经量少。

备　注

乌鸡，又叫黑脚鸡、药鸡。归肝、肾经，是滋阴清热、补益肝肾、健脾止泻的食疗佳品。

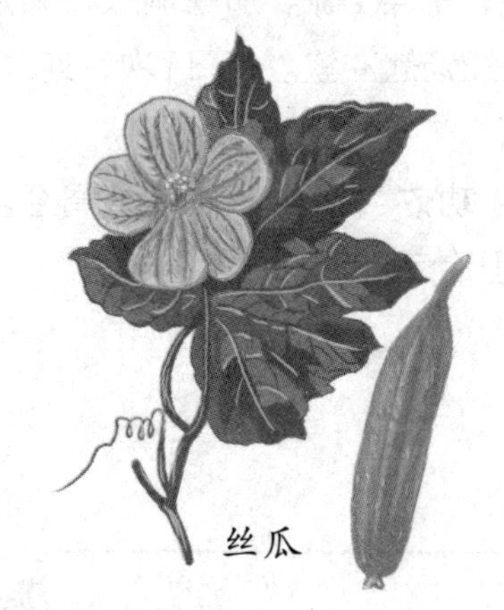
丝瓜

方4 当归益母草水

配方：当归15克，益母草25克，黄芪12克，香附9克。

制用法：将上药加清水适量，浸泡20分钟，煎数沸，取药液与1 500毫升开水同入脚盆中，趁热熏蒸脐下，待温度适宜时泡洗双脚，每日2次，每次40分钟，15日为1个疗程。若气血两虚者，加党参、阿胶；气滞血瘀者，加枳壳、川芎；寒湿凝滞者，加附子、茯苓、白术。

功效：用于治疗继发性闭经。

方5 向日葵梗炖猪爪

配方：向日葵梗9克，猪爪250克。

制用法：先将猪爪(猪蹄壳)洗净，刮去污垢淘洗干净后放入沙锅内，用文火煨炖至烂熟。猪爪煨烂后，加入向日葵梗，煮几沸熬成浓汁，去渣，饮汁，每日2~3次，每次20~30毫升。

功效：本方用于治疗气滞血瘀之闭经。

方6 泽兰叶炖水鱼

配方：泽兰叶10克，水鱼1只，米酒少许。

制用法：将活的水鱼用热水烫，使其排尿后，切开去肠脏。泽兰叶研末，纳入水鱼腹内(甲与肉同用)，加清水适量，放瓦盅内隔水炖熟，加少许米酒服食。每隔1日1次，连服3~5次显效。

功效：本方用于治疗阴虚血燥之闭经。

方7 猪肝大枣汤

配方：猪肝200克，大枣20

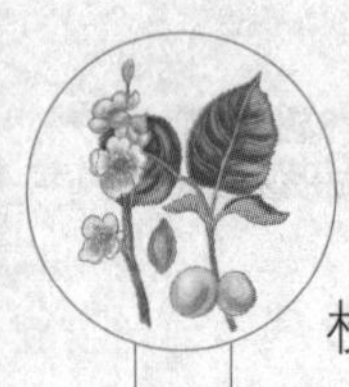

枚，番木瓜1个。

制用法：将大枣去核、番木瓜去皮后，加水煮熟吃。

功效：用于治疗闭经。

方8 老母鸡木耳汤

配方：老母鸡1只，木耳50克，大枣10枚。

制用法：鸡去毛、内脏，合木耳、大枣，加水煮烂吃。

功效：用于治疗体虚闭经。

方9 木耳苏木汤

配方：木耳、苏木各50克。

制用法：用水、酒各1碗，煮成1碗服。

功效：用于治疗妇女月经忽然停止，过1～2个月有腰胀、腹胀现象者。

方10 益母草乌豆汤

配方：益母草30克，乌豆60克，红糖适量。

制用法：益母草与乌豆加水3碗，煎至1碗。加糖调服，并加黄酒2汤匙冲饮。每日1次，连服7日。

功效：活血，祛瘀，调经。用于治疗闭经。

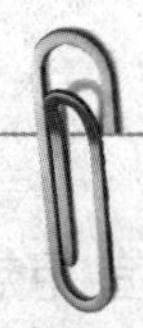

生活宜忌

①加强锻炼，增强体质，提高健康水平。

②保持心情舒畅，避免过度紧张，减少精神刺激。

③调节饮食，注意蛋白质等的摄入，避免过分节食或减肥，造成营养不良引发本病。

④注意经期及产褥期卫生。

子宫脱垂

子宫脱垂是指子宫偏离正常位置沿着阴道下降，低于子宫颈外阴道口到坐骨棘水平以下甚至完全脱出阴道口外的症状。中医称“阴挺”“阴癞”“阴疝”等。多发于产后体质虚弱，气血受损，分娩时用力太大，或产后过早参加重体力劳动，致使气弱下陷，脉络胎宫松弛，不能稳固胞体，因而形成下坠。由于胞宫经络与肾相连，所以肾气衰虚，或产育多，内耗肾气，也可使胞宫脉络松弛导致子宫脱垂。妇女在过劳、排便时用力太过、剧咳等情况下，都可能反复发作。

方1 加味四君汤

配方：党参、家茄根、黄芪、野茄根各9克，白术、云茯苓各6克，甘草3克。

制用法：水煎服。每日1剂。一般连服半个月至1个月有效。

功效：对子宫脱垂有神奇效果。

备　注

本方是贵州贵阳市中西医结合医院原中医李文丹经验良方。

敛脱方

配方：白棕根500克，鲜猪肉250克。

制用法：将上料同煮，取肉食之，不加酱盐。

功效：治疗体虚之子宫下脱者。

备　注

本方是甘肃民间验方。

醋熏法

配方：醋250毫升。

制用法：痰盂内加醋250毫升，将小铁块或小铁器烧红放入盂内，醋即沸腾，患者坐痰盂上熏15分钟。每日1次。治疗期间注意营养、休息，忌房事。

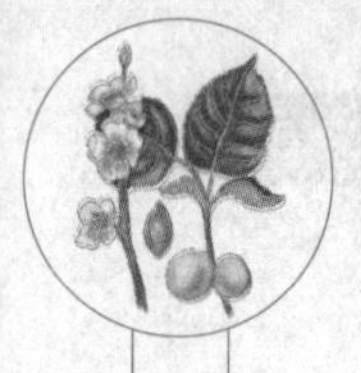

功效：收敛破瘀。治疗子宫脱垂。

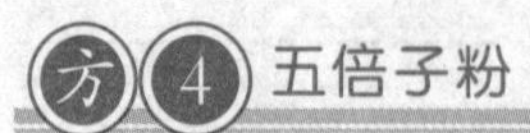

方4 五倍子粉

配方：五倍子粉适量。

制用法：以香油调后，用消毒棉蘸药，堵塞阴道穹隆处。

功效：治疗子宫脱垂。

方5 老丝瓜壳粉

配方：老丝瓜壳1个。

制用法：老丝瓜壳烧灰存性，白酒（酒精度50%以上）送服。每次服10克，每日服2次。

功效：用治子宫脱垂。

方6 团鱼头散

配方：团鱼头5～10个。

制用法：洗净切碎，置锅内炒黄，研末，每晚临睡前服3克，用米酒或黄酒送服。

功效：治子宫脱垂。

方7 鳖头灰

配方：鳖头、黄酒各适量。

制用法：将鳖头置火上烧炭存性，研末。每次用黄酒送服6克，每日3次。

功效：益气补虚。治疗子宫脱垂。

方8 无花果叶汤外洗方

配方：无花果枝叶共250克。

制用法：加水3碗，煎汤洗患处。

功效：治疗子宫脱垂。

方9 金樱子黄芪膏

配方：金樱子肉、黄芪片各500克。

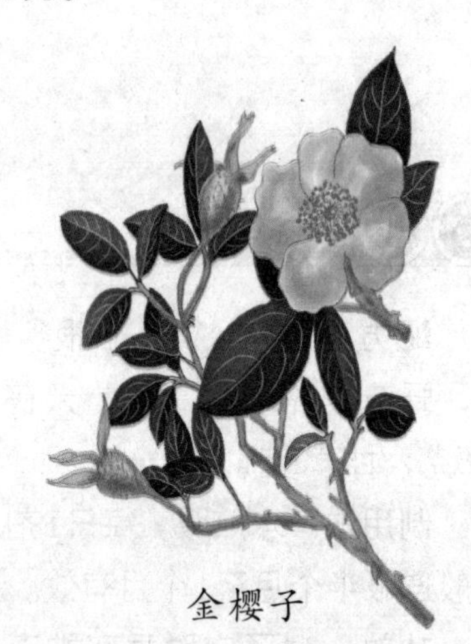

金樱子

制用法：水煎3次，每次用水800毫升，煎半小时，3次混合，去渣，用小火浓缩成膏。每日服3次，每次30～50克。用温开水送服。

功效：补中益气，固肾提升。适用于妇女子宫脱垂。

方10 升草汤

配方：升麻15克，甘草6克，缩葫芦1个。

制用法：水煎连服数剂。

功效：用治子宫脱垂。

方11 乌梅汤

配方：乌梅树30克。

制用法：水、酒各半煎服。

功效：治子宫脱垂。

方12 何首乌鸡汤

配方：何首乌20克，老母鸡1只，盐少许。

制用法：老母鸡宰杀去毛及内脏，洗净，将首乌装入鸡腹内，加水适量煮至肉烂。饮汤吃肉。

功效：补中益气。用治妇女子宫脱垂、痔疮和脱肛。

方13 山药汤

配方：山药120克。

制用法：每晨煮服。

功效：用治子宫脱垂。

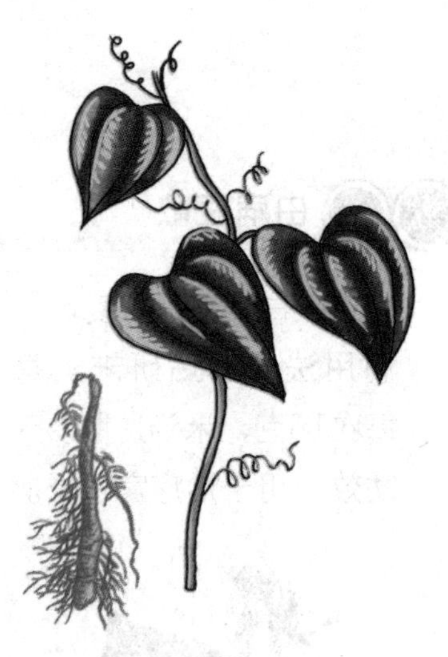

山药

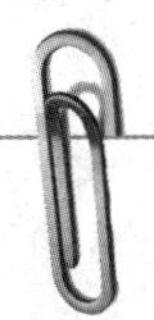

生活宜忌

①更年期及老年期的妇女容易发生子宫脱垂。所以，做好妇女更年期及老年期的保健，对预防子宫脱垂是极为重要的。

②应特别注意劳逸结合，避免过度疲劳，同时，要注意保持心情舒畅，减少精神负担，排除紧张、焦虑、恐惧的心情。

③要注意营养，适当进行身体锻炼，坚持做肛提肌运动锻炼，以防子宫组织过度松弛或过早衰退。

④定期进行全身及妇科检查，及早发现和治疗更年期和老年期妇女的各种常见病。

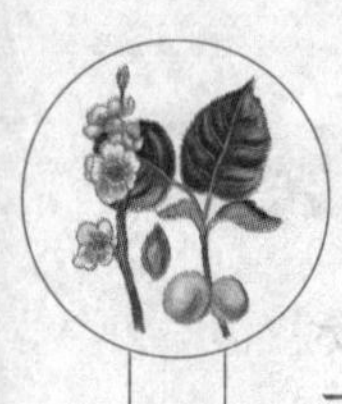

子宫颈炎

子宫颈炎是指妇女子宫颈发生的炎症性病变，可分为急、慢性两种。急性子宫颈炎较为少见，但不及时治疗，就可能转变成慢性子宫颈炎。主要症状是患者子宫颈部红肿、疼痛、宫颈糜烂、宫颈肥大、子宫颈息肉、宫颈腺体囊肿、子宫颈管炎等。

方1 白扁豆散

配方：白扁豆250克。

制用法：炒后研末。每日2次，每次16克，米汤送服。

功效：用于治疗宫颈炎。

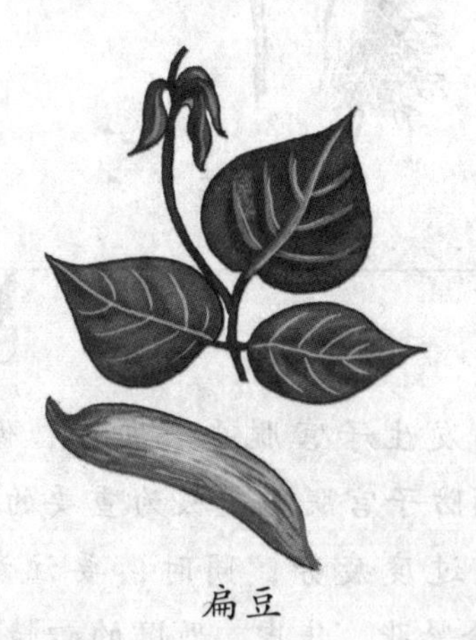

扁豆

方2 鸡蛋白

配方：鸡蛋1个。

制用法：取蛋白敷患处，须连续敷7～8次。

功效：用于治疗子宫颈炎。

方3 鸡蛋艾叶汤

配方：鸡蛋2个，艾叶15克。

制用法：艾叶煎汤，去渣，放鸡蛋同煮。吃鸡蛋，艾叶汤熏洗阴道。

功效：用于治疗宫颈炎。

方4 冬瓜子汤

配方：冬瓜子90克。

制用法：冬瓜子捣烂，加等量冰糖和水煎，早、晚各服1次。

功效：用于治疗宫颈炎。

方5 冬瓜子散

配方：冬瓜子120克。

制用法：冬瓜子焙黄，研末。每次15克，用冬瓜汤送服。

功效：用于治疗宫颈炎。

方6 蛇床子黄柏汤

配方：蛇床子、黄柏、苦参、贯众各15克。

制用法：煎水每日冲洗阴道，7日为1个疗程。

功效：用于治疗宫颈炎。

方7 猪胆散

配方：鲜猪胆1个，白矾9克。

制用法：将白矾放入猪胆内，阴干或烘干，研末，过箩极细，备用。一般轻者上药5次即愈，重者上药10次。

功效：清热，解毒，防腐。用于治疗慢性宫颈炎。

方8 苦荬黄柏汤

配方：细叶苦荬菜、广西黄柏树皮、阔叶十大功劳茎、灵香草各适量。

制用法：水煎，趁热熏患处，待温坐盆，每日1剂。

功效：用于治疗宫颈炎。

方9 仙人掌炖猪肉

配方：仙人掌肉质茎块连同果实鲜品80克，瘦猪肉70～90克。

制用法：上2味药加烹调作料入钵中，隔水炖服。另以仙人掌鲜品全草每次100克，捣碎，加食盐少许煎液，先熏后洗。10天为1个疗程。经期停用。

功效：用于治疗宫颈炎。

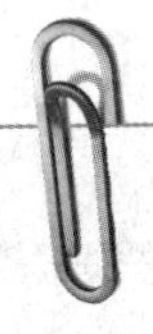

生活宜忌

①保持外阴清洁，特别是在经期、产褥期、流产后更应注意卫生，防止感染。

②在子宫颈创面尚未愈合前，应避免盆浴、性交和阴道冲洗。

③尽量减少人工流产及其他妇科手术对宫颈的损伤，产后应及时修补子宫颈裂伤。

④定期做好妇检，发现子宫颈炎应予以积极治疗。治疗期间禁食鱼虾等发物及辛辣食物。

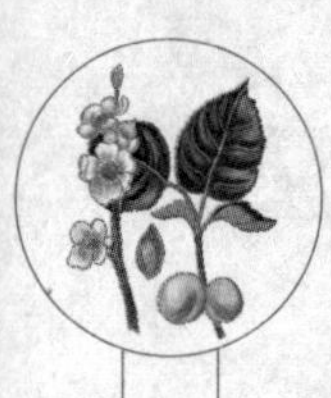

白带增多症

白带是指妇女在青春期、月经前期或妊娠期从阴道中排泄出的少量无臭异气味的白色或淡黄色分泌物。如果妇女在经前期或妊娠期、青春期带下量多，颜色深黄或淡黄，或混有血液，质黏稠如脓或清稀如水，气味腥臭，称为白带增多症，是妇女生殖器官炎症或肿瘤疾病的先兆。

方1 白带丸

配方：党参、糯米、盐水炒贯众、于术、炙棉芪、杜仲、白芍药、豆腐锅巴各等份。

制用法：上药研细末，水泛丸，如绿豆大。每日2次，每服9克，白水送下。

功效：对体虚带下颇有效验。

备注

本方是南通市已故名老中医喜海珊先生的经验方。

方2 保坤丸

配方：陈石灰细末25克，茯苓、白术各6克，怀山药13克。

制用法：上药共研细末，以怀山药研末，打糊为丸，如桐子大，每服4粒，每日1～2次，白开水送下。

功效：主治妇人白带腥臭。

备注

本方是河北保定市名老中医戴日舫经验方。

方3 苦菜银花汤

配方：苦菜50克，金银花、蒲公英各20克。

制用法：水煎2次，每次用水500毫升，煎半小时，两次混合，去渣取汁。分2～3次服。

功效：适用于妇女子宫内膜炎，宫颈炎，子宫颈糜烂，白带腥臭。

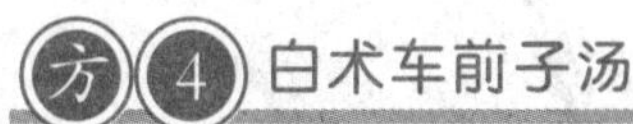

方4 白术车前子汤

配方：白术15克，茯苓、车前子、鸡冠花各9克。

制用法：水煎服。

功效：补脾燥湿。治疗白带过多、黄带、臭味。

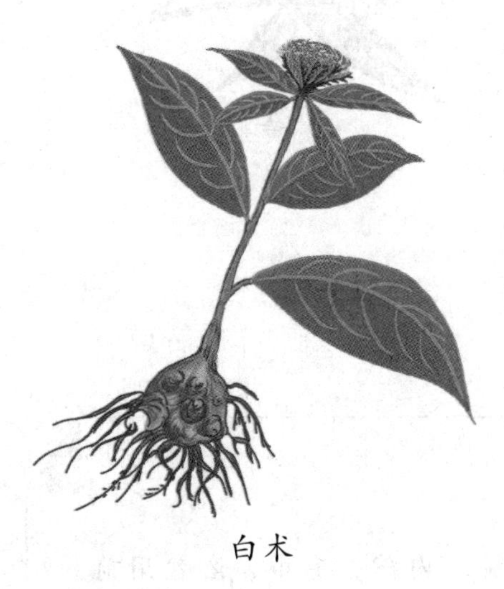

白术

方5 黑木耳

配方：黑木耳30克。

制用法：黑木耳焙干，研末，以红糖水冲服，每日3～6克，每日2次。

功效：主治赤白带下。

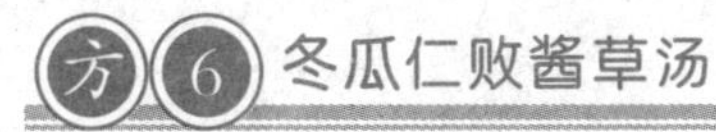

方6 冬瓜仁败酱草汤

配方：冬瓜仁(捣)30克，麦冬15克，败酱草30克。

制用法：上药水800毫升，煎取300毫升，每日1剂，7日为1个疗程。

功效：清利湿热，止带。用于治疗妇女湿热带下。

方7 冬瓜子散

配方：冬瓜子20克。

制用法：冬瓜子炒熟，研末，米汤调服，每次6克。

功效：用于治疗赤白带下。

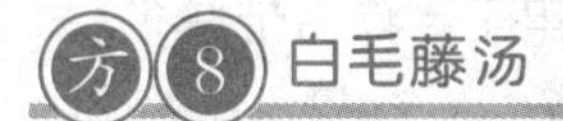

方8 白毛藤汤

配方：白毛藤15克。

制用法：水煎服。

功效：用于治疗白带增多。

方9 荞麦蛋清汤

配方：荞麦米50克，鸡蛋清2个。

制用法：荞麦米炒焦，注入清水200毫升，烧开后，打入鸡蛋清，煮熟。趁热服，每日服2次。

功效：适用于妇女带下，白带黄浊。

方10 白胡椒银杏散

配方：白胡椒30粒，银杏、

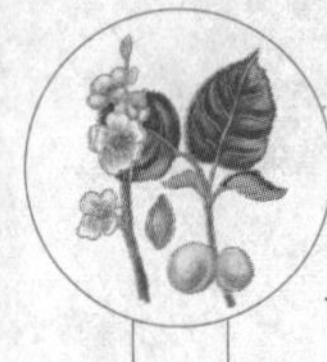

母丁香各25粒，雄黄3克，白牡丹1个，石榴皮5.4克，人工麝香1.8克，海螵蛸5.4克，万应膏300克。

制用法：上药混合成细末，与万应膏搅匀，分摊10张。

功效：用于治疗妇女白带增多。

方11 黄荆子散

配方：黄荆子35克。

制用法：炒焦为末，空腹酒服6克。

功效：用于治疗白带增多。

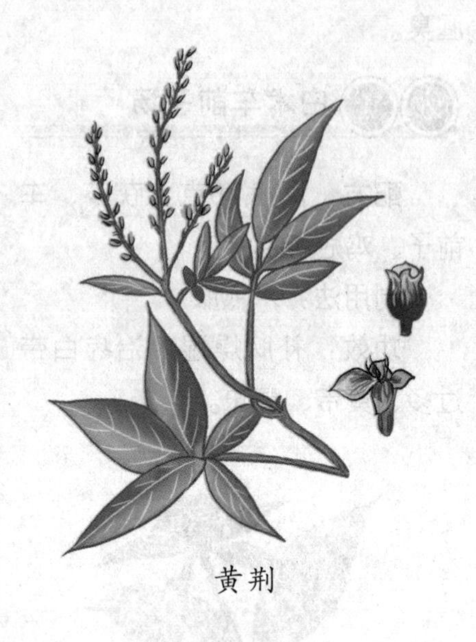
黄荆

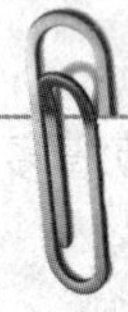

生活宜忌

①每日清洗外阴，勤换内裤。内裤、毛巾、浴盆用前煮沸消毒，保持外阴干燥，避免搔抓。

②不宜食用辛辣刺激性食品，如辣椒、生姜、生葱、生蒜、胡椒、烈性酒等，进食易于消化吸收的食物。

③适当进行体育锻炼和体力劳动，以增强体质、改善血液循环，但经期不宜做剧烈运动而应注意休息。

④避免精神紧张、恐惧、忧虑和烦恼。

阴道炎

阴道炎是较常见的一种妇科疾病。由阴道环境酸碱度改变或局部黏膜变薄、破损、抗病力减低，被滴虫、真菌或细菌入侵引起。临床主要表现为外阴瘙痒、性交痛、白带增多呈白色乳酪状，如合并有尿道口感染时，可有尿频尿痛。阴道炎分为以下三种：①滴虫性阴道炎，为阴道毛滴虫感染所致。②真菌性阴道炎，为白色念珠菌感染所致。③老年性阴道炎。滴虫性阴道炎白带多为黄色稀薄的泡沫状，有臭味。真菌性阴道炎的白带为典型灰白色稠厚的豆渣样。

方① 治阴道炎方

配方：黄柏15克，枯矾、雄黄各10克，轻粉、冰片各5克。

制用法：上为细末，用凡士林60克调成软膏，备用。先用鲜大青叶100克，蛇床子、地骨皮、五灵脂各50克煎水冲洗阴道后（每天早晚各1次），再取此膏涂敷患处。每日1次。

功效：解毒，燥湿，杀虫。

备注

引自1985年《新中医》第5期。

方② 蛇麻子苦参汤

配方：蛇床子、苦参、川椒、甘草各15克。

制用法：煎汤熏洗。

功效：用于治疗阴道炎。

方③ 鬼针草洗剂

配方：新鲜鬼针草全草和蛇泡的全草各60克。

制用法：水煎出味，将药液倒在盆内，趁热熏后坐盆浸洗，边浸边洗净阴道分泌物。

功效：用于治疗阴道炎。

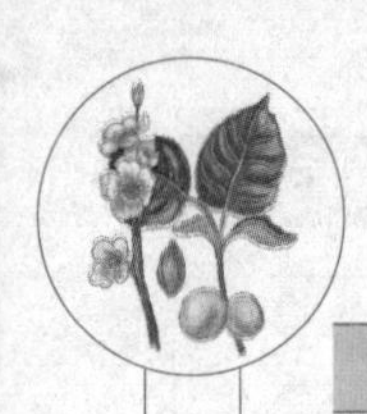

备 注

治疗期间勿使用其他药，禁房事；内裤需煮沸消毒，勤换勤晒；月经期禁止用药；已婚者夫妇同时治疗为好。

方4 蛇床子地肤子水

配方：蛇床子15克，地肤子30克，百部15克，白芷9克。

制用法：煎汤洗阴道，分2次洗。

功效：用于治疗阴道炎。

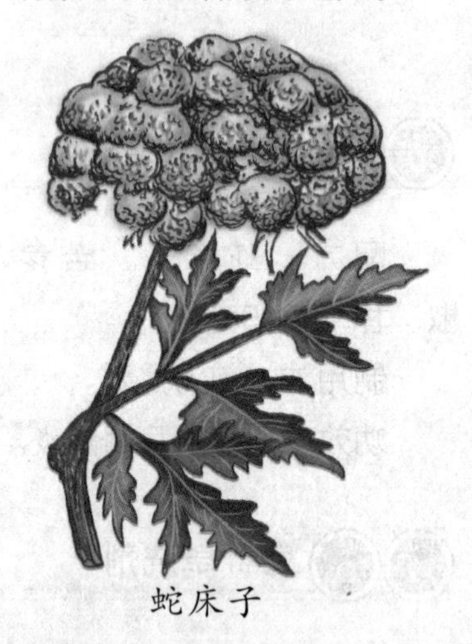

蛇床子

方5 苦参根百部水

配方：苦参根、百部各30克，花椒9克。

制用法：煎汤熏洗。

功效：用于治疗阴道炎。

方6 龙胆三七散丸

配方：龙胆草、黄连、黄柏各15克，乌贼骨、苦参、枯矾、硼砂各30克，冰片、三七粉各5克。

制用法：先将龙胆草、黄连、黄柏、苦参烘干研粉，装入空心蛇床子胶囊，每丸0.5克，每晚1粒，塞入阴道深处，7日为1个疗程。

功效：用于治疗各型阴道炎、慢性宫颈炎。

方7 矾蛇汤

配方：白矾9克，蛇床子30克，鹤虱、黄柏各9克。

制用法：煎汤熏洗，早、晚各1次。

功效：用于治疗阴道炎。

方8 蛇床黄柏散

配方：蛇床子、黄柏、苦参各等份。

制用法：共研为细粉，过100目筛，灌装胶囊每粒0.5克。早、晚各1粒，塞入阴道。

功效：用于治疗阴道炎、滴虫病及附件炎、子宫内膜炎。

方9 芦荟黄柏汤

配方：芦荟6克，蛇床子、黄柏各15克。

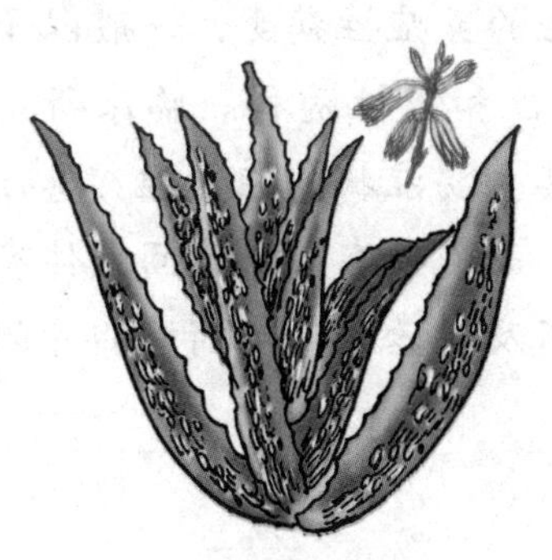

芦荟

制用法：以上3味煎水。用时先用棉花洗净阴部，后用线扎棉球蘸药水塞入阴道内，病人仰卧，连用3晚，每晚1次。

功效：消炎，杀菌，杀虫。用于治疗滴虫性阴道炎。

方10 桃仁膏

配方：桃仁适量。

制用法：将桃仁捣碎为膏状，纱布包，塞入阴道。每日1换，连续数次。

功效：用于治疗滴虫性阴道炎。

方11 萝卜汁醋

配方：白萝卜汁、醋各适量。

制用法：用醋冲洗阴道，再用白萝卜汁擦洗及填塞阴道。一般10次为1个疗程。

功效：清热解毒，杀虫。适用于滴虫性阴道炎。

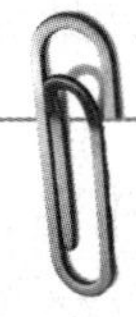

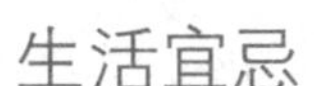

生活宜忌

①严禁去公共场所洗澡或游泳。

②切勿抓痒，停止性生活。

③注意卫生。每日清洗外阴，勤换内裤。内裤、毛巾用后煮沸消毒，浴盆可用1%乳酸擦洗。最好每日用0.5%醋酸或1%乳酸冲洗阴道1次，然后塞药。

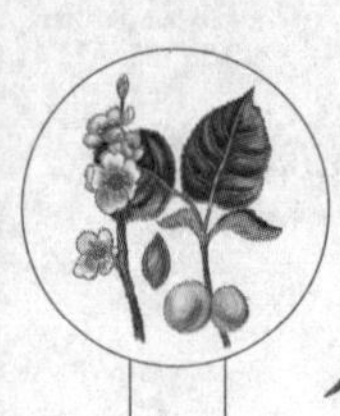

盆腔炎

盆腔炎是指女性盆腔器官组织发生的炎症性病变，一般以子宫内膜炎和输卵管炎为多见，又分为急性和慢性两种。临床研究表明，下腹部持续性疼痛和白带增多为其主要症状。在盆腔炎急性发作期常伴有发热、头痛、怕冷等症状，而慢性在发病期间常伴有腰酸、经期腹痛、经量过多等症状，若不及时治疗，可因输卵管闭锁而造成继发性不孕。

方1 炒大青盐外敷

配方：炒大青盐500克（或醋拌坎离砂500克）。

制用法：布包敷于下腹部。

功效：用于治疗盆腔炎。

方2 毛茛鲜草糊

配方：毛茛鲜草适量。

制用法：捣烂外敷，每日1次。局部起泡即取去，外涂龙胆紫，勿用针刺破。

功效：用于治疗盆腔炎。

方3 苋柏汤

配方：獭猫肉30克，苋柏50克，杭白芍药35克。

制用法：水煎内服。每日1剂，每日服3次，兑酒饮。

功效：清热解毒，活血化瘀，止痛。

方4 地杷汤

配方：米口袋20克，地龙10克，土枇杷25克。

制用法：用鲜品或干品，水煎服。每日1剂，每日服3次。

功效：用于治疗盆腔炎或尿道炎等症。

方5 皂角刺黄芪汤

配方：皂角刺、生黄芪各20克，生蒲黄包12克，制大黄(后下)6克。

制用法：水煎服，每日1剂。

功效：托毒排脓，益气生肌，活血化瘀。用于治疗盆腔炎及盆腔炎性肿块。

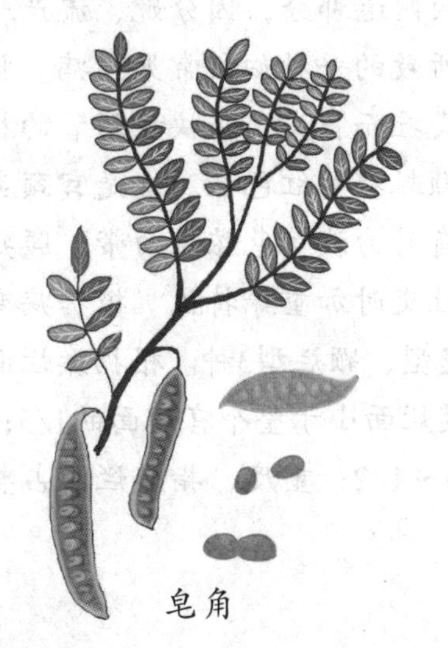

皂角

方6 蛇牛汤

配方：白花蛇舌草50克，入地金牛10克，穿破石15克。

制用法：水煎服。每日1剂，服药至盆腔炎症消失即可停。

功效：用于治疗盆腔炎。

备注

对盆腔脏器的炎性肿块并伴有感染病灶者，疗效也较显著。

方7 珍珠菜汤

配方：珍珠菜、穿心莲、蒲公英、忍冬藤、白花蛇舌草、紫花地丁、大青叶、鱼腥草各15～50克。

制用法：任选上药2～3种，水煎服。每日1剂。

功效：用于治疗盆腔炎。

方8 蚤休地丁草汤

配方：蚤休、紫花地丁、虎杖各15克，当归10克，川芎5克，川楝子、延胡索各10克。

制用法：水煎服，每日1剂。

功效：疏肝理气，活血化瘀，清利湿热。用于治疗盆腔炎。

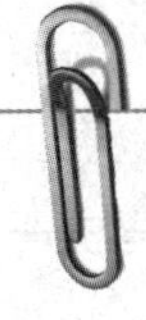

生活宜忌

①注意个人卫生。

②经期避免性生活。

③避免不必要的妇科检查。

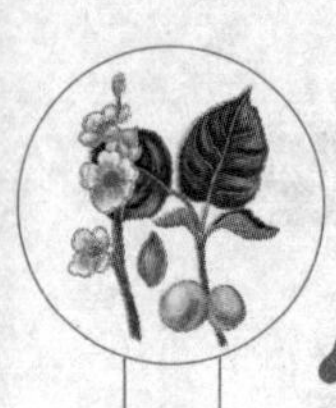

宫颈糜烂

宫颈糜烂是指宫颈外口处的宫颈阴道部分，因分娩、流产或手术损伤宫颈后，细菌侵入引发感染所致的一种妇科常见疾病。临床主要表现为局部表面的鳞状上皮因炎症而丧失，很快被颈管的柱状上皮所覆盖，使这部分组织呈细微颗粒状的红色区。这是宫颈炎最常见的病变。且常伴有白带增多，有时为淡黄色脓性白带，腰痛，盆腔下部坠痛，每月经前、排便及性交时加重等特性。根据病变糜烂的深浅程度，可分为单纯型、乳突型、颗烂型3种。根据糜烂面的大小，一般又可分三度：轻度，指糜烂面小于整个宫颈面的1/3；中度，指糜烂面占整个宫颈面积的1/3～1/2；重度，指糜烂面占整个宫颈面积的2/3以上。

方1 鱼腥麻油膏

配方：鲜鱼腥草500克，麻油500毫升，蜜蜡60克。

制用法：麻油煎开，将洗净晾干的鱼腥草放入油内共煎，5分钟后用纱布过滤去渣，再将蜜蜡放入滤液内，冷却后成糊状备用。用1∶5 000的高锰酸钾溶液冲洗净阴道，除去宫颈分泌物后，用消毒带尾的棉球涂上此膏贴在宫颈糜烂处。每日1次，至愈为度。

功效：消热解毒，生肌定痛。

备注

引自1976年《赤脚医生杂志》第10期。又用白矾适量研末，以猪胆汁调成糊状，倒入白布袋内晾干，研细，如上法给药。一般2~3次即可。治疗43例，效果良好。

方2 黄倍散

配方：黄柏7.5克，炒蒲黄3克，五倍子7.5克，冰片1.5克。

制用法：上药共研细末，装瓶备用。先用1%绵茵陈煎剂冲洗阴道并拭干，再将上药粉喷洒于子宫口糜烂处，以遮盖糜烂面为度（如果阴道较松者再放入塞子，保留24小时，自行取出）。隔日冲洗喷药1次。10次为1个疗程。治疗期间停止性生活。

功效：消炎拔毒，收敛生肌。

备　注

引自1979年《新中医》第2期。

方3 冰片麝香散

配方：冰片、人工麝香各1克，雄黄5克，儿茶、乳香、没药各10克，白矾500克。

制用法：上药共研细末，过筛，分包，每包2克备用。使用时备好直径约4厘米的扁圆形消毒棉球，将1包药粉撒于宫颈外部。

功效：用于治疗宫颈糜烂。

方4 益母川芎汤

配方：益母草60克，车前子（包煎）30克，熟地黄15克，当归、川芎、白芍药、赤芍药、甘草各10克。

制用法：加水煎沸15分钟，过滤取液，渣再加水煎20分钟，滤过去渣，两次滤液兑匀，分早晚2次服，每日1剂。

功效：用于治疗宫颈糜烂。

方5 博落回苦参汤

配方：博落回、苦参各3克，大黄、黄柏、贯众、苍术各15克，生甘草、白芷各10克。

制用法：水煎。每日1剂，冲洗阴道2次。

功效：用于治疗宫颈糜烂。

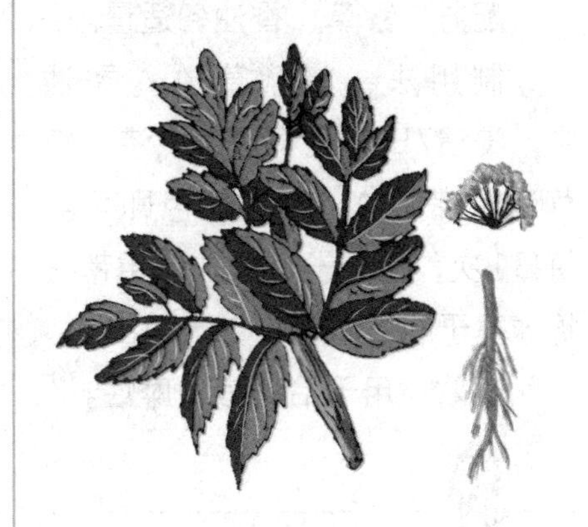

白芷

方6 狼毒车前汤

配方：狼毒200克，茯苓、生甘草各50克，车前子100克。

制用法：上药煎取500毫升，经纱布滤液冲洗阴道。每日1次。

功效：用于治疗宫颈糜烂、阴道炎。

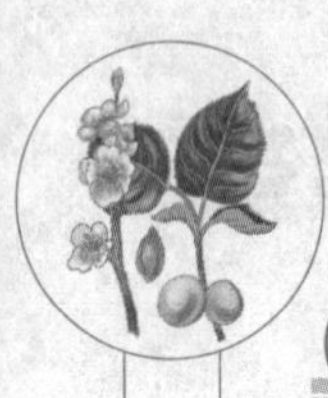

方7 鸡蛋清

配方：鸡蛋1个。

制用法：将鸡蛋用消毒水洗净，打破，取蛋清。阴道用高锰酸钾冲洗后，将带线纱布棉球蘸上鸡蛋清后填入子宫颈口，过5小时后取出，每日换1~2次。

功效：清热解毒消肿。用于治疗宫颈糜烂。

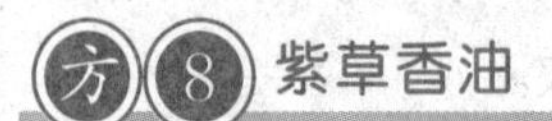

方8 紫草香油

配方：紫草、香油各适量。

制用法：将紫草放入香油中，浸渍7日。或将香油煮沸，将草泡入沸油中，成玫瑰色即可。每日1次，涂于子宫颈，外用带线棉球塞于阴道内，第二天取出。

功效：用于治疗宫颈糜烂。

方9 猪苦胆石榴皮

配方：猪苦胆5～10个(阴干后约30克)，石榴皮60克。

制用法：共研成细粉，用适量花生油调成糊状，装瓶备用。用前先以温开水清洗患部，擦干宫颈分泌物，再将扎线的棉球蘸药塞入宫颈糜烂处。每日1次，连用多次。

功效：解毒杀虫，生肌。有较强的抗菌作用。主治宫颈糜烂。

方10 五倍子散

配方：五倍子60克。

制用法：将五倍子研极细粉末，加水适量，放器皿中炖热搅成糊状，涂患处。

功效：用于治疗宫颈糜烂。

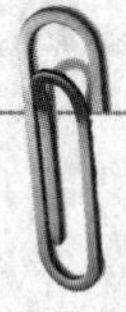

生活宜忌

①保持情绪稳定。

②多喝酸奶，少吃辛辣、油腻、刺激性、过冷、高糖的食物。

③每年做一次妇科检查。

④注意个人卫生，每日更换、洗净、消毒内裤，内裤不要与袜子等其他衣物一起洗。

⑤讲究性生活卫生，适当控制性生活，忌婚外性行为和经期性交。

产后恶露不绝

产后恶露不绝是指产妇分娩后恶露持续20日以上仍淋漓不断者，称为“恶露不绝”。本病症主要是由冲任失调、气血运行失常所致。它有虚、实之分，虚即恶露色淡、质稀、无臭味、小腹软而喜按；实即恶露紫黑黯，有块或有臭味，小腹胀而拒按。

方1 生地黄白芍阿胶方

配方：生地黄、白芍药、阿胶各15克，栀子、黄芩、侧柏叶各10克。

制用法：水煎服。

功效：养阴清热，凉血固冲。用于恶露不绝量少色紫红质稠，颧红手足心热者。

备注

心悸气短汗出口渴加党参、麦冬、五味子各15克；胸胁胀痛加郁金、香附各10克；腹痛加茜草、乌贼骨各10克。

方2 干荷叶鬼箭羽散

配方：干荷叶60克，鬼箭羽30克，桃仁15克（汤浸，去皮、尖、双仁，麸炒微黄），蒲黄30克，刘寄奴30克。

制用法：上药捣筛为散。每服9克，以童便300毫升，生姜4克，生地黄7.5克，拍碎，同煎至180毫升，不计时候，稍热服。

功效：破血逐瘀。用于治疗产后恶露不下，腹中疼痛，心神烦闷。

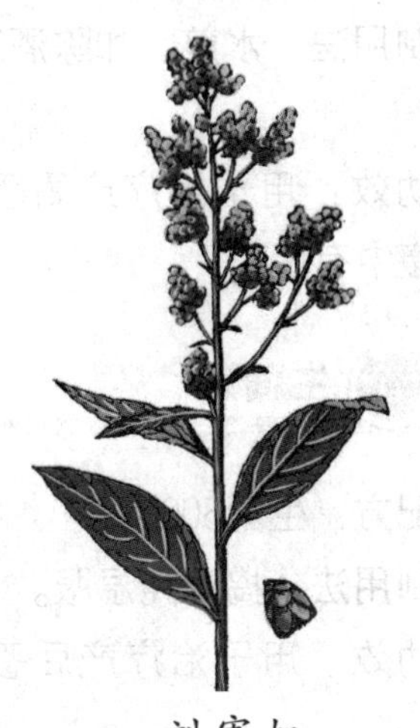

刘寄奴

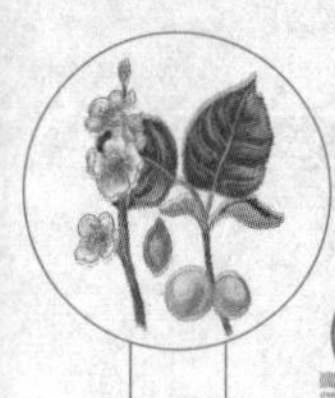

方3 卷荷散

配方：初出卷荷、红花各60克，蒲黄纸炒、牡丹皮各15克。

制用法：上为细末，每服9克，空心温酒或童便调下。

功效：用于治疗产后血上冲心，血刺血晕，腹疼恶露不绝。

方4 生蒲黄糊

配方：生蒲黄60克，醋适量。

制用法：把醋煮沸，放入蒲黄调为糊状服下。

功效：用于治疗恶露不绝。

方5 山楂大黄汤

配方：糖水炒山楂12克，醋炒大黄6克，生蒲黄、五灵脂各9克。

制用法：水煎，加陈酒1杯和服。

功效：用于治疗产后恶露不下，腹中有块。

方6 生藕汁

配方：生藕500克。

制用法：捣汁炖温服。

功效：用于治疗产后恶露不下。

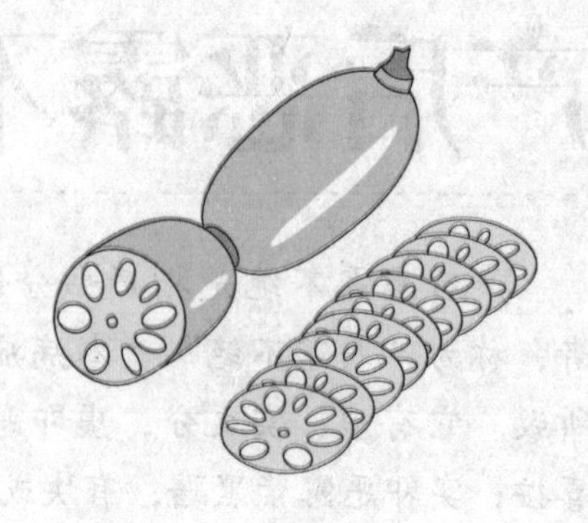

莲藕

方7 藕汁白糖饮

配方：藕100克，白糖20克。

制用法：先将鲜白嫩藕榨取藕汁，冷藏备用，再将白糖兑入藕汁中，冷饮之。

功效：适用于血热所致产后恶露不绝。

方8 当归甘草汤

配方：当归24克，炙甘草5克，草桃仁11粒，川芎9克，炮姜5克。

制用法：水煎服。

功效：主治产后恶露不绝，小腹疼痛。

方9 益母草当归汤

配方：益母草18克，当归6克，杭白芍药9克。

制用法：水煎服。

功效：用于治疗产后日久，恶露不尽。

方10 血竭当归散

配方：血竭、当归尾、红花、桃仁各等份。

制用法：研末，每次服3克，淡酒送下。

功效：用于治疗产后日久，恶露不绝。

方11 人参乌鸡汤

配方：人参10克，净乌骨鸡1只，精盐少许。

制用法：将人参浸软切片，装入鸡腹，放入砂锅内，加盐、隔水炖至鸡烂熟，食肉饮汤，日2～3次。

功效：用于治疗产后气虚之恶露不绝。

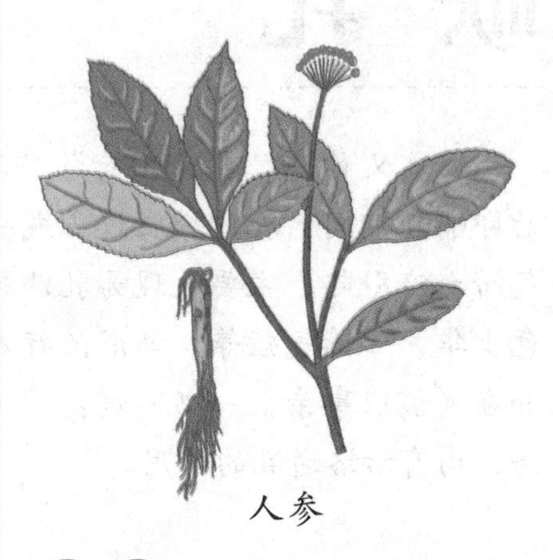

人参

方12 蒲黄益母草散

配方：蒲黄、益母草、当归、五灵脂各等份。

制用法：研为细末，蜜丸9克重，每服1丸，重者2丸，每日3次，白水送服。

功效：主治产后恶露不绝，少腹疼痛。

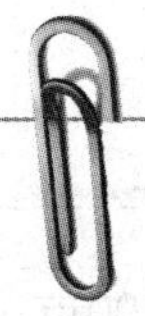

生活宜忌

①产后未满50天绝对禁止房事。

②保持室内空气流通，祛除秽浊之气，但要注意保暖，避免受寒。若血热证者，衣服不宜过暖。

③使用垫纸质地要柔软，要严密消毒，防止发生感染。

④加强营养，饮食宜清淡，忌生冷、辛辣、油腻、不易消化的食物。

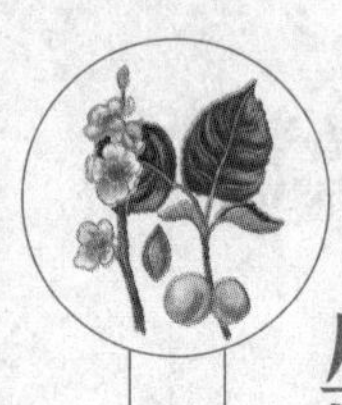

缺乳

缺乳又称为“乳汁不行”“乳汁不下”，是指妇女分娩3天以后即哺乳期间，乳汁分泌过少或全无乳汁的疾患。常因气血虚弱或气滞血瘀引起。主要表现为乳汁稀薄而少、乳房柔软而不胀痛、面色少华、心悸气短等。药浴治疗本病，有通乳活血之功。正如张子和在《儒门事亲》一书所说：“古法，用木梳梳乳，与热水洗涤乳房，均有活络通乳的作用。”

方1 生乳酒

配方：大枣3个，白酒1杯，生姜3片，穿山甲、王不留行各9克。

制用法：将上药用水煎，喝时再把酒倒上，另加白糖1匙，服后出微汗。本方一般服后2～3小时即下乳。

功效：主治妇人乳少或乳汁不下。

备　注

本方是福建三明中医张能舜师传验方。

方2 鲤鱼散

配方：鲤鱼1条。

制用法：焙干研末，饭前用酒送服，每次服10克，每日服2次。

功效：用于治疗缺乳。

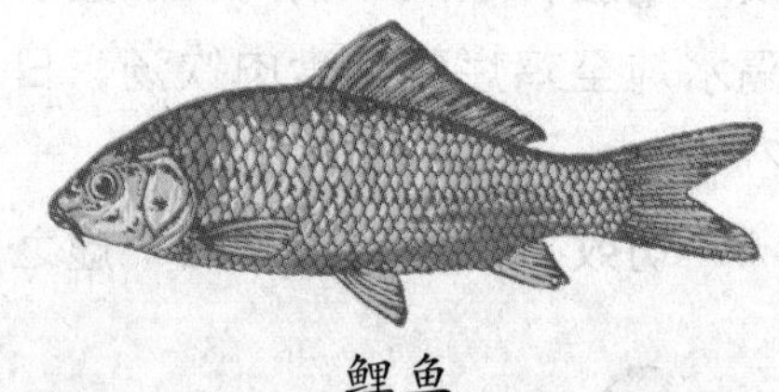

鲤鱼

方3 赤小豆汤

配方：赤小豆50～100克。

制用法：将小豆洗净，加水700毫升，入锅中，旺火煮至豆熟汤成，去豆饮汤。

功效：用于治疗产后乳房充胀，乳脉气血滞所致的乳汁不行，乳汁分泌过少。

方 4 章鱼猪脚汤

配方：章鱼100克，母猪脚1对。

制用法：先将猪脚斩碎，加水煮汤吃。

功效：用于治疗产后缺乳。

方 5 鲫鱼猪蹄汤

配方：活鲫鱼150克，猪蹄1只。

制用法：炖煨，分2次服。

功效：用于治疗缺乳。

方 6 催乳汤

配方：紫背金牛干品、猪肉各60克。

制用法：饮汤吃肉。

功效：用于治疗产妇无乳。

方 7 豆腐红糖

配方：豆腐120克，红糖30克。

制用法：共煮熟后加黄酒30毫升，食之，每日3次。

功效：用于治疗缺乳。

方 8 猪肝炖黄花菜

配方：猪肝250克，黄花菜、花生仁各50克。

制用法：炖煨食之，每日1次。

功效：用于治疗缺乳。

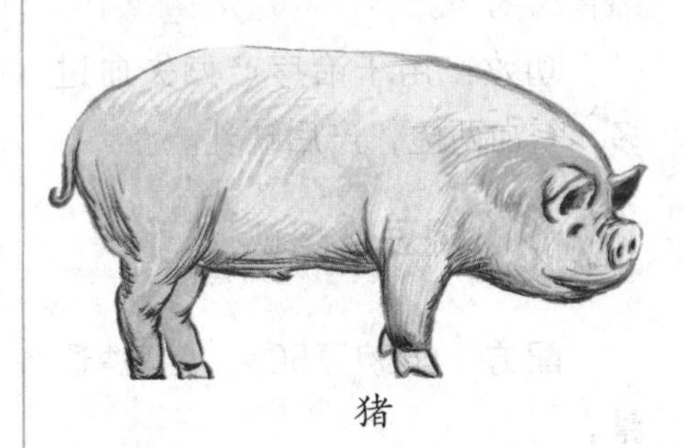

猪

方 9 核桃仁黑芝麻散

配方：核桃仁50克，黑芝麻100克，炒熟。

制用法：共研细末用米酒冲服，分2日服完。

功效：用于治疗缺乳。

方 10 煮活虾

配方：活虾60克。

制用法：活虾微炒，用黄酒少适量煮熟食之，每日1次，连服3日。

功效：用于治疗缺乳。

方 11 姜醋猪蹄

配方：猪前蹄2只(洗净砍块)，生姜50克(拍裂)，醋800毫升。

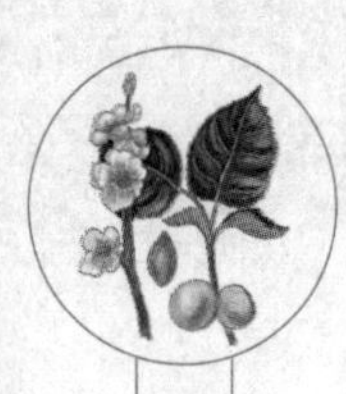

制用法：同放于砂锅中，大火烧开后，去浮沫，小火炖至酥烂，下精盐，调匀。分1～2次乘热食肉喝汤。

功效：用于治疗产妇失血过多，气血两虚，产后缺乳。

方12 豌豆红糖饮

配方：干豌豆50克，红糖适量。

制用法：将豌豆加水400毫升，大火烧开，小火炖至酥烂。下红糖，至糖溶。分1次或2次食豆喝汤。

功效：用于治疗产妇缺乳。

方13 黑芝麻猪蹄汤

配方：黑芝麻250克，猪蹄汤适量。

制用法：将黑芝麻炒后研成细末，每次取15～20克，用自家熬好的猪蹄汤冲服。

功效：补血生乳。用于治疗产后缺乳。

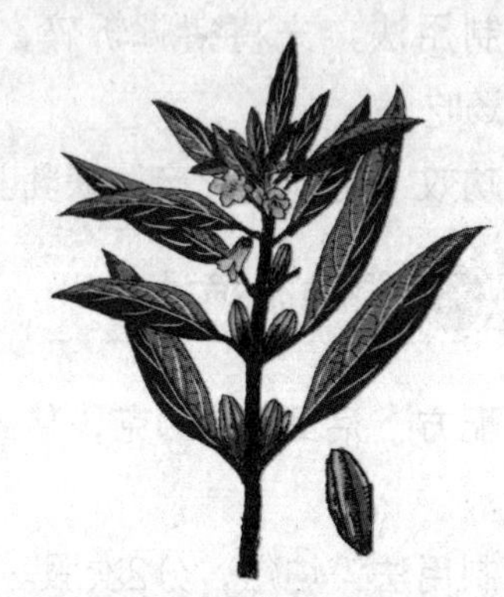

黑芝麻

方14 黄酒炖虾增乳汤

配方：干虾米(大海米)150克，黄酒适量。

制用法：用黄酒将虾米炖烂，然后兑入熬好的猪蹄汤服食。

功效：益气增乳。用于治疗产妇乳少。

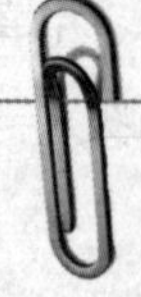

生活宜忌

①清洁乳房，牵拉乳房，衣着宽松；注意恶露的情况，正确哺育。

②纠正贫血，多吃补血补气的食物；合理饮食，饮食不可过于油腻。

③调畅情志，进行适度的运动。

回乳

回乳也叫“断乳”，是指妇女分娩后，婴儿不需要哺乳奶汁时，采取针灸、药物等方法阻断乳汁分泌的一种方法。一般多见于产后妇女，在回乳过程中可伴有回乳胀痛症状。

方1 豆芽汤

配方：生麦芽、炒麦芽、生谷芽各30克。

制用法：水煎服。

功效：用于治疗妇女断奶后乳房胀满。

方2 陈皮甘草汤

配方：陈皮30克，甘草15克。

制用法：水煎服。每日1剂。

功效：用于回乳。

方3 蒲公英汤

配方：蒲公英15克。

制用法：每日1剂，水煎2次，共得药液300毫升，分2次或3次服。

功效：用于回乳。

方4 红花当归汤

配方：红花、当归、赤芍药、怀牛膝各15克，炒麦芽、生麦芽各60克。

制用法：水煎服。

功效：用于治疗产后不欲哺乳者。

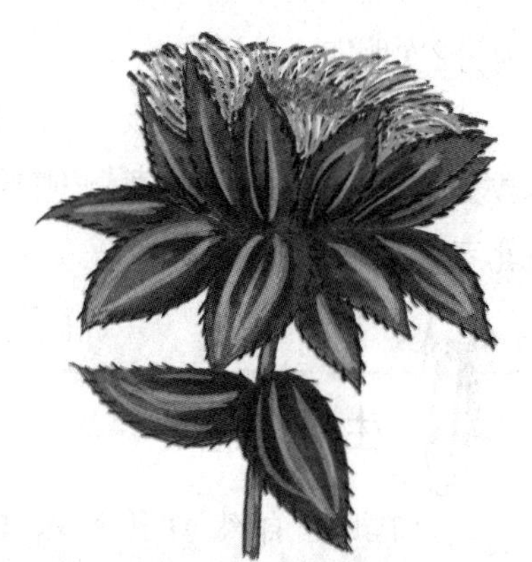

红花

方5 豆豉炒饭方

配方：豆豉60克，食油、熟

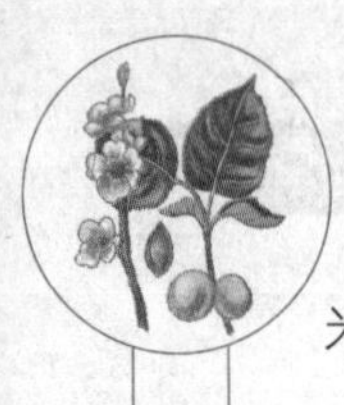

米饭各适量。

制用法：锅内放入油待热，先炒豆豉后下米饭。食用。

功效：下气，解郁。用于治疗断奶后乳房胀痛，服后奶水即回。

方6 莱菔子汤

配方：炒莱菔子30克。

制用法：上药打碎，水煎分2次温服。若效果不明显时，可服第2剂。

功效：用于回乳。

方7 番泻叶蒲公英汤

配方：番泻叶3克，蒲公英30克。

制用法：开水浸泡10分钟，1日内分2次服下。

功效：用于治疗妇女泌乳过多或因其他原因不能哺乳，需要回乳者。

方8 浦公英神曲汤

配方：蒲公英、神曲、麦芽各60克。

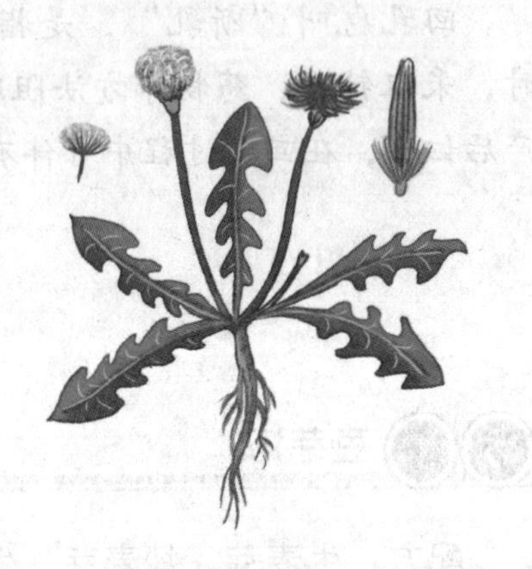

蒲公英

制用法：水煎服。

功效：用于回乳。

方9 麦芽汤

配方：生麦芽60克。

制用法：水煎服。

功效：用于治疗妇女哺乳期断乳或乳汁淤积所致的乳房胀痛。

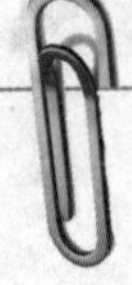

生活宜忌

回乳有自然回乳和人工回乳两种方法，自然回乳就是逐渐减少喂奶次数，缩短喂奶时间，同时应注意少进汤汁和下奶的食物，使乳汁分泌逐渐减少以致全无；人工回乳可采取口服或肌肉注射雌激素类药物等方法。

产后诸症

产后诸症是孕妇产后出现的一系列综合性疾病。包括胞衣不下、产后血晕、产后血不下、产后虚弱、产后无乳、乳汁自出、产后阴脱、产后风湿痛、冒虚汗等症，常因气血亏虚、气虚血脱、表虚不固等所致，如不及时调护将诱发其他疾患。

方1 滋阴止痛丸

配方：胡桃去皮12个，酒炒杜仲500克，补骨脂25克。

制用法：将上药研为细末，炼蜜为丸，如梧桐子大。每服60丸，每日2次，用淡醋汤送下。

功效：主治妇女产肾虚各种腰疼痛。

备注

本方是湖南湘潭市名老中医谷乐氏家传民间验方。

方2 牛膝汤

配方：牛膝、瞿麦各200克，当归150克，通草300克，滑石（包煎）40克，冬葵子250克。

制用法：以水9升，煮3升，分3服。若衣不下，腹满，即有生命危险。

功效：用于治疗胞衣不出，脐腹坚胀，急痛即有生命危险。

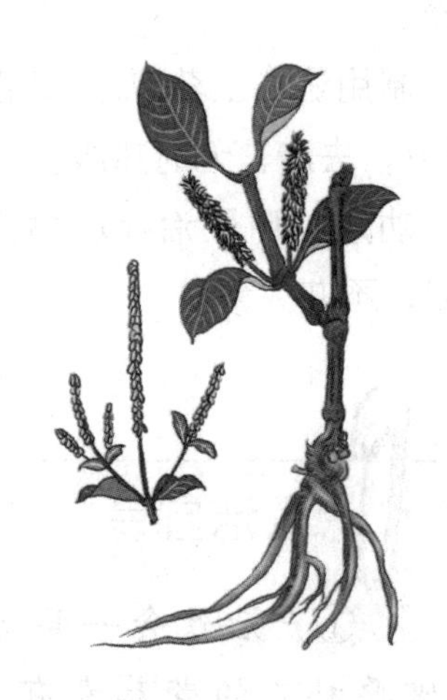

牛膝

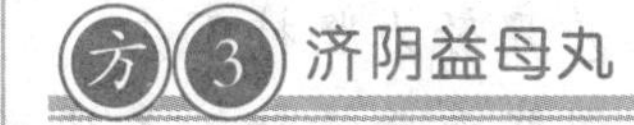

方3 济阴益母丸

配方：益母草250克，赤芍药

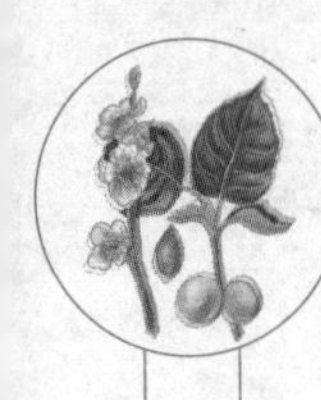

25克，当归22克，木香16克。

制用法：共为细末，炼蜜为丸，如弹子大。小儿童便、黄酒、米汤为引。冲一丸服下，每日2次。

功效：主治产后肚子疼、手脚麻木等病症。

备　注

本方是河北保定名中医黄友信介绍的经验良方。

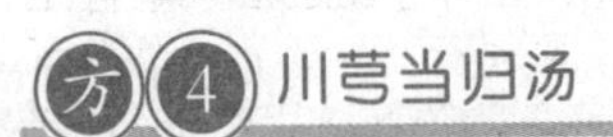

方4 川芎当归汤

配方：川芎、当归、芍药各等份。

制用法：上药以水1.5盅，煎至7分，去渣，无时热服。

功效：用于治疗产后血崩，眩晕，不知人事。

方5 锦纹大黄膏

配方：锦纹大黄50克，为细末，酽醋0.5升。

制用法：同煎如膏，丸如梧桐子大，患者用醋3.5克，化5～7丸服之，须臾血下即愈。

功效：用于治疗产后恶血冲心，胎衣不下，腹中血块。

方6 附子炮牡丹皮丸

配方：附子炮 25 克，牡丹皮 50 克，干漆 0.5 克，碎之，炒尽烟。

制用法：上为末，以酽醋 1 升，大黄末 50 克，熬成膏，和药丸如梧桐子大。温酒吞 5 ～ 7 丸，不拘时。

功效：用于治疗血入胎衣，衣为血胀不得下。

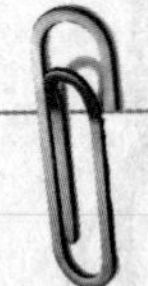

生活宜忌

①产后饮食一要富有营养，二要易于消化，其中特别需要补充的营养素有：蛋白质、水溶性维生素、铁、铜、锌等造血物质以及足够的水。

②产后锻炼一定要注意安全，做好自我监护，要量力而行，并且努力坚持下去。

③调整产后情绪，多从可爱的宝宝身上找快乐，恢复信心，愉快地面对生活。

避孕

避孕是一种通过人为手段，在保证身体健康和生育功能不受损害的原则下，使妇女暂不受孕的方法。临床上除通过器械(如避孕膜、套)和手术(如结扎、安环)等避孕外，药物避孕最为常见。由于西医中的避孕药片对乳房或生殖系统长癌妇女、发育中的女性、哺乳中的母亲、肝脏不好的女性和血栓栓塞症的妇女都不宜服用，且高血压、糖尿病、癫痫、偏头痛、严重气喘和有烟瘾的妇女，在服用避孕药后，会增加中风的概率，因此中药避孕更为理想。

方1 棕树根荔子花汤

配方：棕树根90克，荔子花60克，苋兰花草根90克，藕节根60克，猪小肠2 000克。

制用法：以上几味药洗净和猪小肠煎煮取汁，每日服3次，每次100毫升，4日为1个疗程。

功效：用于妇女避孕。

方2 零陵青散

配方：零陵青30克。

制用法：将上药研为细末，候月经过后，每日空腹6克，白酒冲服，5日服完。

功效：用于妇女避孕，服本方1剂后，可避孕1年，如需再避孕，1年后可再服。

方3 带柄柿蒂散

配方：带柄柿蒂4～7枚，黄酒30毫升。

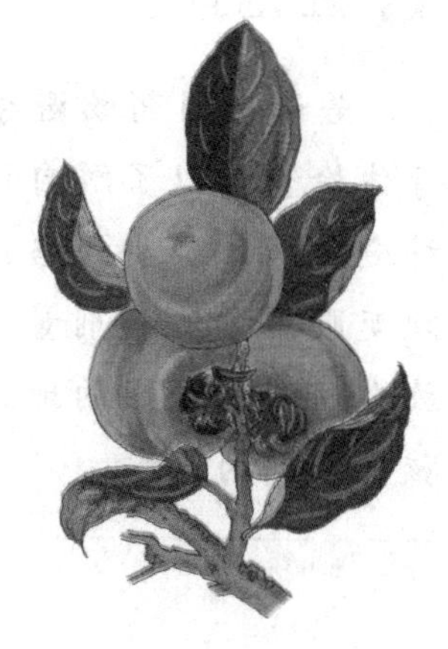

柿子

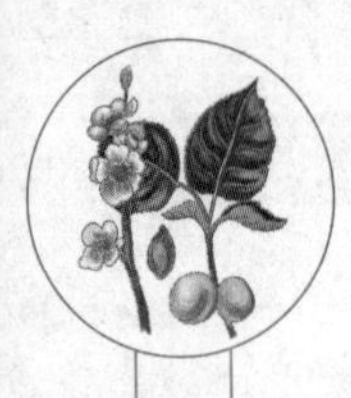

制用法：将柿蒂在瓦片上焙干存性，压成粉。在月经干净后2天内用黄酒送服，服1次可避孕1年。

功效：避孕。

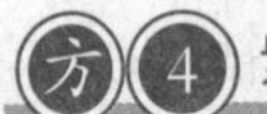

方4 紫茄花散

配方：紫茄花14朵(含苞未放的)，黄酒适量。

制用法：将紫茄花置新瓦上焙干，研成细末。于产后或月经来潮之后用黄酒一次送服，每日1次，连服7日。

功效：避孕。

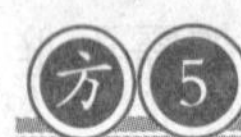

方5 油菜籽生地黄汤

配方：油菜籽20克，生地黄、白芍药、当归各15克，川芎5克。

制用法：以水煎之。于月经净后，每日服1剂，连服3日，可避孕1个月。如制成丸剂，连服3个月，可长期避孕。

功效：避孕。

方6 黑木耳红糖膏

配方：黑木耳500克，红糖、黄酒各适量。

制用法：将黑木耳煮至极烂，加红糖再煮浓缩成膏，空腹时加黄酒冲服，每日2次，于产后3~7天内服完。

功效：避孕。

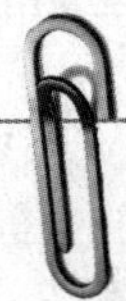

生活宜忌

若选择用药物避孕，在选择避孕药前，应去医院做身体检查，以了解自己是否适宜使用避孕药。无论哪一种避孕药，都要严格按照说明书的规定服用，不可随意改变服用方法和剂量，否则会影响避孕效果。避孕药要放在阴凉、干燥的地方保存，有小孩的家庭，要放在小孩拿不到的地方。

女子不孕

育龄夫妇同居2年以上，因女方病理原因而不能生育的，称为女子不孕。女子不孕分为原发不孕和继发不孕。有正常性生活、配偶生殖功能正常，未避孕而不受孕者，为原发性不孕；如果曾一度怀孕，但此后就未能受孕为继发性不孕。女性不孕的原因有生殖道堵塞、生殖道炎症、卵巢功能不全和免疫因素等。此外，严重的生殖系统发育不全或畸形、全身性疾病、营养缺乏、内分泌紊乱、肥胖病、神经系统功能失调等，也会影响卵巢功能和子宫内环境而导致不孕。

椒附散

配方：食盐30克，川椒、熟附子各15克，生姜5～10片，艾炷21壮（如黄豆大）。

制用法：先将食盐研细末待用，次将川椒、附子共研细末，贮瓶备用。用时先取食盐15～30克填入患者的脐孔内，取艾炷置食盐上点燃灸7壮，继之去除脐中食盐，再以川椒、附子末填入脐孔内，以生姜片覆盖于脐上，再用艾炷置脐上灸之，连续灸14壮。每日如上填药艾炷灸1次，7日为1个疗程。

功效：温通经络。

备注

引自《外治汇要》。

狗头散

配方：全狗头骨1个。

制用法：将狗头骨砸成碎块，焙干或用砂炒干焦，研成细末。服药前测基础体温，有排卵的体温曲线呈双相型，即月经后3～7日开始服药。每晚临睡时服狗头散10克，黄酒红糖为引，连服4日为1个疗程。忌食生冷。未成孕者，下次月经过后再服。连用3个疗程而无效者，改用他法治疗。

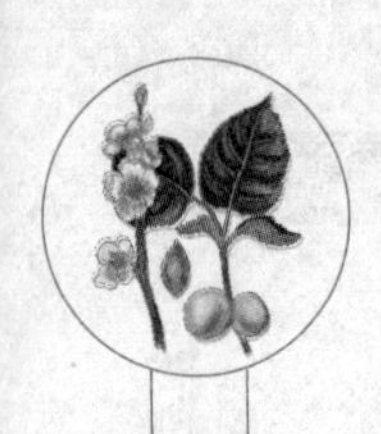

功效：用于治疗不孕症。

备 注

全狗头骨散治疗不孕症，作用机制不明，有待进一步探讨，可能是狗头骨和狗肉为热性，故对宫寒、子宫发育欠佳，不能受孕者有效，对其他型和器质性病变不孕者则欠佳。

方3 菟丝子杜仲汤

配方：菟丝子18克，杜仲、覆盆子各15克，吉林参6克，延胡索10克，鹿角霜30克，当归12克，白芍药10克。

制用法：水煎服。每日1剂。

功效：补肾益气，滋养冲任。用于治疗妇女不孕症，证属肾气不充者。

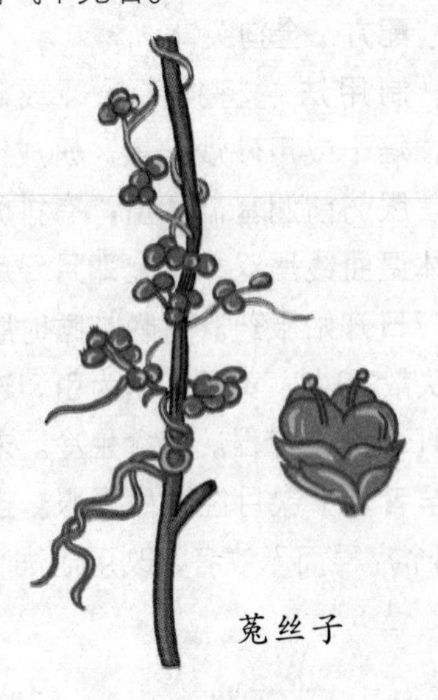

菟丝子

方4 紫石英党参汤

配方：紫石英、党参、川断各15克，淫羊藿9～15克，黄芩、徐长卿、菟丝子、当归、白芍药、白术、云茯苓、炙甘草各9克，熟地黄12克，川椒1.5克，鹿角霜、川芎各6克。

制用法：水煎服。每月从月经第七日开始服药，每日服1剂，连服3日停药1日，再服3剂。每月共服6剂，6剂服完后方可交合。

功效：补气养血益肾，补冲任。用于治疗原因不明的不孕症，指夫妇有正常性生活，3年以上未曾受孕，妇方有排卵规律，输卵管通畅，周围无粘连，无肌瘤或子宫内膜异位症，男方精液检查正常。

方5 当归知母汤

配方：当归7.5克，知母15克，川芎10克，甘草5克。

制用法：一碗半的水煎之，分服，每月来经前后各服1剂。

功效：用于治疗女子不孕，不出数月便能受孕。

方6 鸡血藤桃仁汤

配方：鸡血藤30克，桃仁、车前子各15克，当归、木香、艾叶、焦山楂、焦神曲、焦麦芽、佛手各10克，三棱、莪术、泽泻各6克，川续断12克，杜仲18克。

制用法：月经前3日开始服药，每日1剂，水煎，分2次温服。

功效：用于治疗痛经不孕。

方7 熟地黄鹿角片汤

配方：熟地黄15克，鹿角片(先煎)12克，淫羊藿15克，仙茅12克，枸杞子、菟丝子各15克，当归12克，山萸肉10克，炙龟板(先煎)15克，紫河车、川断、丹参各12克，党参15克，牛膝12克，壳砂10克。

制用法：每日1剂，煎3次，混匀，分2次服。

功效：助阳滋阴，益气补血。用于治疗原发性不育不孕症。

方8 牡丹皮丹参汤

配方：牡丹皮、丹参、当归、白芍药、生地黄、香附、茺蔚子、延胡索、怀牛膝、郁金各10克，川芎、月季花、玫瑰花各5克。

制用法：水煎服。每日1剂。

功效：活血化瘀，通经散结。用于治疗输卵管阻塞不孕症。

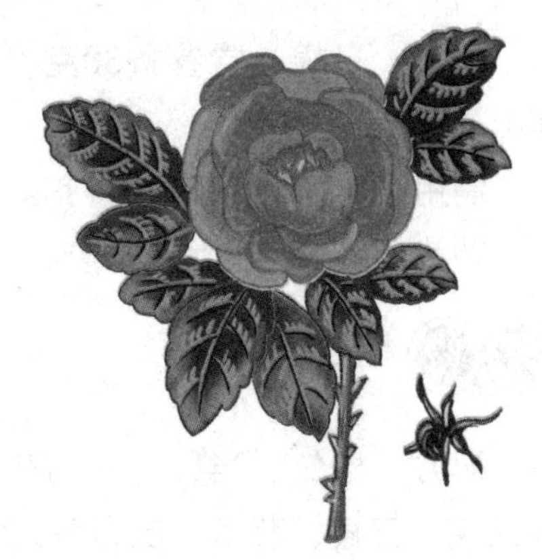

玫瑰花

方9 玉兰花汤

配方：玉兰花将开未放者10朵。

制用法：水煎服。

功效：用于治疗痛经不孕。

方10 丹参茯苓汤

配方：丹参20克，茯苓15克，柴胡、枳实、赤芍药、葛根各10克，生甘草3克。

制用法：水煎服。每日1剂。

功效：用于治疗气滞血瘀型不孕症。

备注

气滞血瘀型，多因流产刮宫

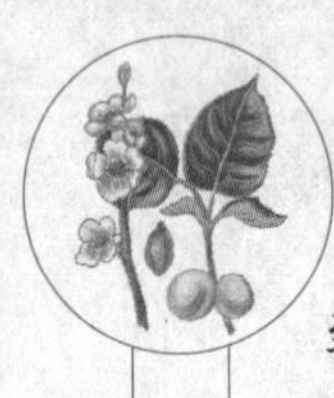

致继发不孕。

方11 乌梅党参汤

配方：乌梅、党参各30克，远志、五味子各9克。

制用法：水煎服。每日1剂。

功效：用于治疗女子不孕。

方12 桃仁当归汤

配方：桃仁、当归、赤芍药各10克，三棱、莪术、昆布各12克，路路通、地龙各18克，川芎6克。

制用法：水煎服。每日1剂。

功效：活血化瘀，通经活络。用于治疗输卵管不通。

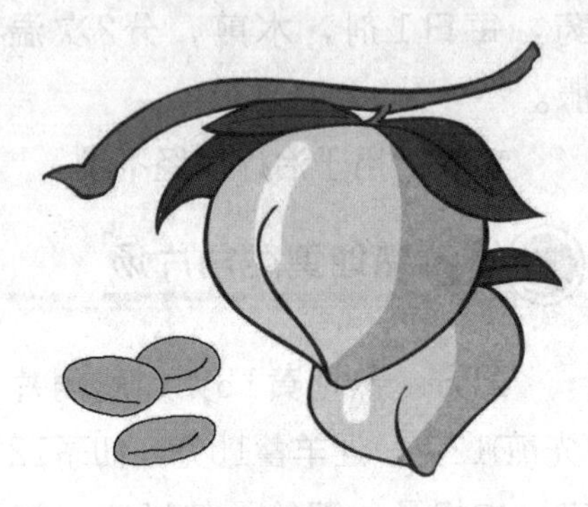

桃仁

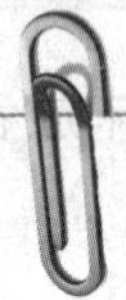

生活宜忌

①减轻工作压力。工作压力会影响生殖能力。如果夫妻二人都是工作狂或一方是工作狂，对怀孕不利。而且要想怀孕时，必须将身心调整到最佳，这对孩子的健康也非常有好处。

②戒烟。无论是丈夫还是妻子吸烟，都会损坏生育力。研究显示，抽烟男性的精子数与活力都较低，每天抽烟的女性，也不易受孕。

③戒酒。酒精对精子的数量及质量影响很大，为增加怀孕的几率，你就必须忍痛割爱戒酒。

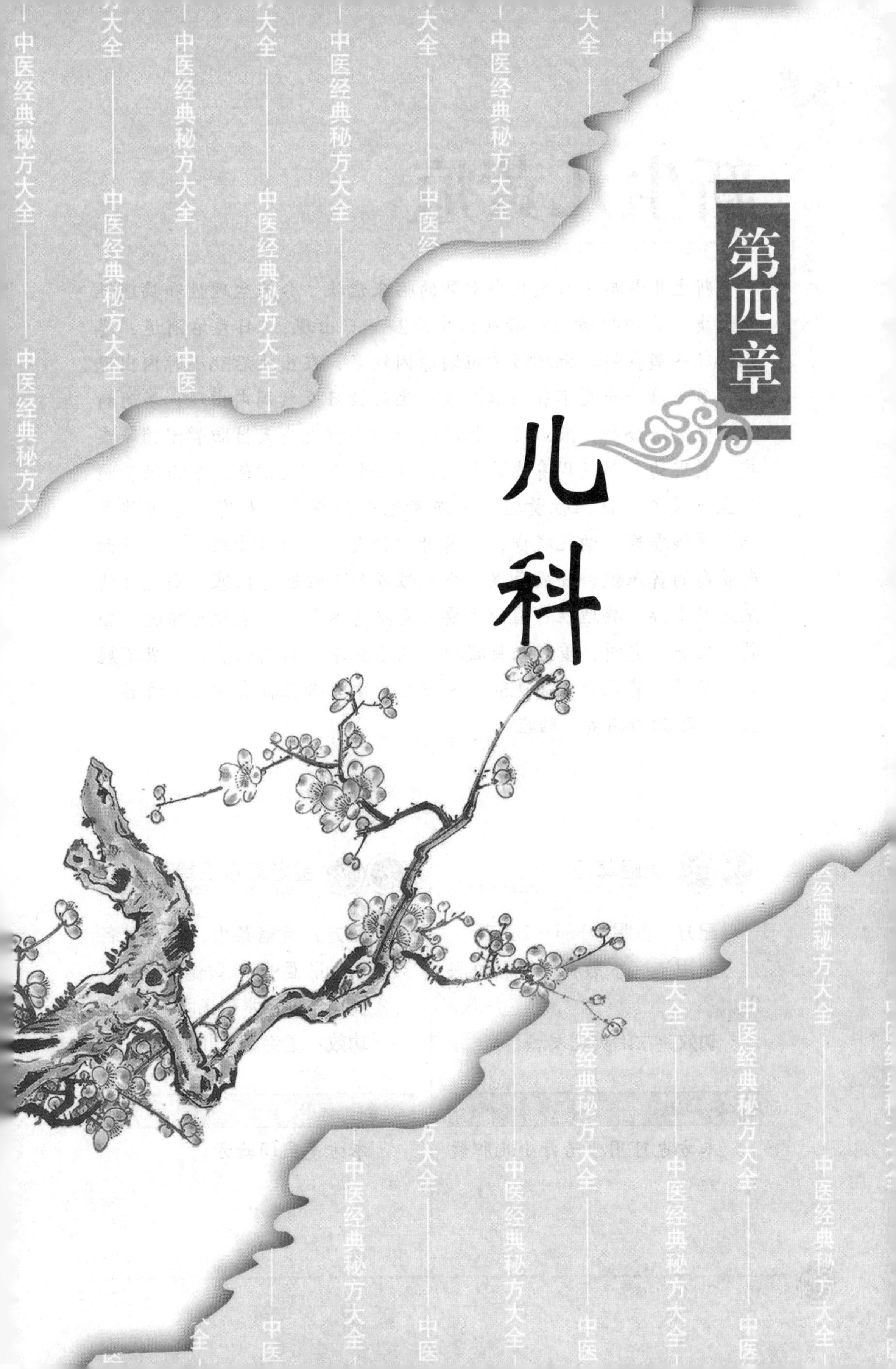

第四章 儿科

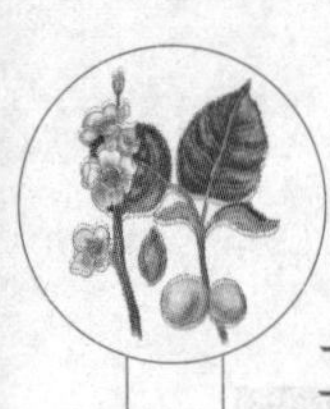

新生儿黄疸

新生儿黄疸是新生儿期常见的临床症状。分为生理性和病理性两大类。生理性黄疸一般在出生后2~3日出现，7日左右消退，婴儿情况一般良好。病理性黄疸则原因较多，在出生后36小时内出现者，多为母子血型不和的溶血症；生后数日至数周内出现，多为新生儿肝炎综合征、败血症、胆汁淤积综合征或先天性胆管闭锁等疾病。表现为面部及周身皮肤黄染，分泌物也可呈橘色，溶血性黄疸多呈橘黄色，梗阻性黄疸多呈灰黄色或黄绿色，如有感染可伴发热、精神委靡、纳乳减少，可有肝脾肿大、溶血性黄疸，还可见面色苍白的贫血貌、呼吸急促。先天性或后天性胆管阻塞，则见大便呈灰泥土样。病理性黄疸的主要并发症为核黄疸，表现为嗜睡、拒乳、呕吐、尖叫，重者双目凝视，两手握拳，肌肉强直，呼吸不规则，抽搐。其死亡率高达50%~75%，幸存者往往有神经系统后遗症。中医称为脂黄、胎疸。

方1 鱼腥草汤

配方：鱼腥草156~188克。

制用法：水煎服，待温时服用。

功效：主治黄疸发热。

备　注

本方也可用于治疗小儿胆囊炎。

方2 宝塔菜根积雪草汤

配方：宝塔菜根、积雪草各31克，茵陈蒿9克，黄栀子6克。

制用法：用水煎汤服下。

功效：主治新生儿黄疸。

备　注

本方是民间验方。

方3 稻草根汤

配方：稻草根1把。

制用法：洗净，水煎，每次服1～2匙，随时服用，每日1剂，连服数日至痊愈。

功效：用于治疗新生儿黄疸。

方4 生麦芽茵陈汤

配方：生麦芽9克，茵陈12～15克，金钱草9克，穿肠草6克，通草、黄柏各3克。

制用法：水煎服。随证加减。

功效：用于治疗婴幼儿黄疸。

方5 茵陈大枣汤

配方：茵陈6克，大枣5个。

制用法：水煎，随时服用，每日1剂，连服1周左右，直至黄疸消退。

功效：用于治疗新生儿黄疸。

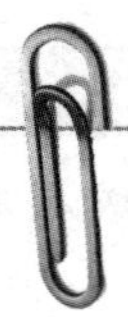

生活宜忌

①对新生儿要密切观察精神、食奶及全身症状，注意黄疸疾病的变化。

②产妇应注意饮食调配，忌酒及辛辣食物。

③保持婴儿皮肤、脐部、臀部的清洁，防止感染。

④生理性黄疸不需治疗，注意保暖，保证足够热量供给可减轻黄疸程度。

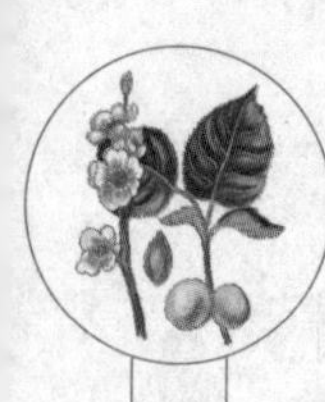

小儿感冒发热

儿童对外界环境适应力差，当受到外邪袭扰时，就会发热。小儿发热时面红唇红，或者五心热，或者小便少，或者烦躁不安。根据病因，小儿热分为表、里、虚、实、壮、昼、夜、潮、惊、积、余、烦、骨蒸、五脏以及表里俱热或半表半里热等各种不同表现，情况复杂。感冒发热是由外部风邪袭侵导致，可伴有呕吐、惊风等风寒、风热症状。小儿感冒后头痛、鼻塞、流涕、咳嗽等就会出现发热。高热不退还可能导致腮腺炎、风疹、肺炎、哮喘，甚至转移为肝炎等其他病毒性疾病。

方1 姜葱饮

配方：老姜、葱白、黑糖各适量。

制用法：将姜拍碎，加上黑糖，用2碗水煮成1碗半，关火前把切好的葱白倒入。趁热用药液热气熏小儿鼻子（置于小儿鼻子下让热气真接熏鼻子），大约3～5分钟，然后倒出姜葱汤，让小儿服用。3岁以下者只能少量服用，多采用熏鼻法。每隔3～4小时熏1次，每天至少3～4次。

功效：有效治疗小儿感冒病症。

备注

本方是民间验方，成人亦可用。

方2 西瓜番茄汁

配方：西瓜、番茄各适量。

制用法：西瓜去籽取瓤，番茄洗净沸水去皮去籽，用清洁纱布（或粉碎机）绞汁，两液合用当水饮。

功效：用于治疗感冒发热、口干、小便赤热者。

备注

本方汁液不宜存放太久。

方3 鸡蛋绿豆饼

配方：绿豆125克，鸡蛋数个。

制用法：绿豆研粉，炒热，加蛋清调和，捏成小饼贴胸部，3岁左右患儿敷30分钟，不满周岁的敷15分钟。

功效：用于治疗小儿发热。

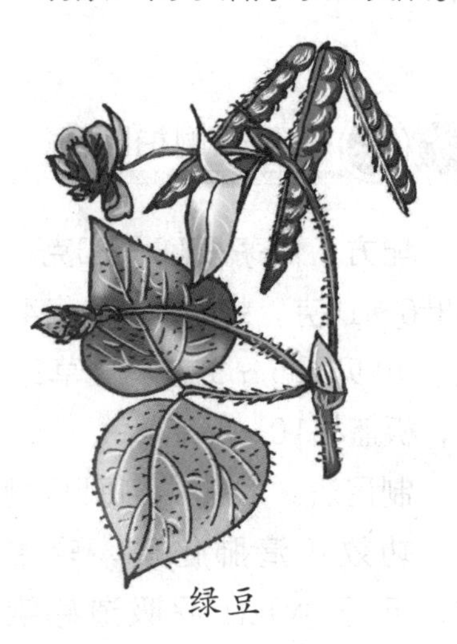

绿豆

方4 竹沥

配方：竹沥50毫升。

制用法：将竹沥煎煮数沸，1次服下，每日2～3次。

功效：用于治疗小儿发热。

方5 黄瓜叶白糖

配方：鲜黄瓜叶1 000克，白糖500克。

制用法：将黄瓜叶洗净水煎1小时，去渣以小火煎煮，浓缩至将要干锅时停火，冷却后拌入白糖混匀晒干，压碎装瓶备用。每次10克，以开水冲服，每日3次。

功效：退热。用于治疗小儿发热。

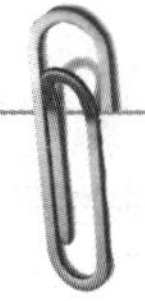

生活宜忌

①多喝水以助发汗，并防虚脱。水有调节体温的功能，可使体温下降并补充宝宝体内的失水。

②注意室内卫生，注意通风。

③饮食宜选择清淡而易于消化的流食或半流食，如汤汁、稀粥等，让宝宝多吃富含维生素及纤维素的蔬菜瓜果。

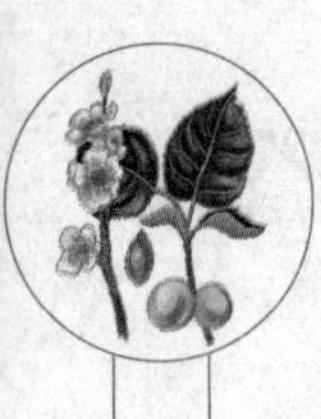

小儿咳嗽

咳嗽是小儿肺部疾患中的一种常见症候。有声无痰为咳，有痰无声为嗽，有声有痰则称咳嗽。一年四季均可发病，但以冬春为多，外界气候冷热的变化常能直接影响肺脏，加之小儿体质虚弱，很容易患病。

方1 石膏川贝母散

配方：石膏（先煎）9克，川贝母15克，朱砂3克。

制用法：分别研细，过100目筛，然后混合均匀，备用。1岁内0.25～0.3克；2～3岁0.5～0.75克；4～5岁1克；6岁以上2～5克。

功效：清宣肺热，止咳化痰，平喘利尿，镇静安神。

备注

本方石膏清热平喘，川贝润肺止咳化痰，朱砂镇静安神，达到缓解支气管痉挛，纠正缺氧的目的，因而显效率90%以上，且无不良反应。婴幼儿可把药粉放在乳头上吮吸，较大患儿配麻杏石甘汤效果更快，更好。

方2 白茅根侧柏叶汤

配方：白茅根10～20克，侧柏叶6～15克，蝉蜕、杏仁各4～8克，川贝母5～9克，甘草2～5克，板蓝根10～24克。

制用法：水煎服。每日1剂。

功效：清肺化痰，轻宣止咳。用于小儿上呼吸道感染咳嗽。

方3 黄连芦根汤

配方：黄连1.5～6克，芦根12～30克，桔梗6～10克，炙麻绒6～12克，炙金沸草9～15克，炙百部6～10克，炙款冬花、炙前胡各6～12克。

制用法：水煎服。每日1剂。

功效：清心泻肺，宣肺降

逆，化痰止咳。

方 4 桑叶菊花汤

配方：桑叶、菊花、杏仁各适量。

制用法：水煎加白糖服用。

功效：用于治疗小儿咳嗽。

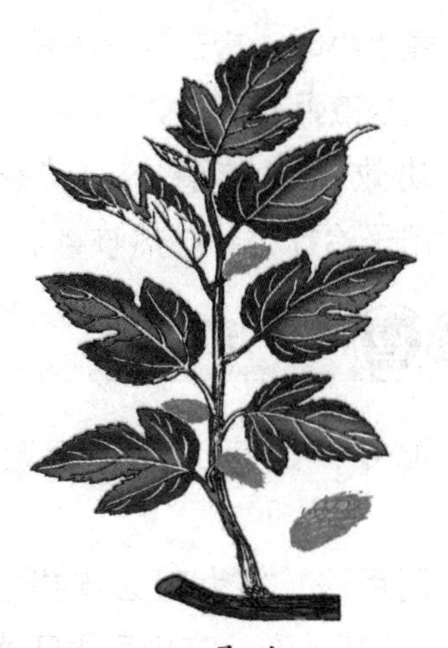

桑叶

方 5 黄芩黄莲散

配方：黄芩、黄连各12克，大黄6克。

制用法：研细末，调白酒敷贴胸部。

功效：用于治疗小儿咳嗽。

方 6 川贝母炖梨

配方：川贝母、鹿茸血末各10克，冰糖50克，雪梨1枚。

制用法：将梨去皮切片，川贝母、鹿茸血末撒布中间，文火炖熟后，入冰糖待溶化，每日分3次将汁饮下，并食梨片。

功效：清肺宁嗽化痰。用于治疗小儿咳嗽。

方 7 百部白前汤

配方：百部、白前、紫菀、杏仁、乌梅、枇杷叶各15克，青黛5克。

制用法：水煎煮，分次服用。

功效：用于治疗久咳而见小儿消瘦。

方 8 金银花杏仁饮

配方：金银花、杏仁各10克，鹅不食草6克。

制用法：水煎服。

功效：解表宣肺止咳。用于治疗支气管炎初起、发烧不重、咳嗽有痰、鼻塞流涕、舌苔薄黄等症的咳嗽。

方 9 杏仁苏梗汤

配方：杏仁10克，苏梗、前胡各15克，半夏10克，生姜3片。

制用法：水煎。每日分3次服用。

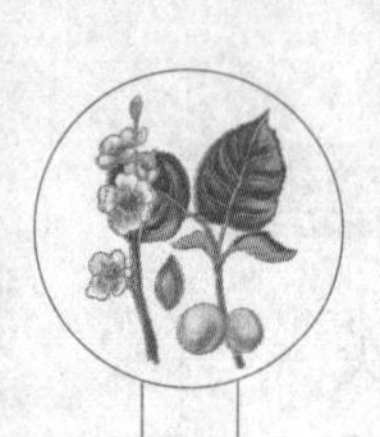

功效：用于治疗小儿咳嗽。

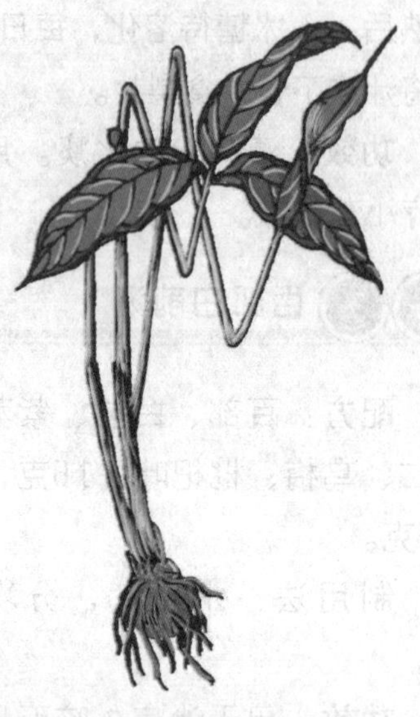

半夏

方10 藕汁蜂蜜饮

配方：鲜藕250克，蜂蜜50克。

制用法：将鲜藕适量洗净，捣烂榨汁，加蜂蜜调匀。分5次服，连用数日。

功效：清热润燥，凉血，止咳祛痰。用于治疗小儿肺热咳嗽、咽干咽痛、血热鼻衄。

方11 鸭梨粥

配方：鸭梨3个，大米50克。

制用法：将鸭梨洗净，加水适量煎煮半小时，捞去梨渣不用，再加入大米煮粥。趁热食用。

功效：润肺清心，消痰降火。用于治疗小儿肺热咳嗽。

方12 蒜汁蜂蜜饮

配方：大蒜20克，蜂蜜15克。

制用法：将大蒜去皮捣烂，用开水1杯浸泡，晾冷后再隔水蒸20分钟。取汁调蜂蜜饮。

功效：止咳祛痰。用于治疗小儿久咳不愈。

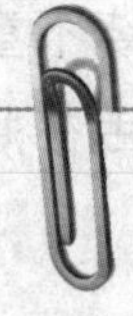

生活宜忌

①隔离传染源。隔离日期自起病开始，为期7周；或痉咳开始，为期4周。

②保护易感者。对出生3～6个月的婴儿用百日咳菌苗进行基础免疫，皮下注射3次。在流行期可用大蒜液滴鼻或每日水煎鱼腥草10克，分3次口服，均有预防效果。

小儿痢疾

痢疾是一种由痢疾杆菌引起的肠道传染病。痢疾杆菌可随食物通过污染的手、玩具、餐具等进入胃肠道，引起小儿痢疾。多见于2～7岁平素营养好、体格健壮的儿童。好发于夏秋季。表现为突起高热、面色苍白、四肢冰凉、嗜睡、精神委靡或惊厥等。小儿痢疾的特点是起病急骤，感染中毒症状严重，病情恶化快，病死率高。

方1 大枣汤

配方：红糖60克，大枣5枚。

制用法：煎汤服。

功效：治痢有神效。

备　注

本方健脾温中，大建中气，并有活血之功。用此方治久痢不止的虚寒痢甚效。

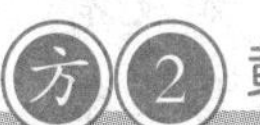

方2 黄连阿胶膏

配方：黄连去须150克，阿胶75克，炒茯苓去皮100克。

制用法：上药为末，水熬阿胶膏搅和，丸如绿豆大，每服20～30丸，空心温水饮送下。

功效：用于治疗冷热不调，下痢赤白，里急后重，脐腹疼痛，口燥烦渴，小便不利。

方3 大蒜拌白糖

配方：大蒜1头，白糖20克。

制用法：大蒜去皮切细末，用白糖拌和。每日早晚各1次，饭前吞服，连用7～10日。

功效：杀菌解毒。

备　注

如系菌痢，同时用大蒜液灌肠则效果更佳。

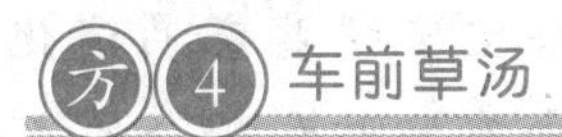

方4 车前草汤

配方：车前草60克。

制用法：全草煎水服，每日1次。

功效：清热除湿，止泻。用

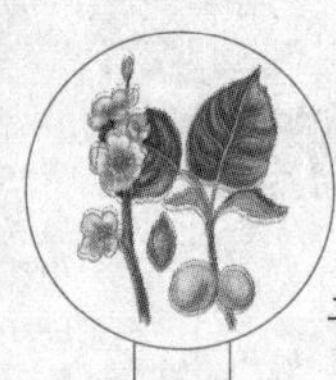

于治疗细菌性痢疾。

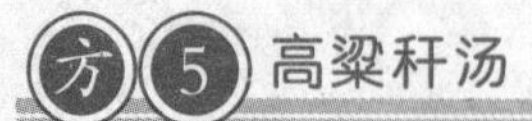

方5 高粱秆汤

配方：高粱秆1根，红糖120克。

制用法：水煎服。

功效：用于治疗小儿痢疾。

方6 黄连槟榔散

配方：黄连15克，槟榔、巴豆、木香各3克，淡豆豉30克。

制用法：研末，水丸如小豆大，朱砂为衣。强人下15丸，弱人10丸。

功效：用于治疗痢疾初发。

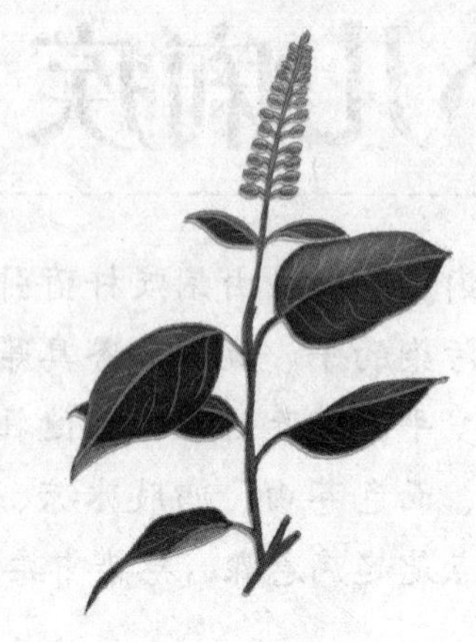

巴豆

方7 花椒汤

配方：花椒1撮。

制用法：水煎服。

功效：用于治疗小儿痢疾。

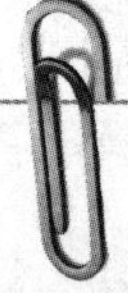

生活宜忌

①检查宝宝有没有拉肚子以外的其他症状，如发烧、呕吐等，如果出现便血或喝不了水应尽快去医院；如没有其他症状，可在家补水。但注意不要在宝宝呕吐后马上喂水，不然很快又会吐出。

②给宝宝吃些容易消化的东西，像粥、面条等，不要给他吃含有脂肪和糖分的点心。

③宝宝每次拉完后要给他冲洗臀部，每天用香皂洗一次，再用润肤霜护理，父母处理完宝宝粪便后要及时洗手，以免在家庭成员中相互传染。

小儿腹泻

婴幼儿腹泻是一种胃肠功能紊乱综合征。根据病因不同可分为感染性和非感染性两大类。2岁以下婴儿，消化功能尚不成熟，抵抗疾病的能力差，尤其容易发生腹泻。夏秋季节是病菌多发期，多种细菌、病毒、真菌或原虫可随食物或通过污染的手、玩具、用品等进入消化道，很容易引起肠道感染性腹泻。表现为每日排便5～10次不等，大便稀薄，呈黄色或黄绿色稀水样，似蛋花汤，或夹杂未消化食物，或含少量黏液，有酸臭味，偶有呕吐或溢乳、食欲减退。患儿体温正常偶或有低热。重者血压下降，心音低钝，可发生休克或昏迷。

止泻敷脐散

配方：吴茱萸、肉桂、黄连、木香各3克，苍术5克。

制用法：上药共研细末，与适量葱白捣如泥状，摊成药饼状，备用。上药分2次敷于神阙穴上，外用止痛膏覆盖固定。24小时换药1次。同时配用西药止泻4味药（小儿新诺明、多酶片、复方地芬诺酯、硝酸铋），按体重给药。

功效：温中燥湿，消炎理气。

备　注

引自1991年《陕西中医》第8期。

方2 人工麝香丁香散

配方：人工麝香、丁香、肉桂各适量。

制用法：上药共研成细末，每次用0.5～1.0克，温水调敷肚脐部位，以伤湿止痛膏固定，24小时更换1次。

功效：温补脾阳。用于治疗脾虚久泻。

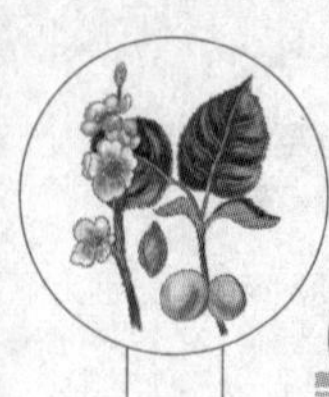

方3 车前子丁香散

配方：车前子、丁香各1克，肉桂2克。

制用法：上药各研细末、和匀、备用。用时取2克置脐中，然后以加热之纸膏药盖贴于上。每隔2日换药1次。

功效：温中止泻。

引自《中药贴敷疗法》。

方4 烧大蒜

配方：大蒜头(未去皮)1个。

制用法：将大蒜用小火烧烤并不时翻动，使大蒜外皮烧煳，里面烧软，烧熟，然后将烧熟的蒜肉碾碎，再喂给婴儿。

功效：用于治疗婴儿腹泻。

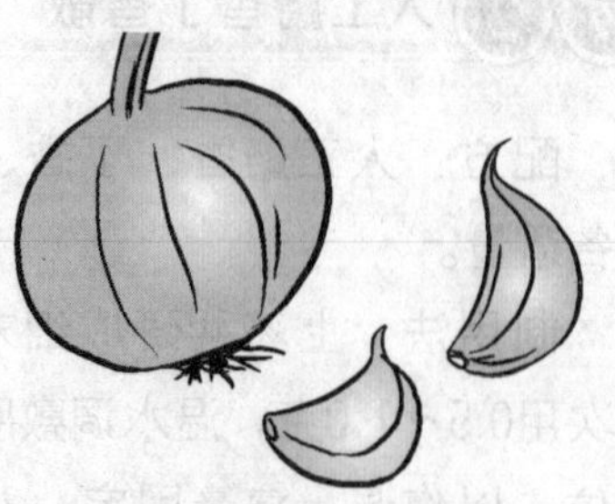

大蒜

方5 炮姜炭焦山楂

配方：炮姜炭50克，焦山楂100克。

制用法：共研细末，每日3次，1次1～2克。

功效：温中止泻，健脾消积。用于治疗婴幼儿腹泻。

方6 胡萝卜汤

配方：鲜胡萝卜250克。

制用法：洗净，连皮切成块状，放入锅内，加水适量和食盐3克，煮烂，去渣取汁，每日分2～3次服完。

功效：用于治疗小儿腹泻。

方7 胡椒粉饼

配方：胡椒粉1克，熟米饭15克。

制用法：将刚蒸熟的大米饭在手中拍成小薄圆饼，把胡椒粉撒在饼的中央。待饼不烫手时，将其正对肚脐贴上，以绷带固定，4～8小时除去。

功效：用于治疗婴幼儿单纯性消化不良之腹泻。

方8 银鲳鱼白术汤

配方：银鲳鱼肉30克，白术3～6克，山药9克，白芍药3～9克，甘草3克。

制用法：上5味水煎，取汁去渣。每日1剂，分2次温服。

功效：健脾止泻，用于治疗小儿腹泻。

方9 人参白术散

配方：人参10克，焦白术30克。

制用法：共为细面，1～3岁小儿次服0.6克；4～6岁次服1.5克，日3次。

功效：用于治疗小儿腹泻。

方10 焦米汤

配方：粳米1把。

制用法：将粳米放在锅内炒黄、微糊，再加入适量水煮开。给婴儿饮用。

功效：用于治疗婴儿腹泻。

方11 石榴皮汤

配方：石榴皮8克。

制用法：水煎频服，代茶饮。

功效：用于治疗久泻。

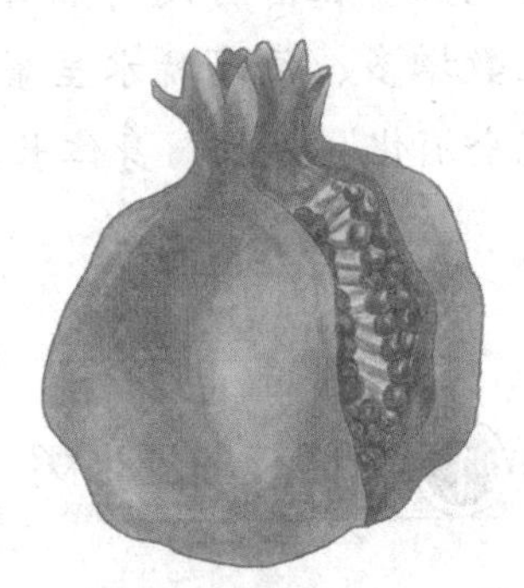

石榴

方12 粳米大米粥

配方：粳米、大米各50克。

制用法：煮成粉絮状，将上面浮漂米粒喂患儿。

功效：用于治疗小儿腹泻。

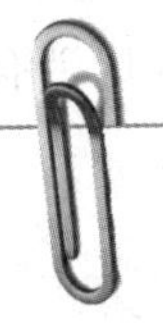

生活宜忌

①注意饮食卫生，避免病菌感染肠道而引发小儿腹泻。

②不要给孩子吃生、冷的食物。

③要注意气候变化，注意给孩子保暖。

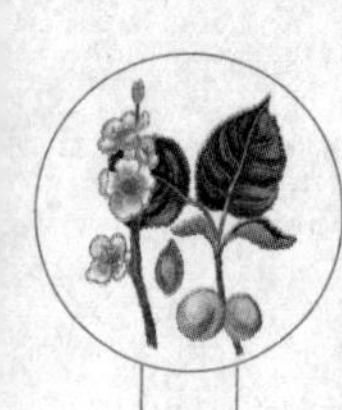

小儿消化不良

消化不良主要是指食物进入体内不能完全消化，而无法吸收的一种病症。轻者可没有痛苦，仅仅表现为腹部不适；重者可出现大便次数增多、便下稀水呈蛋花样、食欲减退、腹胀等，并且因食物未完全消化、吸收，身体长期得不到充足的营养就会体形消瘦。

方1 山楂神曲粳米粥

配方：山楂去核50克，神曲轧成细粉20克，粳米30克。

制用法：将上料混合煮粥，熟后稍加白糖即可食用。

功效：健脾和胃，消食导滞。

备注

服用本方时应适当减少油腻。

方2 鸡内金散

配方：鸡内金10克（研为细末）。

制用法：每次吃2～5克，温开水送服，连服数日。

功效：主治消化不良、不思饮食、呕吐、发热、面色青黄消瘦者。

备注

注意适当增加户外运动。

方3 馒头煎汤

配方：馒头1个，切片，炒焦或米饭锅巴1碗。

制用法：加水煎汤，每次服用20～30毫升，每日3～4次。

功效：用于治疗小儿消化不良。

方4 苹果饮

配方：苹果2个。

制用法：洗净，连皮切碎，加水300毫升和少许盐共煮。煮好后取汤代茶饭。1岁以内小儿可以加糖后再饮，1岁以上小儿可吃苹果泥(将煮熟的苹果去皮去核，捣烂如泥，即为苹果泥）。每次30克，每日3次。

功效：用于治疗小儿消化不良。

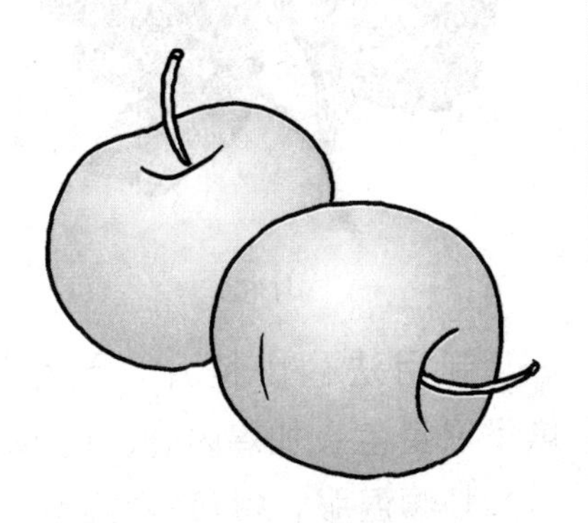

苹果

方5 高粱花石榴皮汤

配方：高粱花6克，干石榴皮15克。

制用法：加水300毫升，煎成100毫升汁液，每日1剂，分2次服用。

功效：用于治疗小儿消化不良。

方6 白萝卜汁

配方：白萝卜50克。

制用法：洗净，切成块，加水、加盐，煎烂去渣取汁，1天内随时饮用，1日服完。

功效：用于治疗小儿消化不良。

方7 胡萝卜汁

配方：鲜胡萝卜250克，盐3克。

制用法：洗净，切成块，加水，加盐，煎烂去渣取汁，1天内随时饮用，1日服完。

功效：用于治疗小儿消化不良。

方8 蛋黄油

配方：鸡蛋1个。

制用法：煮熟，去壳去蛋白，取蛋黄放入锅内用文火熬炼取油。1岁以下小儿每天服1个蛋黄油，分2～3次口服。1岁以上的小儿可每日服2个蛋黄油，分2～3次用，连续服用3天。

功效：用于治疗小儿消化不良。

备　注

如服1～2日大便好转可再用，如没有好转则停用此法。

方9 鹧鸪菜鸡内金方

配方：鹧鸪菜干品、鸡内金

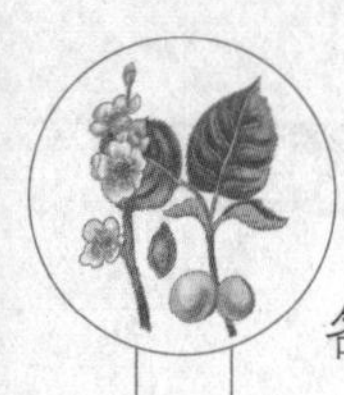

各适量。

制用法：共研细末备用。每次3克，每日服2次，开水冲服。

功效：消食化积。用于治疗食欲不振、消化不良。

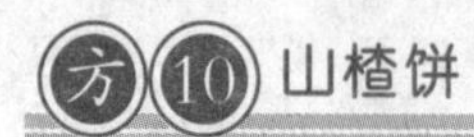

方10 山楂饼

配方：山楂(去核)、山药、白糖各适量。

制用法：将山楂、山药洗净蒸熟，冷后加白糖搅匀，压成薄饼。

功效：健脾消食，和中止泻。用于治疗小儿脾虚久泻、食而腹胀、不思饮食、消化不良。

方11 山楂汤

配方：山楂片20克，大枣10枚，鸡内金2个，白糖少许。

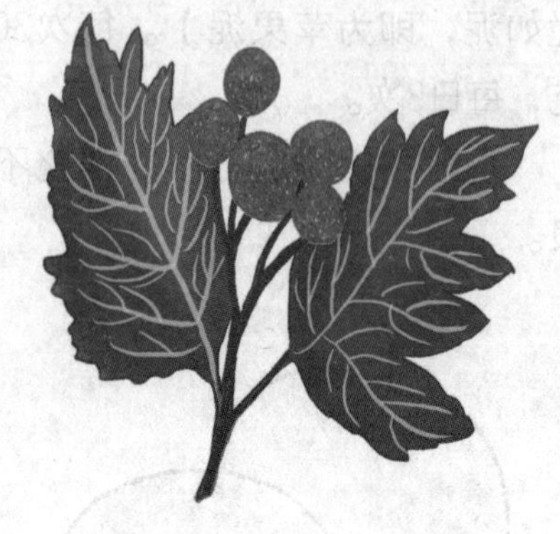

山楂

制用法：山楂片及大枣烤焦呈黑黄色，加鸡内金、白糖煮水。频频温服，每日2次或3次，连服2日。

功效：健脾止泻，消食化滞。用于治疗小儿不思饮食、腹胀、手足心热、头发干枯、大便干燥或稀溏。

生活宜忌

①让孩子尝试一种新食物时，一次的量不能给太多，要逐渐增加，给孩子一个适应的过程。

②孩子食物搭配做到多样化，避免食物过于单调。

③让孩子从小养成定时定量吃东西的习惯。

小儿厌食

小儿厌食一般是指1～6岁的儿童长期见食不思、胃口不开、食欲不振，甚则拒食的一种病症。该病主要是由于饮食喂养不当，损伤肠胃功能而引起的。厌食患儿一般精神状态均较正常，若病程过长，就会出现面黄倦怠、形体消瘦等症状，但与疳证的脾气急躁、精神委靡等一系列症有所区别。

方1 五香姜醋鱼

配方：鲜鲤鱼1条，生姜、五香粉、米醋各适量。

制用法：鲤鱼整理干净，放油锅内煎炸数分钟，加入碎生姜、五香粉，翻动后加入米醋1小杯，放入菜盘内令患儿嗅之，使患儿口流唾液，然后令患儿作菜食用。

功效：用于治疗小儿厌食有良效。

备注

方中生姜健胃助消化，米醋敛肝胃，鲤鱼味道鲜美，可促进食欲。诸药合用，使脾气升，胃气降，补而不滞，温不伤阴，五味俱全，孩子乐服，实为治疗厌食症之妙方。

方2 橘皮拌糖

配方：鲜橘皮、白糖各适量。

制用法：将橘皮洗净、切成条状或小块，加入适量白糖拌匀，在阴凉处放1周。小儿进餐时取少许当菜吃。每日1～2次。

功效：有效治疗小儿厌食症。

备注

本方是民间验方。

方3 莱菔子槟榔水

配方：莱菔子、槟榔各25克，高良姜20克。

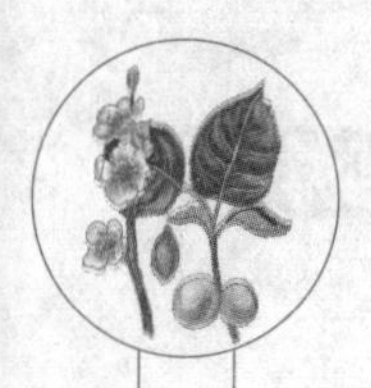

制用法：将上药加清水1 500毫升，煎至水剩1 000毫升时，澄出药液，倒入脚盆中，待温度适宜时泡洗双脚，并洗小腿部。每晚临睡前泡洗1次，每次20分钟，7日为1个疗程。

功效：消食导滞开胃。用于治疗小儿厌食症。

方4 蒸大米南瓜

配方：大米500克，南瓜大半个(或1 000～1 500克)，红糖适量。

制用法：将大米淘净，加水煮至七八成熟时，滤起，南瓜去皮，挖去瓤，切成块，用油、盐炒过后，即将过滤之大米倒于南瓜上，慢火蒸熟。若蒸时加入适量红糖，其味更美。

功效：用于治疗脾失健运所致之厌食症。

方5 苍术陈皮散

配方：苍术、陈皮、鸡内金各1份。

制用法：共研细末，以适量蜂蜜调和后开水冲服即可。每日3次，2岁以下每次1克，3～5岁每次5克。

功效：用于治疗小儿不思饮食，症见腹胀，泄泻，舌苔白腻。

方6 石菖蒲佛手汤

配方：石菖蒲5克，佛手10克，荷叶、益智仁各5克，枳壳、麦芽各10克，山药3克，山楂10克，龙胆草3克，石斛10克，苍术5克，陈皮10克。

制用法：水煎服。每日1剂。

功效：开胃进食。用于治疗小儿厌食。

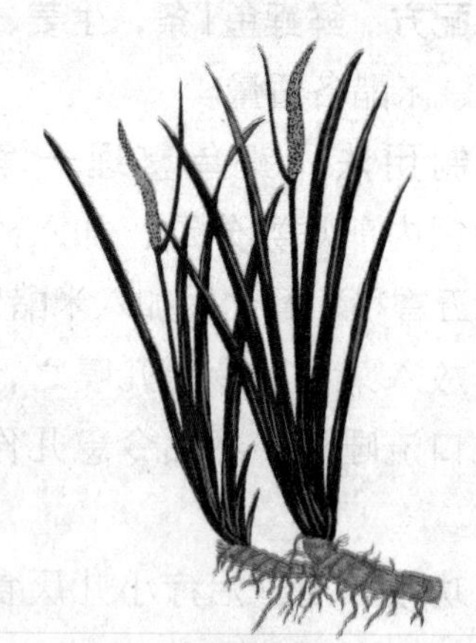

石菖蒲

方7 山药山楂汤

配方：山药10克，山楂、鸡内金、白扁豆各5克，甘草4克。

制用法：用水煎沸15分钟，滤出药液，再加水煎20分钟，去渣，两煎所得药液兑匀，分服，每日1剂。

功效：用于治疗小儿厌食。

山药神曲散

配方：山药200克，神曲150克，茯苓100克，丁香20克。

制用法：为细末，每次冲服15克，每日3次。

功效：用于治疗小儿厌食。

山楂陈皮敷脐方

配方：山楂6克，陈皮5克，白术4克。

制用法：将上述3味共研细粉，米汤调糊，敷于脐窝，盖上纱布，外用胶布固定。每日换药1～2次，3～5日为1个疗程。

功效：用于治疗小儿厌食。

香薷砂仁散

配方：香薷、砂仁、草果、陈皮、五味子、甘草各10克。

制用法：共为细末，每次冲服3克，每日2次或3次。

功效：用于治疗小儿厌食。

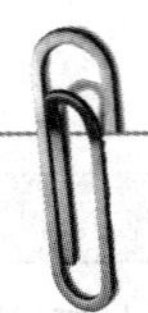

生活宜忌

①定时定量进餐，适当控制零食，节制冷饮和甜食。

②讲究食物烹调方法并且食物要合理搭配。

③改善进餐环境。

④保证孩子充足睡眠，并进行适量运动，还要让孩子养成定时排便的好习惯。

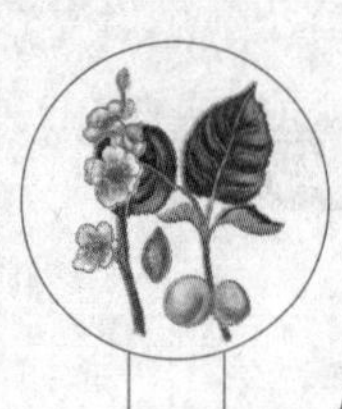

小儿夜哭

夜哭是指婴儿白日嬉笑如常而能入睡，入夜则啼哭不安，或每夜定时啼哭，甚至通宵达旦，少则数日，多则经月，故又称夜啼。其原因有多种，如腹部受寒、过食炙烤之物、暴受惊恐、体质较弱及父母体质素虚等。有的因营养过多、运动不足，有的因怕黑；而处在兴奋状态的小孩儿，也会常常夜啼，尤其是有神经质的小孩儿，更有夜哭不停的情形发生。

方1 解热安神膏

配方：羌活、防风、天麻、薄荷、黄连、甘草、全蝎、白僵蚕、胆南星各10克，犀角片6克（用水牛角15克代，切片）。

制用法：麻油熬，黄丹收。摊膏备用。

功效：镇心解热，息风镇静，退惊安神。主治小儿夜哭。

备注

引自《理瀹骈文》。

方2 泻心导赤饼

配方：木通2.5克，生地黄4.5克，黄连、甘草、灯心草各1.5克。

制用法：上药共研细末，加白蜜滚水调和成饼。敷贴两手心劳宫穴上。

功效：清心泻火。

备注

引自1979年《上海中医药杂志》第2期。

方3 茴香饼敷脐

配方：大茴香、小茴香、锦纹大黄各10克，面粉60克。

制用法：将药研成细末，加入面粉及水，做成3个小饼，外敷肚脐处，上加热水(以小儿能承受为度)，每日早、午、晚各敷1

次，3个饼交替使用，连用3日。

功效：适用于小儿夜啼。

方4 丁香肉桂散

配方：丁香、肉桂、吴茱萸各等量。

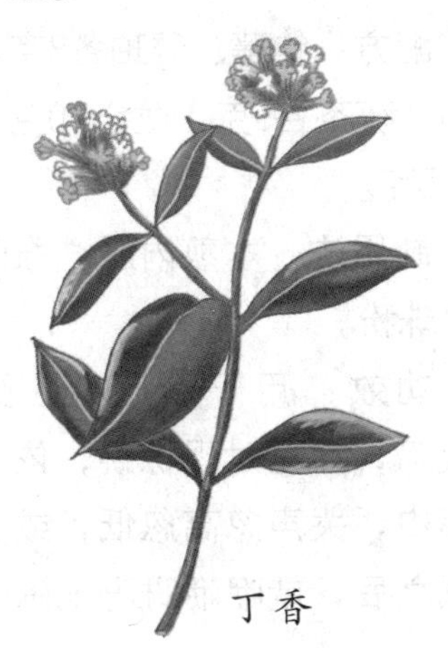
丁香

制用法：上药共为细末。取适量药末置用普通膏药。贴于脐部，每晚1次，次晨去掉。

功效：主治小儿脾脏虚寒型夜哭。

方5 黄连乳汁

配方：黄连3克，乳汁100毫升，食糖15克。

制用法：将黄连水煎取汁30毫升，兑入乳汁中调入食糖。

功效：适用于小儿心经有热，夜啼不安。

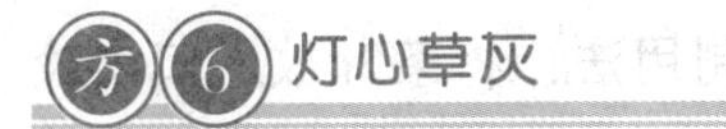

方6 灯心草灰

配方：灯心草5克。

制用法：烧灰，涂于母亲的乳房上，让孩子吃。

功效：用治小儿夜哭，孩子吃后便能安静下来。

备注

适用于吃母乳的婴儿。

方7 葛根粉

配方：葛根粉7～8克。

制用法：放入热开水里，使其溶解，再加入蜂蜜，趁热服用。

功效：用于治疗小儿夜哭。

方8 淡竹叶粳米粥

配方：淡竹叶30克，北粳米50克，冰糖适量。

制用法：将淡竹叶加水煎汤，去渣后入粳米，冰糖，煮粥。早、晚各1次，稍温顿服。

功效：适用于心火炽盛之夜啼。

方9 茶叶敷脐方

配方：茶叶适量。

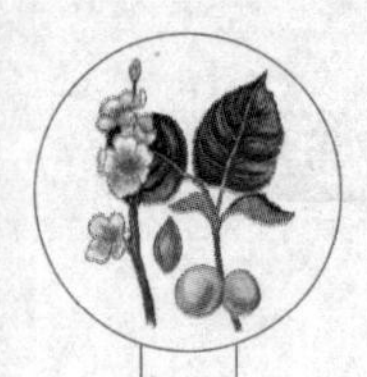

制用法：将茶叶放入口内咬碎，涂于小儿肚脐部，用白布包好(或胶布粘住)10分钟即止，一般需涂至3日。

功效：用于治疗小儿夜啼。

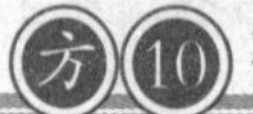

方10 葛根蜂蜜饮

配方：葛根5克，蜂蜜适量。

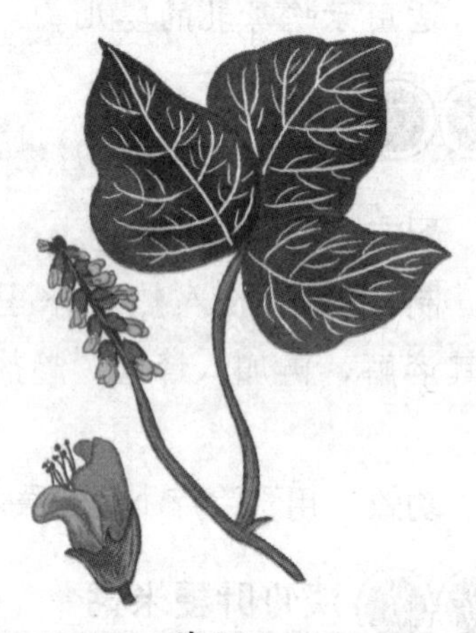

葛根

制用法：葛根研粉，开水冲泡，加入蜂蜜饮服。

功效：适用于小儿夜啼，有助于小儿安睡。

方11 钩藤琥珀汤

配方：钩藤、琥珀各3克，白芍药、茯苓各5克，龙齿10克，珍珠粉5克。

制用法：水煎内服。服时冲入珍珠粉。

功效：用于治疗小儿受惊吓夜啼，症见时现惊跳，依偎在母怀中，哭声忽高忽低，或突然大哭之后，就咿咿呀呀地闹个不停。

备注

上药适用于1～3岁小儿用量。

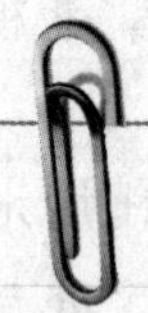

生活宜忌

①父母帮助孩子白天进行适量的运动，消耗孩子体力，有助于孩子在夜晚睡得香甜。

②在孩子入睡时，为孩子营造一个宁静、美好、和谐的入睡环境。

③小儿夜哭原因很多，如饥饿、缺钙、生病、受惊吓等。要对症下药。

小儿惊厥

惊厥又称抽风、惊风，是小儿时期较常见的紧急症状，各年龄小儿均可发生，尤以6岁以下儿童多见，特别多见于婴幼儿，多由高热、脑膜炎、脑炎、癫痫、中毒等所致。惊厥反复发作或持续时间过长，可引起脑缺氧性损害、脑肿，甚至引起呼吸衰竭而死亡。本病初发的表现是意识突然丧失，同时有全身的或局限于某一肢体的抽动，还多伴有双眼上翻、凝视或斜视，也可伴有吐白沫和大小便失禁。而新生儿期可表现为轻微的全身性或局限性抽搐，如凝视、面肌抽搐、呼吸不规则等。中医学认为惊厥是惊风发作时的症候。

方1 三七汤

配方：鲜景天三七15～30克，生姜皮少许。

制用法：加水炖服。

功效：用于治疗小儿惊厥、风痰抽搐。

方2 琥珀散半夏汤

配方：琥珀、朱砂各1.5克，半夏1克。

制用法：将琥珀、朱砂共研细末，与半夏煎汤内服。

功效：用于治疗小儿惊痫。

方3 丁香葱白敷脐方

配方：丁香、葱白、艾蓬头各7个。

制用法：打匀，敷在脐孔，用布裹。

功效：用于治疗小儿惊风。

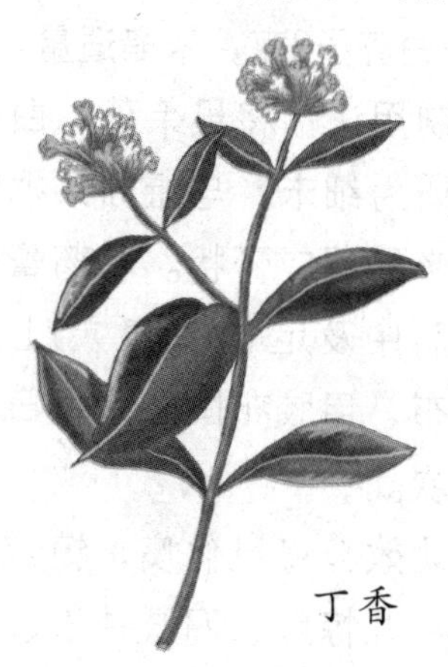

丁香

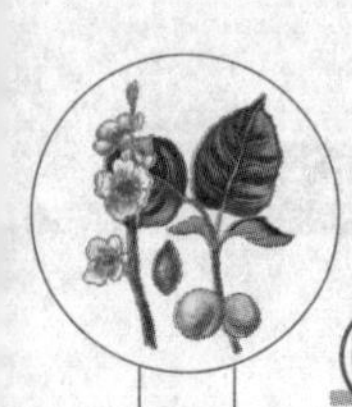

方4 一枝黄花生姜汁

配方：一枝黄花30克，生姜1片。

制用法：共捣烂取汁。开水冲服。

功效：用于治疗小儿急性惊风。

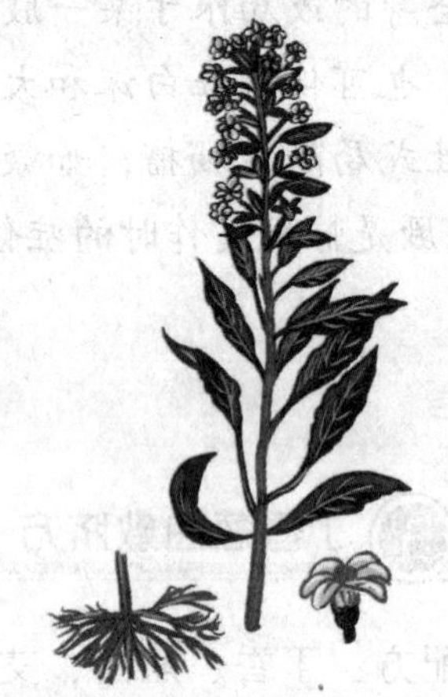

一枝黄花

方5 蚯蚓吴萸膏

配方：活蚯蚓1条，生吴茱萸7克，白芥子3克，米醋适量。

制用法：将吴茱萸、白芥子混合研为细末，与蚯蚓共捣烂，再加米醋调成膏状。取药膏贴于患儿脐中及足心(涌泉穴)上，外盖纱布，用胶布固定，每日换药1～2次。

功效：息风化痰，镇惊。适用于小儿惊厥、四肢抽搐、牙关紧闭、高热神昏。

方6 桃白皮外敷

配方：桃树二层白皮120克，大葱200克，灯心草1团。

制用法：共捣烂。敷两手、两脚心处。

功效：用于治疗小儿急性惊风。

方7 万金散丸

配方：蜈蚣1条(去头足，炙研为末)，丹砂、轻粉各等份。

制用法：共研匀，乳汁为丸，如小绿豆大。每岁1丸，乳汁送下。

功效：用于治疗小儿急性惊风。

方8 钩藤叶汤

配方：钩藤叶9克。

制用法：水煎服。

功效：用于治疗小儿惊风。

方9 金银花猪胆汤

配方：金银花9克，猪胆1.5克，甘草3克。

制用法：水煎服。

功效：用于治疗小儿惊风。

方10 山羊角汤

配方：山羊角60克。

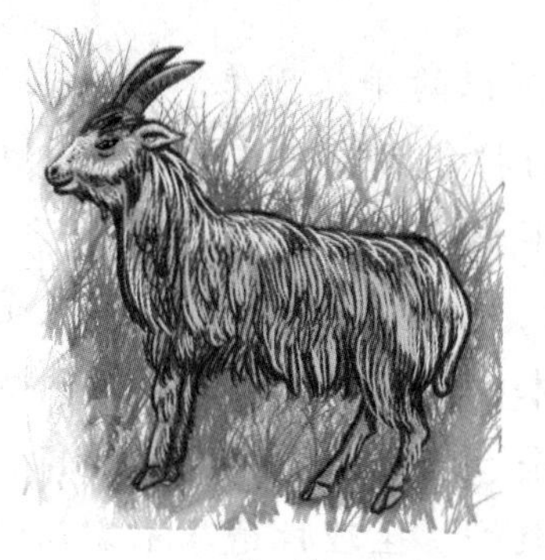

山羊

制用法：水煎，依年龄酌量内服。

功效：用于治疗小儿惊风。

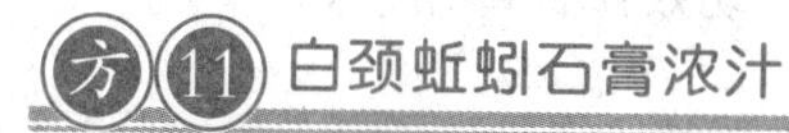

方11 白颈蚯蚓石膏浓汁

配方：白颈蚯蚓6条(去泥杂洗净)，生石膏30克。

制用法：水煎浓汁。分数次灌服。

功效：用于治疗小儿急性惊风。

方12 独头蒜

配方：独头蒜适量。

制用法：切片。安脐上，以艾灸之，口中感觉有蒜味者止。

功效：用于治疗小儿脐风。

方13 梨汁牛黄

配方：牛黄少许，梨汁适量。

制用法：将两物搅匀内服。

功效：用于治疗小儿急性惊风。

生活宜忌

①加强小儿体格锻炼，室内要经常开窗通风，多让小儿到室外活动，减少疾病发生的概率。

②注意饮食营养。

③加强看护，防止发生意外。

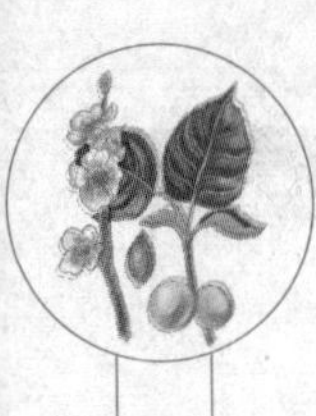

小儿遗尿

遗尿，俗称尿床，是一种夜间无意识的排尿现象。小儿在3岁以内由于脑功能发育未全，对排尿的自控能力较差；学龄儿童也常因紧张、疲劳等因素，偶而遗尿，均不属病态。超过3岁，特别是5岁以上的儿童经常尿床，轻者数夜1次，重者1夜数次，就可能是疾病状态的遗尿，父母则应引起注意。本病多见于小儿先天性隐性脊柱裂、先天性脑脊膜膨出、脑发育不全、智力低下、癫痫发作、脊髓炎症和泌尿系感染及尿道受蛲虫刺激等。生理性遗尿不需药物治疗，如是疾病引起的遗尿应从治疗原发病着手。

方1 遗尿散

配方：覆盆子、金樱子、菟丝子、五味子、仙茅、山萸肉、补骨脂、桑螵蛸各60克，丁香、肉桂各30克。

制用法：上药共研细末，密封备用。用时取药粉，填满脐孔，滴上1或2滴酒精或白酒后，再贴上烘热的暖脐膏（中药房有售），再用薄层的棉花纱布覆盖好。每3日换药1次。部分病人可同时口服此药粉，每天早、晚各1次，3~10岁，每次口服3~5克，10岁以上每次口服5~6克。用白糖水送服。

功效：补肾缩尿。

备注

引自《外治汇要》。暖脐膏不可太热，以免烫伤皮肤。

方2 蒸洋参猪腰

配方：西洋参、龙眼干各15克，猪腰1对。

制用法：以上3样蒸熟食用。

功效：用于治疗小儿遗尿，一般1次即好。

方3 丁香肉桂贴脐方

配方：丁香、肉桂各3克。

制用法：将两者研细，与米饭适量共捣成泥，作成小饼，每晚敷于肚脐上。

功效：补火助阳。用于治疗小儿遗尿。

方4 鸡肠散

配方：鸡肠1具。

制用法：剖开洗净，焙干，研细末。每日2次，每次3～6克，温开水送下，连服10日。

功效：用于治疗小儿遗尿。

方5 玉竹汤

配方：玉竹60克。

制用法：洗净切片，水煎饭前服。

功效：用于治疗小儿遗尿。

方6 益智散

配方：益智仁9克。

制用法：醋炒研细末。用红酒分3次送服。

功效：用于治疗小儿尿床。

方7 柿蒂汤

配方：柿蒂12克。

制用法：水煎内服。

功效：用于治疗小儿习惯性尿床。

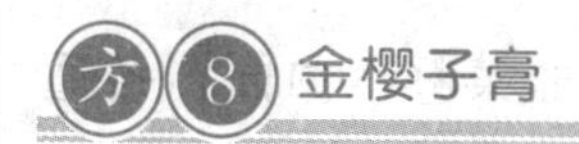

方8 金樱子膏

配方：金樱子(去子)适量。

制用法：酌加白糖，熬膏。每次服1匙，每日服2次。

功效：用于治疗小儿习惯性尿床。

方9 核桃蜂蜜

配方：核桃肉100克，蜂蜜15克。

制用法：将核桃肉放在锅内干炒发焦，取出晾干。调蜂蜜吃。

功效：补肾温肺，定喘润肠。用于治疗小儿久咳引起的遗尿气喘、面眼微肿。

方10 鸡肠饼

配方：公鸡肠1具，面粉250克，油、盐各少许。

制用法：将鸡肠剪开，洗净，焙干，用面杖擀碎，与面粉混拌，加水适量和成面团，可稍加油盐调味，如常法烙成饼。分次食用。

功效：用于治疗小儿遗尿。

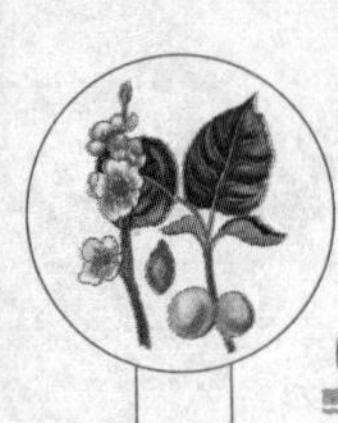

方11 韭菜籽饼

配方：韭菜籽、白面粉各适量。

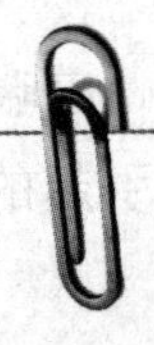

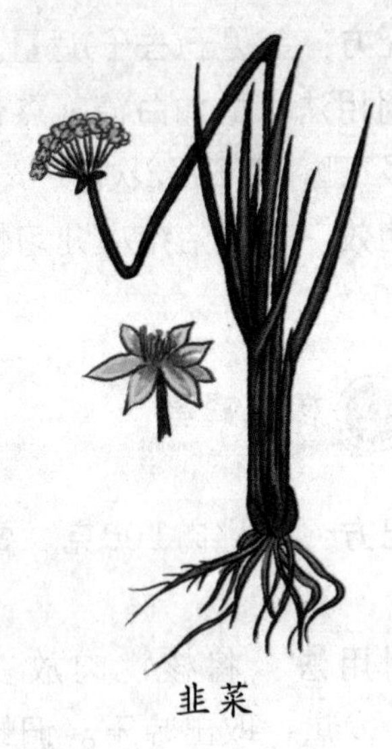

韭菜

制用法：将韭菜籽研成细粉，和入白面少许，加水揉作饼蒸食。

功效：温肾壮阳。用于治疗小儿肾气不足遗尿。

方12 饴糖桂枝汤

配方：饴糖2匙，桂枝15克，白芍药、甘草各10克。

制用法：先将3味中药煎汤，去渣，冲入饴糖。每日分2次服。

功效：补脾益气。用于治疗小儿体虚遗尿。

生活宜忌

①调整饮食。每日下午4时后少饮水、少食流质食物和水果，以减少夜间膀胱贮尿量。

②睡前不要让孩子过度兴奋。

③临睡前让孩子把小便排干净。

鹅口疮

鹅口疮是指小儿舌上、口腔黏膜上出现状如鹅口的白色点状或片状白屑。因其色白如雪片，故又称雪口。其白屑，状如凝乳，不易拭去，若强揩之，其下面的黏膜则见潮红、粗糙，不久又复生，常伴有哭闹不安、拒乳等症。本病可因先天胎热内蕴，或口腔不洁、受秽毒之邪而致。

方1 口炎散

配方：乌梅炭、枯矾、孩儿茶叶各9克，硼砂1.5克（或冰片）。

制用法：先将前三味药共研细末，入硼砂或冰片同研和匀，装瓶备用。先清洗口腔溃疡面，再把药粉均匀撒布疮面上。每日1次。

功效：解毒，收湿，敛疮，生肌。

备注

引自1974年《新中医》（1）。

方2 威灵仙汤

配方：威灵仙8克。

制用法：水煎服及含漱，日3~4次。

功效：用于治疗鹅口疮。

备注

如果婴儿不能漱口，可用布蘸药洗涤口腔。

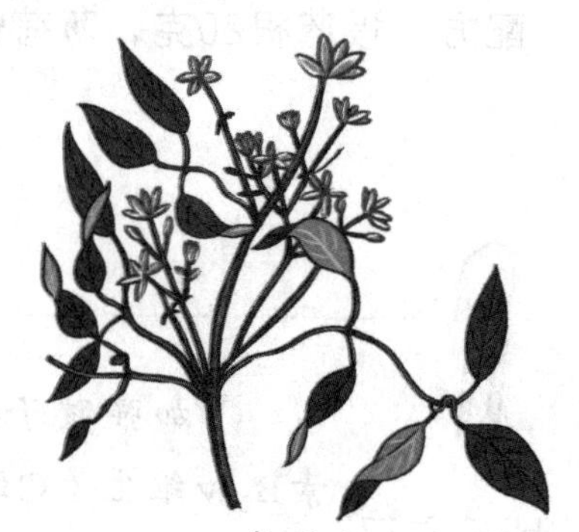

威灵仙

方3 桑白皮汁外涂

配方：桑白皮（长约20厘米，宽2~3厘米）。

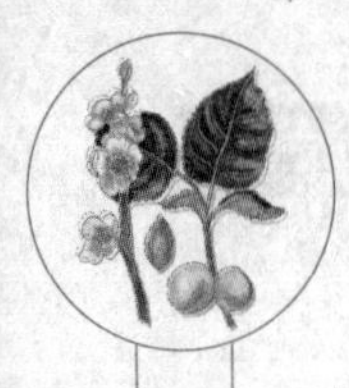

制用法：将新鲜桑白皮捣烂，挤出汁液，用棉花蘸涂在患处，2～3小时涂1次，每日涂5～6次即可。

功效：主治小儿鹅口疮。

备　注

本方为民间验方。

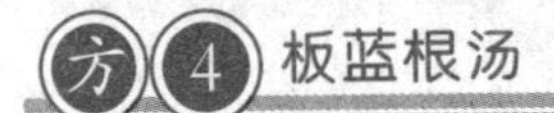

方4　板蓝根汤

配方：板蓝根10克。

制用法：上药水煎成液。

功效：反复涂擦患处，每日5～6次，并可内服。1～5日即可愈。

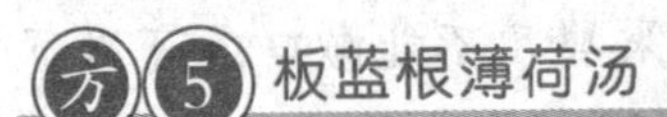

方5　板蓝根薄荷汤

配方：板蓝根20克，薄荷5克。

制用法：煎汁，取一半擦洗患处，每日5～6次，另一半分2～3次内服。

功效：用于治疗鹅口疮。

方6　黄连薄荷汤

配方：黄连、薄荷、甘草各1.5克，五倍子4.5克。

制用法：浓煎取汁50毫升，频涂口腔并服之。

功效：用于治疗鹅口疮。

方7　黄连银花汤

配方：黄连3克，金银花6克。

制用法：水煎3次，取液50毫升，加奶100毫升，每日3次，每次20～30毫升。

功效：用于治疗鹅口疮。

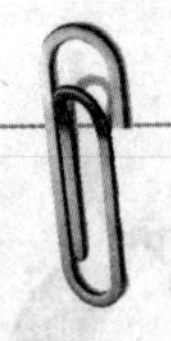

生活宜忌

①加强孩子营养，特别要适量增加维生素B_2和维生素C的摄入量。

②婴儿室应注意隔离和哺乳的消毒，以防传播。

佝偻病

佝偻病俗称软骨病，是指婴幼儿时期由于维生素D不足，钙和磷吸收不良，引起骨骼生长障碍，以致影响其他器官发育的一种慢性营养不良疾病。患该病的小儿，开始主要以精神改变为主，烦躁不安、易激惹、睡眠不安、夜间惊叫、多汗及因头汗出而致头皮发痒，摩擦枕头，使脑后头发脱落而形成“枕秃”。若不及时治疗，将进一步发展为全身肌肉松弛无力，腹部膨隆如蛙状，并可逐渐出现骨骼系统的改变，6个月以内婴儿形成颅骨软化，出现“乒乓头”方颅、前囟过大和闭合过晚、出牙延迟，6～8个月可出现方头，肋外翻、肚子大，严重者可形成鸡胸或漏斗胸，O形或X形腿、驼背，甚至出现脊柱和骨盆变形等，且体质弱，易染其他疾病。

方1 虾皮蛋羹

配方：虾皮10克，鸡蛋1个。

制用法：将鸡蛋打花与虾皮搅拌均匀，放入蒸锅中蒸熟。佐餐。

功效：经常食用可预防小儿佝偻病。

备　注

虾皮含钙量最高，是其他任何食物都无法比的。虾皮还含有较多的糖原等物质。因此，对儿童来说，虾皮是补充钙质、预防佝偻病的一种经济实惠又有疗效的食品。

方2 五加皮鹿角霜酒

配方：五加皮125克，鹿角霜63克，烧酒500毫升。

制用法：将五加皮、鹿角霜泡入烧酒内，10日后去渣过滤，加赤砂糖适量，每日2～3次，适量饮用。

功效：对小儿佝偻病有很好的防治功效。

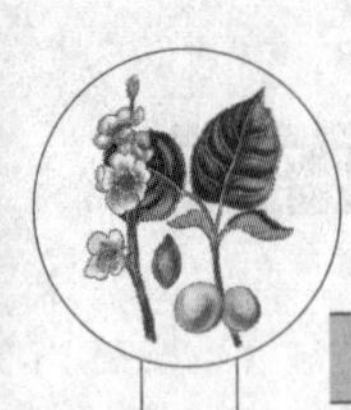

备 注

本方是民间验方，适用于稍大点的小孩儿。

方3 板栗饼

配方：生板栗500克，白糖250克。

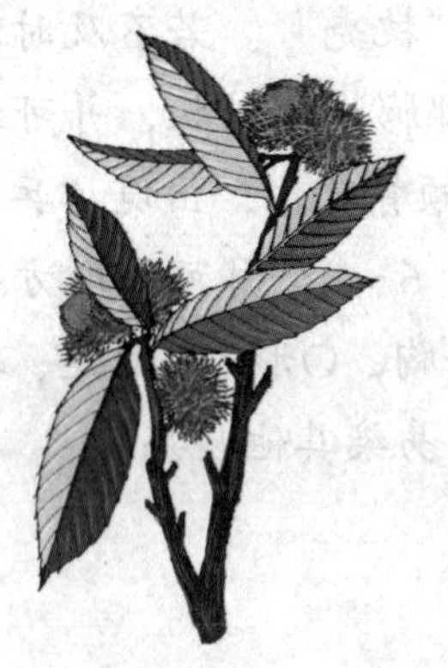

板栗

制用法：先将板栗加水煮半小时，待凉，剥去皮，放在碗内再蒸40分钟，趁热用刀将板栗压拌成碎泥，加入白糖搅匀，再把栗泥填平成饼状，摆在盘中即成色味俱佳的食品，可供患儿经常食用。

功效：本方常吃对治疗小儿佝偻病有效。

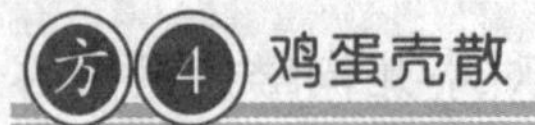

方4 鸡蛋壳散

配方：鸡蛋壳。

制用法：洗净烤干研粉过筛。6个月至1岁幼儿每次0.5克，1～2岁幼儿每次1克，每日服2次。

功效：用于治疗佝偻病。

方5 苜蓿汤

配方：苜蓿60克。

制用法：水煮，频服。

功效：用于治疗佝偻病。

方6 干香蕈汤

配方：干香蕈9克。

制用法：先用开水泡发，发透后再将香蕈洗净，放入锅内，加水适量，并将泡发香蕈的开水去掉沉淀物后，一起倒入锅内煎煮，每日3次温服。

功效：用于预防佝偻病。

方7 钩藤汤

配方：钩藤6克。

制用法：水煎15分钟，取液30毫升，加奶100毫升，每次20毫升，每日3次。

功效：用于治疗佝偻病，夜惊夜闹甚者。

方8 鸡肝粥

配方：鸡肝1具。

制用法：煮粥，常吃。

功效：用于治疗有明显软骨表现者。

黄豆鸡蛋皮散

配方：炒黄豆研末，鸡蛋皮炒煳研末。

制用法：等量混合，加白糖。每次服3克，每日3次，连服1个月。

功效：用于治疗佝偻病。

炖田螺

配方：田螺250克。

制用法：在清水中放置24小时后再用水炖熟，加盐调味，喝汤吃肉。

功效：用于治疗佝偻病。

珍珠贝太子参散

配方：珍珠贝30克，太子参9克，苍术、熟地黄、五味子、女贞子各6克。

制用法：上6味共研细末，或水煎。每次服1克，每日3次，连服2个月；或上药每日1剂，水煎分3次服。

功效：补肾益脾。用于治疗小儿佝偻病。

蜜饯黄精方

配方：干黄精100克，蜂蜜200克。

制用法：干黄精洗净放在铝锅内，加水浸泡透发，再以小火煎煮至熟烂，液干，加入蜂蜜煮沸，调匀即成。待冷，装瓶备用。每次1汤匙。

功效：补益精气，强筋壮骨。用于治疗小儿下肢萎软无力。

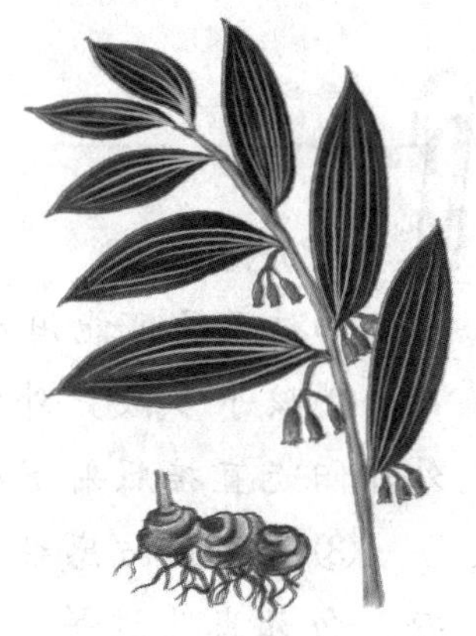

黄精

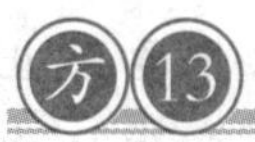

竹叶卷心汤

配方：竹叶卷心6克，灯心1克。

制用法：煎后取液50毫升，加奶100毫升，每次30毫升，每日3次口服。

功效：用于治疗佝偻病患儿夜间啼哭、白天吃奶正常者。

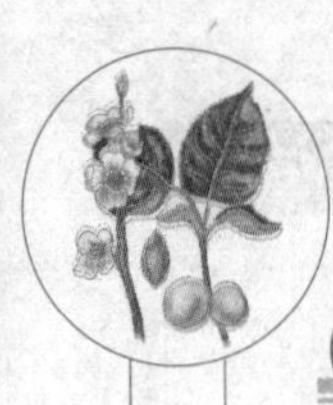

方14 黄连汤

配方：黄连3克。

制用法：水煎，取30毫升，加奶100毫升，加糖20克，每次100毫升，每日3次口服。

功效：用于治疗佝偻病患儿夜间啼哭、白天吃奶正常者。

方15 生地麦冬粥

配方：生地黄、麦门冬各6克。

制用法：取液与粳米煮粥，喂粥，每日2次或3次。

功效：用于治疗佝偻病。

方16 生黄芪党参汤

配方：生黄芪、党参各9克，丁香15克。

制用法：水煎服。每日1剂。

功效：用于治疗佝偻病。

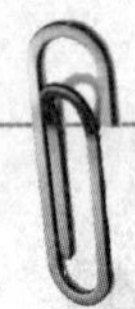

生活宜忌

①孩子尽可能用母乳喂养，适时增加辅助食品。

②孩子多做户外活动，做日光浴。炎夏时，在室外非阳光直接照射下亦可。

③注意预防感染，若伴有其他慢性疾病要及时治疗。勿让患儿过早、过多地坐立和行走，扶抱时注意姿势正确，以免骨骼发生畸形。

④对严重患儿要防止跌倒和外伤，以免骨折。多食富含维生素D和钙的食物。轻度骨骼畸形者，可采取主动或被动运动方法矫正。

小儿流涎症

流涎是指唾液经常流出口外的一种现象。主要表现为涎液过多，经常流出，渍于唇外。有些婴儿出生3～4个月时因为唾液分泌增加，还不会及时吞下，引起流涎，属于正常的生理现象。出牙、口腔炎、舌炎等可以引起流涎。神经系统疾病发生吞咽障碍及某些药物中毒，也可引起流涎，应查明原因进行治疗。

方1 抽薪散

配方：吴茱萸子3份，天南星1份。

制用法：上药共研细末，贮瓶备用。用时取药粉15克，用陈米醋调成黏厚糊状饼，敷贴涌泉穴（男左女右），外用纱布扎紧，每次敷贴12小时，一般3~4次即可。

功效：散寒化痰，导热下降。用于治疗小儿流涎症。

备注

引自1988年《医学文选》第1期中祖传秘方、验方集。

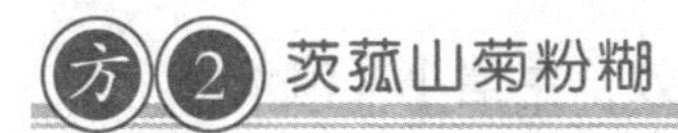

方2 茨菰山菊粉糊

配方：鲜茨菰30克，山菊粉剂20克。

制用法：将鲜茨菰捣烂如泥，与山菊粉剂加红糖适量与开水调成糊状，煮熟食用。每日早、晚分两次服，5日为1个疗程。

功效：主治小儿流涎症。

备注

本方为民间验方。

方3 金樱子刺猬皮散

配方：金樱子20克，刺猬皮、五倍子、益智仁各15克，苍术20克，猪尾1条。

制用法：上药研末每服6克，将猪尾巴煎汤送下。

功效：用于治疗小儿多涎症。

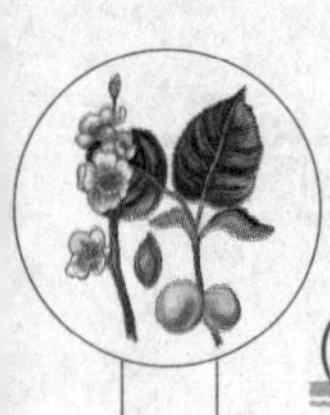

方4 白益枣汤

配方：白术、益智仁各15克，大枣20克。

制用法：每日1剂，水煎，分3次服。

功效：主治小儿流涎症。

方5 白术散

配方：白术10克。

制用法：天南星为粗末，加水煎，去渣，加白糖适量，分次口服，每日1剂。

功效：主治小儿流涎。

方6 泥鳅散

配方：泥鳅1条。

制用法：泥鳅去内脏，焙干研末。用黄酒送服每日2次，共服2日。

功效：用于治疗小儿流涎(流口水)。

方7 天南星醋

配方：天南星50克，醋少许。

制用法：将天南星研末调醋。晚上敷足心，严重的可两足心同时敷，外面用布条包扎，每次敷12小时，连敷3次，即效。

功效：用于治疗小儿流口水。

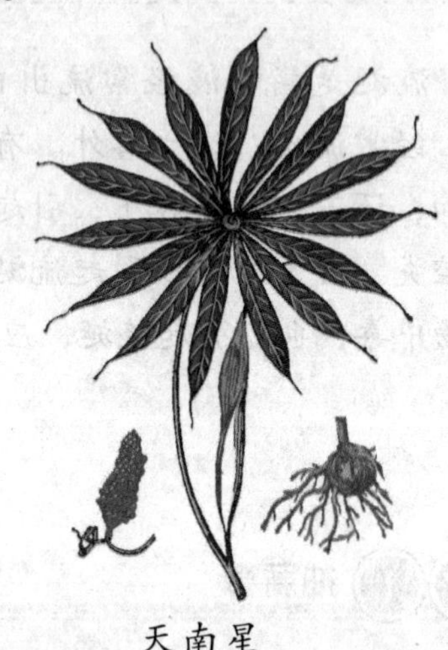

天南星

方8 滑石白糖

配方：滑石、白糖各1份。

制用法：2味药混和，每服3~5克，开水调服。

功效：用于治疗小儿流涎，无休止时，甚则7~8岁不愈者。

方9 益智仁鸡内金汤

配方：益智仁、鸡内金各10克，白术6克。

制用法：每日1剂，水煎分3次服。

功效：主治小儿流涎。

方10 白术茯苓汤

配方：白术、白茯苓各10克。

制用法：加水煎沸15分钟，滤出药液，再加水煎20分钟，去渣，两煎所得药液兑匀，分服，每日1剂或2剂。

功效：用于治疗小儿流涎。

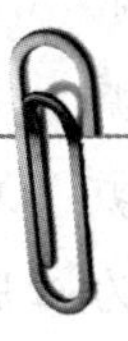

生活宜忌

①平时可用柔软、质松的棉质毛巾围在颈部以接纳吸收流出的口水，并经常更换。

②经常用温水清洗面部、下颌部及颈部，寒冷季节可涂油脂类护肤品。

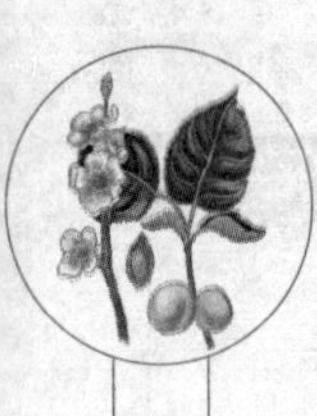

儿童多动症

儿童多动症又称脑功能轻微失调或轻微脑功能障碍综合征。表现为注意力不集中、上课说话、做小动作等。但因其智力正常，所以学习成绩可能较差，难与他人相处，易激惹，动作不协调。

本病男孩多于女孩，尤其早产儿多见。多在学龄期发病，其病因有人认为与难产、早产、脑外伤、颅内出血、某些传染病、中毒等有关，也有人认为与环境污染、遗传等有关。中医认为心脾两虚、肝阳上亢、湿热内蕴是其主要病因病机。

方1 女贞子枸杞子汤

配方：女贞子15克，枸杞子、生牡蛎、夜交藤各12克，白芍药、珍珠各9克。

制用法：将牡蛎、珍珠研碎装入纱布袋中，以6碗水先煎牡蛎、珍珠，约10分钟后再下其他药材，中火煎至3碗后将药液倒出，药渣再将3碗水煎成1碗，将两次药液混合，分4次在3餐后及睡前1小时各服1碗，每日1服，连续服用。

功效：主治儿童多动症。

备　注

有小儿患此症，每天总是动不停，没有一刻安宁，上课不专心，坐不住，后服用本方40服后，其多动症基本消失。

方2 咖啡

配方：咖啡适量。

制用法：按普通浓度冲好1杯咖啡。适当加糖或奶。给患儿饮用，每日2次或3次。

功效：用于治疗小儿多动症。

方3 百合鸡蛋汤

配方：百合60克，大枣4枚，鸡蛋2个。

制用法：将百合、大枣加水

400毫升，大火烧开，打入鸡蛋，煮至熟，下白糖，调匀。分2次服。

功效：用于治疗小儿多动症。

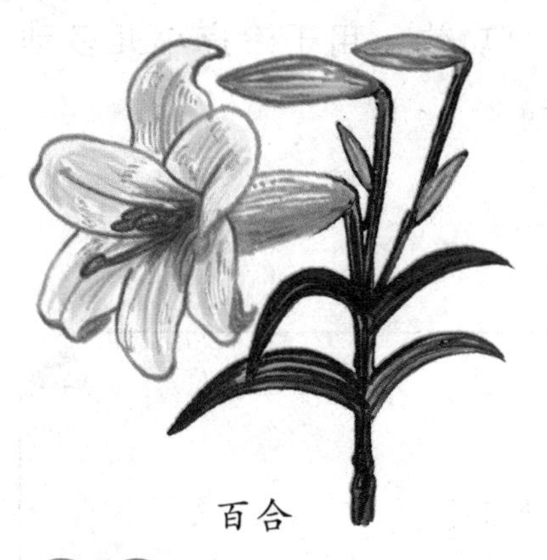

百合

方4 鹿角粉熟地黄汤

配方：鹿角粉（冲）、熟地黄各20克，生龙骨（先煎）30克，炙龟板（先煎）15克，石菖蒲9克，远志3克，枸杞子9克，益智仁6克，丹参15克，砂仁（包煎）4.5克。

制用法：水煎服。

功效：滋阴潜阳，涤痰开窍，活血化瘀。主治精血不足，阴阳失调，动作过多，不协调。

方5 酸枣仁郁金汤

配方：酸枣仁30克，郁金、柴胡各10克，甘草5克。

制用法：煎服法同上，每日1剂。

功效：用于治疗小儿多动症。

方6 熟地黄龟板丸

配方：熟地黄、龟板、知母、黄柏、龙齿、远志、石菖蒲、山萸肉、山药、茯苓各适量。

制用法：共研细末，炼蜜为丸。每丸重6克，每服1丸，日服2～3次。

功效：用于治疗小儿多动症。

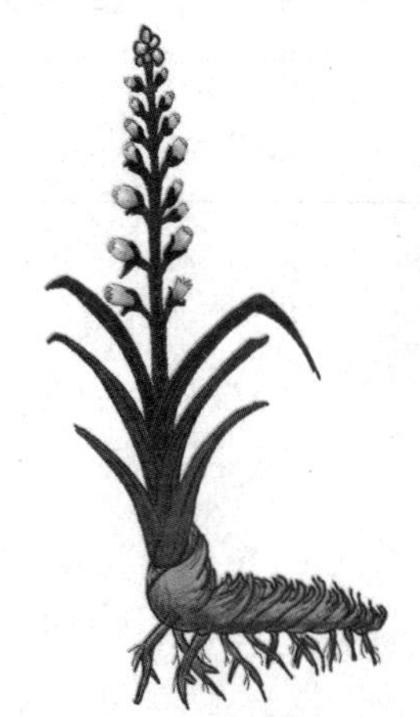

知母

方7 石菖蒲汤

配方：石菖蒲、栀子、半夏、白附子各10克，牛黄清心丸1粒，冲服。

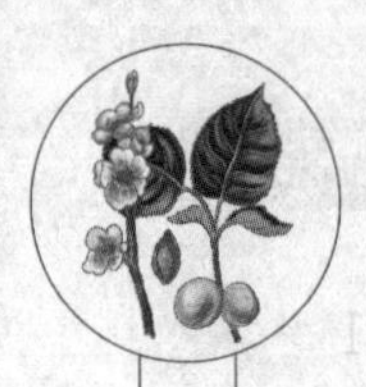

制用法：煎服法同上，每日1剂。

功效：用于治疗小儿多动症。

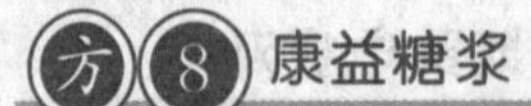

方8 康益糖浆

配方：远志、石菖蒲、龟板、茯苓、龙骨、益智仁、怀山药、莲子各适量。

制用法：以上药制成糖浆或胶囊，每次10～15毫升或3粒，日服2～3次，7日为1个疗程。

功效：用于治疗小儿多动症。

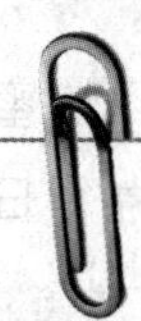

生活宜忌

①避免食入含铝食品。

②补充铁、锌和蛋白质。

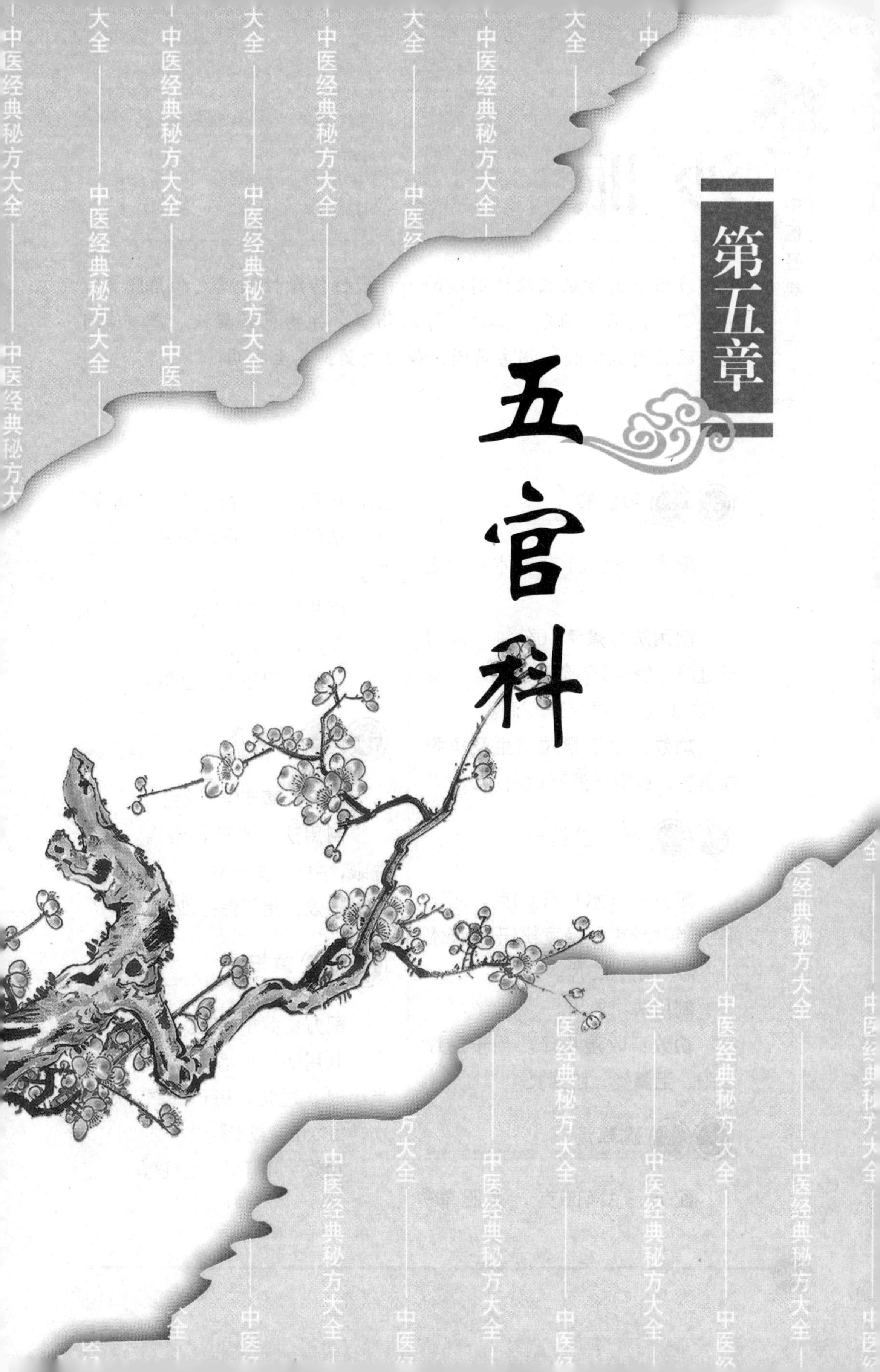

第五章 五官科

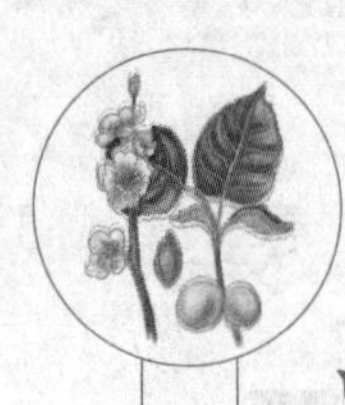

沙眼

沙眼是由沙眼衣原体引起的一种慢性传染性结膜炎和角膜炎。有发痒、流泪、怕光、疼痛、分泌物多、异物感等症状。严重者可造成眼睑内翻倒睫，损害角膜，视力减弱，甚至失明。

方1 胆矾液

配方：胆矾1克，水120毫升。

制用法：煮沸10分钟，澄清或过滤，使成100毫升。滴眼，每日3次或4次，每次1～2滴。

功效：主治粟粒增生及角膜血管翳，自觉干涩不适者。

方2 浮水甘石粉

配方：浮水甘石10克，胆矾4克，铜绿2克，绿豆粉(千里光水浸)6克，梅片0.5片。

制用法：外用。

功效：收湿止痒。用于治疗沙眼、泪囊炎、睑缘炎。

方3 矾草汤

配方：白矾6克，龙胆草9克，皮硝6克，杏仁7个，乌梅5个，枯矾3克，菊花60克，甘石6克。

制用法：水煎去渣，每日洗5～6次。

功效：用于治疗沙眼。

方4 秦皮汤

配方：秦皮9～12克。

制用法：水煎，澄清，微温洗眼，每日2次或3次。

功效：用于治疗沙眼。

方5 黄柏汤

配方：黄柏30克。

制用法：加水500毫升，煮沸半小时，过滤，每日滴眼3次或4次，每次1滴或2滴。

功效：用于治疗沙眼。

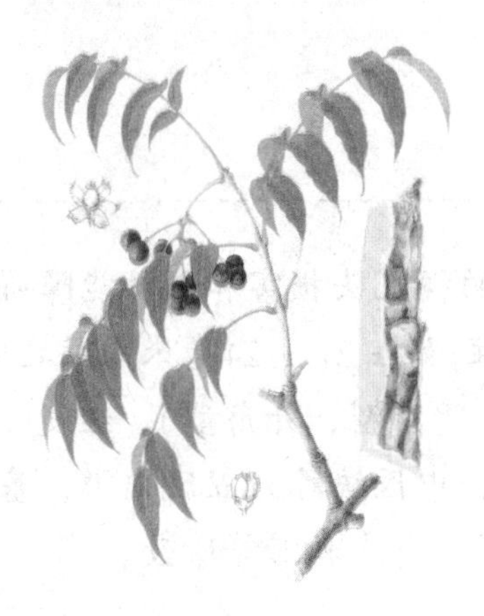

黄柏

方6 桑盐汤

配方：桑叶15克，青盐6克。

制用法：泡水，澄清，洗眼，每日2次或3次。

功效：用于治疗沙眼。

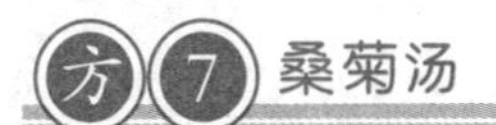

方7 桑菊汤

配方：霜桑叶、野菊花、白朴硝各6克。

制用法：水煎取1大碗，澄清，分3次洗眼。

功效：用于治疗沙眼。

方8 连瓜汤

配方：黄连、西瓜霜各5克，西月石0.2克。

制用法：加水200毫升，煮沸1小时后，过滤使成约100毫升。每日洗眼3次或4次。

功效：用于治疗沙眼。

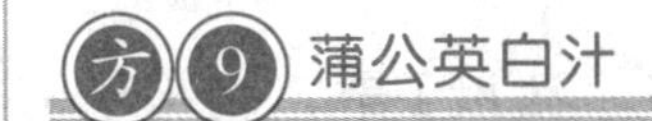

方9 蒲公英白汁

配方：蒲公英适量。

制用法：洗净，折茎取白汁，煮沸半小时，过滤。每日滴眼3次或4次，每次1滴或2滴。

功效：用于治疗沙眼。

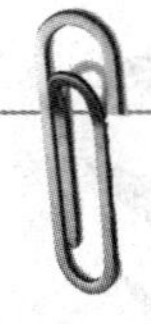

生活宜忌

①洗脸用具、手帕要做到专人专用，并要定期消毒。

②经常洗手，不用手擦揉眼睛。

③公共场所的公用盥洗用具必须严格消毒，避免接触传染。

④对儿童和青少年进行眼卫生教育，养成良好的用眼习惯。

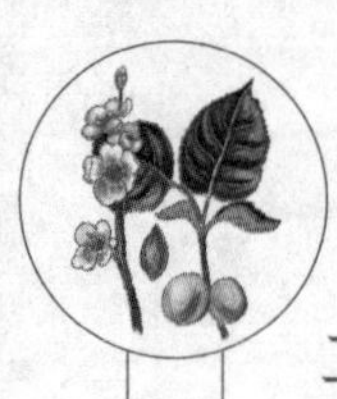

青光眼

青光眼是指由于眼压增高而引起的视乳头损害和视功能障碍的一种眼病。正常眼压在10～21毫米汞柱，如在21～24毫米汞柱之间，则为青光眼可疑。包括原发性青光眼（闭角型、开角型）、继发性青光眼、混浊性青光眼和先天性青光眼，中医统称为五风内障，基本病机为情志抑郁、气机郁结、肝胆火炽、神水积滞等所致。

方1 枸杞炖猪肚

配方：猪肚1副，枸杞子9克，薏苡仁6克。

制用法：将猪肚洗净后，把枸杞子、薏苡仁塞进猪肚内，放在锅里加3～4碗水，慢慢煮至猪肚烂了即可，可以趁热喝汤吃肉。

功效：主治青光眼。

备　注

健康人可以用来保养眼睛，多吃不妨。

方2 龙胆草汤

配方：龙胆草、山栀子、赤芍药、菊花各12克，黄芩18克，夏枯草、茺蔚子各30克，生地黄、石决明、大黄各15克，荆芥穗、半夏、甘草各9克。

制用法：水煎服。

功效：用于治疗肝郁化火型青光眼。

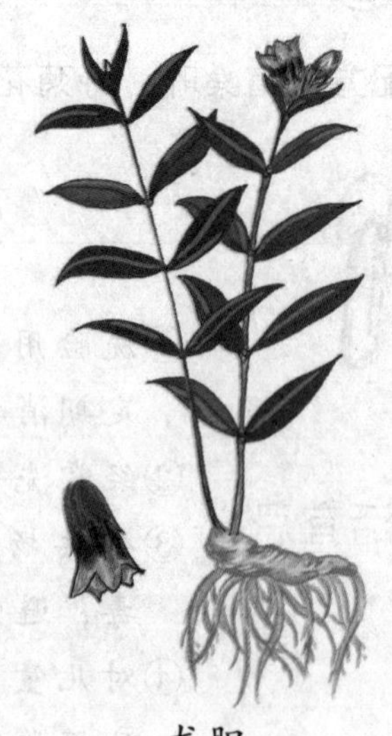

龙胆

方3 地黄汤

配方：生地黄、熟地黄各18克，牡丹皮、泽泻、茯苓、怀山药各15克，山萸肉、茺蔚子、菊花、当归、赤芍药、知母各12克，荆芥穗9克。

制用法：水煎服。重者日2剂，症状缓解后每日1剂。

功效：用于治疗阴虚火旺型青光眼。

方4 萆薢水

配方：萆薢10克，水500毫升。

制用法：浓煎为10毫升左右，过滤后装入眼瓶，滴眼。5分钟1次，半小时左右瞳孔缩小，延长至半小时点眼1次，直至瞳孔恢复正常。

功效：用于治疗青光眼。

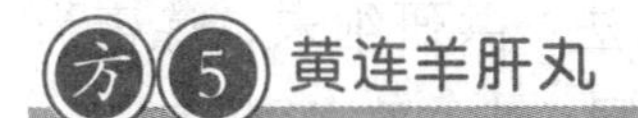

方5 黄连羊肝丸

配方：白羊肝1具(竹刀切片)，黄连30克，熟地黄60克。

制用法：将黄连、熟地黄研末。同捣为丸，如梧子大。茶水送服50~70丸，日服3次。

功效：用于治疗青光眼，症见望之如好眼，自觉视物不见。

方6 当归汤

配方：当归3克，川芎6克，熟地黄3克，白芍药6克。

制用法：水煎服。每日2次。

功效：用于治疗青光眼。

方7 黑豆黄菊汤

配方：黑豆100粒，黄菊花5朵，芒硝18克。

制用法：水1大杯，煎至7成。带热熏洗，5日一换，常洗可复明。

功效：用于治疗青光眼、双目不明、瞳仁反背。

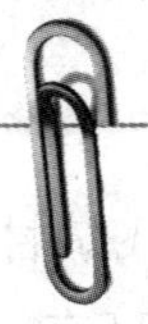

生活宜忌

①保持心情舒畅、开朗。

②增加饮食营养并控制饮水量。

③居室内要有良好的采光效果，不宜太暗。

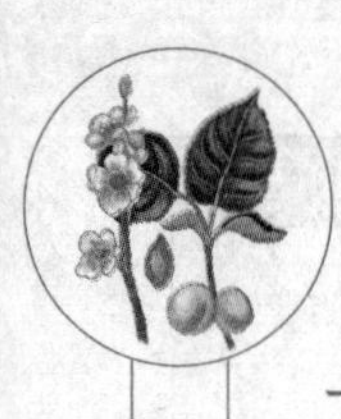

老年性白内障

白内障是常见眼病和主要致盲原因之一，其中老年性白内障是最常见的白内障。本病是在全身老化、晶体代谢功能减退的基础上由于多种因素形成的晶体疾患。近年的研究说明，遗传、紫外线、全身疾患(如高血压、糖尿病、动脉硬化)、营养状况等因素均与其有关。当各种原因引起晶状体囊渗透性改变及代谢紊乱时，晶体营养依赖的房水成分改变，而使晶体变为混浊。中医称为“圆翳内障”“白翳黄心内障”等，认为本病多因年老体弱、肝肾两亏、精血不足、或脾失健运、精不上荣所致。另外，部分因肝经郁热及湿浊上蒸也可致病。

方1 白内障汤剂

配方：菟丝子、杞菊地黄丸各9克，杭白芍药、枸杞子、菊花、石决明、怀山药、山萸肉各6克，全当归、密蒙花各5克，川芎3克，柴胡2克。

制用法：水煎服。每日1剂，每日3次。

功效：主治白内障。

备注

①服用本方时禁忌辛辣鱼腥。②本方是芜湖市中医院原老中医杨仲书经验方。

方2 磁石丸

配方：磁石60克，琥珀末15克，朱砂30克，神曲120克，生蒲黄15克。

制用法：共研细末，炼蜜为丸。每日早、中、晚各服9克。

功效：用于治疗白内障。

方3 珍珠炉甘石粉

配方：珍珠0.5克，飞炉甘石2.4克，冰片1.5克，朱砂15克。

制用法：研极细末。滴眼，每日点3～5次。

功效：用于治疗白内障。

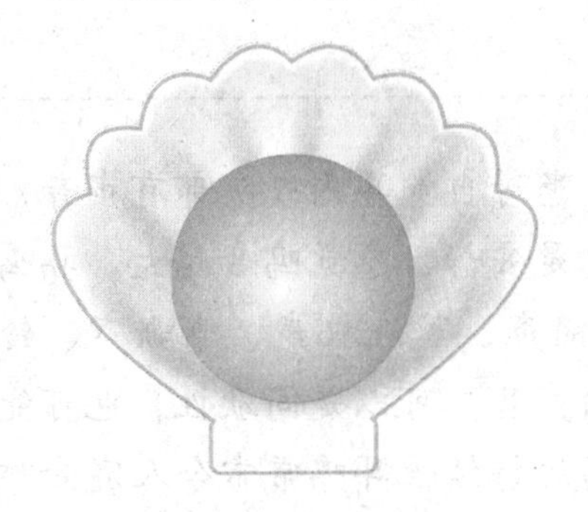

珍珠贝

方4 熟地黄党参汤

配方：熟地黄、党参、茯苓、炒山药各15克，菊花、黄精、制何首乌各12克，川芎9克，红花10克，沙苑子、白芍药、枸杞子、当归、女贞子、制桃仁各12克，车前子（包煎）、神曲、夏枯草各10克，陈皮6克。

制用法：水煎服。

功效：用于治疗老年性白内障初发。

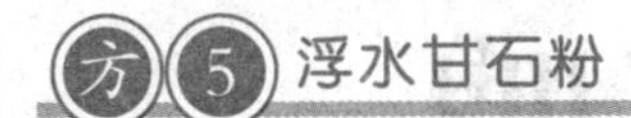

方5 浮水甘石粉

配方：浮水甘石9.4克，珍珠6.2克，白水砂1.6克，珍珠贝琥珀、珊瑚末、熊胆、人退、白丁香各3.13克，梅片少许。

制用法：外用。

功效：退翳明目。用于治疗早期白内障及白翳。

方6 珠粉螺丝壳粉

配方：珠粉5克，螺丝壳粉30克，炉甘石粉、枸杞子、菟丝子、楮实子、怀牛膝、当归五味子各20克，熟地黄30克，川椒5克。

制用法：以草药煎汤去渣，澄清液入余药粉晒干研细，外用。

功效：退障明目。适用于各种原因引起的早期白内障。

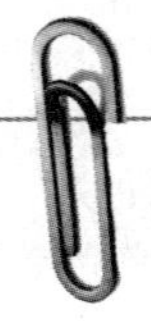

生活宜忌

①注意保护眼睛，避免视力疲劳。

②防止眼外伤的发生。

③若发生眼部、头部疼痛，应及时就诊。

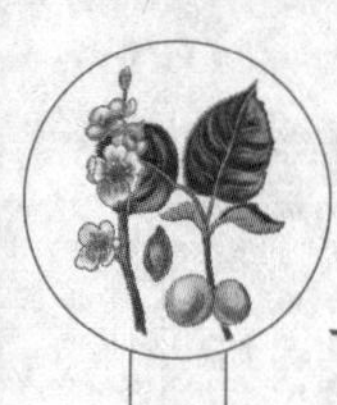

耳鸣

耳鸣为耳科疾病中的常见症状，患者自觉耳内或头部有声音，但其环境中并无相应的声源，而且愈是安静，感觉鸣音越大。耳鸣音常为单一的声音，如蝉鸣声、汽锅声、蒸汽机声、嘶嘶声、铃声、振动声等，有时也可为较复杂的声音。可以是间歇性，也可能为持续性，响度不一。一些响度较高的持续性耳鸣常常令人寝食难安。引起耳鸣的原因较多，各种耳病均可发生耳鸣，如耵聍栓塞、咽鼓管阻塞、鼓室积液、耳硬化症；内耳疾病更易引起此症，如声损伤、梅尼埃病。此外，高血压、低血压、贫血、白血病、神经官能症、耳毒药物等均可引起耳鸣。中医学认为耳鸣多为暴怒、惊恐、胆肝风火上逆，以致少阳经气闭阻所致，成因外感风邪，壅遏清窍，或肾气虚弱，精气不能上达于耳而成，有的还耳内作痛。

方1 核桃肉

配方：核桃肉适量。

制用法：每日3次，每次30克。

功效：补肾益精。适用于肾精亏损、耳鸣、声细、夜间加重、腰膝酸软者。

方2 熟地黄山药丸

配方：熟地黄240克，山药、山茱萸各120克，泽泻、茯苓、牡丹皮各90克。

制用法：上药为细末，炼蜜为丸，如绿豆大，每次服9克，每日3次。

功效：滋阴补肾。适用于肝肾不足、耳鸣声细，伴有腰膝酸软者。

方3 白果枸杞子汤

配方：白果10克，枸杞子30克。

制用法：水煎服。每日2次或3次。

功效：用于治疗耳鸣。

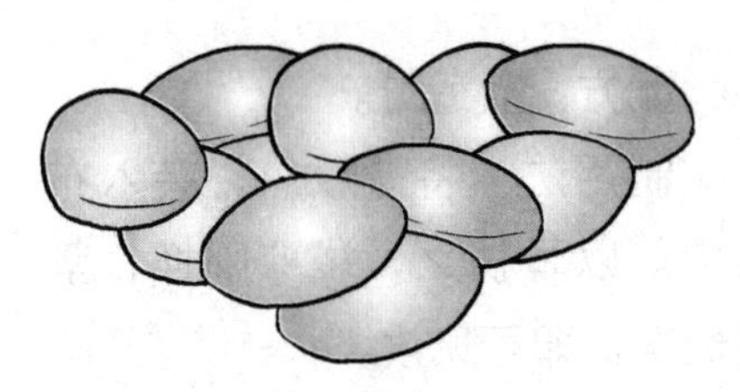

白果

方4 龙胆草泽泻汤

配方：龙胆草10克，泽泻15克。

制用法：水煎服。每日2次。

功效：用于治疗耳鸣。

方5 芹菜汤

配方：芹菜100克，槐花、车前子各20克。

制用法：水煎服。每日2次。

功效：用于治疗耳鸣。

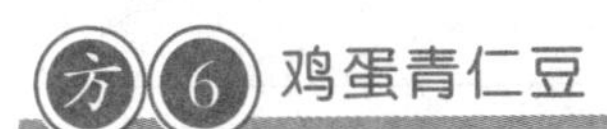

方6 鸡蛋青仁豆

配方：鸡蛋2个，青仁豆、红糖各60克。

制用法：加水煮熟，空腹服用。每日1剂。

功效：用于治疗耳鸣。

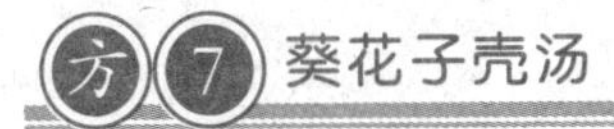

方7 葵花子壳汤

配方：葵花子壳15克。

制用法：将葵花子壳放入锅中，加水1杯煎服。每日服2次。

功效：用于治疗耳鸣。

方8 雄乌鸡

配方：雄乌鸡1只，洗净。

制用法：以无灰酒4斤煮熟，趁热食3～5只。

功效：用于治疗肾虚耳鸣。

方9 白毛乌骨雄鸡

配方：白毛乌骨雄鸡1只，甜酒1200毫升。

制用法：同煮，去酒食肉，共食用3～5只即可。

功效：用于治疗耳鸣。

方10 蒸猪皮

配方：猪皮、香葱各60～90克。

制用法：同剁烂，稍加食盐，蒸熟后一次吃完，连吃3日。

功效：用于治疗耳鸣。

方11 三七花蒸酒酿

配方：三七花10克，酒酿50克。

制用法：同装于碗中，隔水蒸熟。分1次或2次连渣服，连服7日。

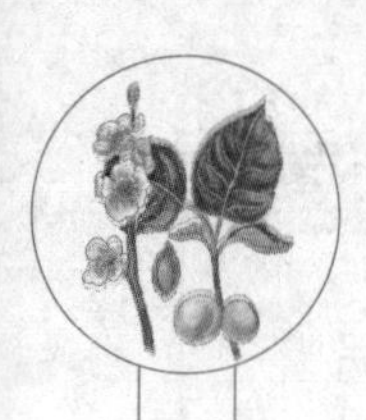

功效：适用于耳鸣。

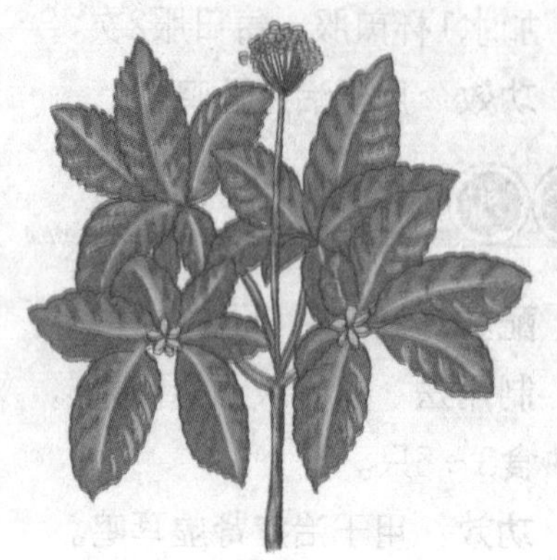

三七

方12 热盐枕耳

配方：盐适量。

制用法：将盐炒热，装入布袋中。以耳枕之，袋凉则换，坚持数次，即可见效。

功效：用于治疗耳鸣。

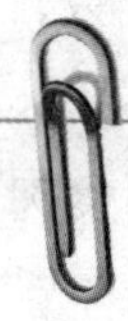

生活宜忌

①保持心情开朗，避免长期处于精神高度紧张和身体疲劳的状态。

②避免接触强烈的噪声。

③注意不要长时间、大音量使用随身听耳机。

耳聋

耳聋是指不同程度的听力减退，轻者在缩短距离或声音加大之后，尚可听清；重者则听不到任何声响。按发生的时间可分为先天性耳聋和后天性耳聋两类；按病变的性质可分为器质性耳聋和功能性耳聋；按病变发生的部位可分为导音性耳聋、感音性耳聋和混合性耳聋三类。引起耳聋的原因很多，如任何外耳道的病变，如耵聍栓塞、外耳道闭锁等，使外耳道阻塞；中耳的外伤，如颅底横形或纵形骨折，伤及中耳和听骨链；中耳炎症，如急性咽鼓管炎、化脓性中耳炎等；中耳肿瘤，如良性的颈静脉瘤或恶性癌肿；耳硬化症，病变侵入镫骨底，以致镫骨固定等，均可引起耳聋。

方1 耳聋丸一号

配方：细辛、石菖蒲、杏仁、酒曲各3克。

制用法：共研细末，入猪油少许成丸，如枣核大。棉花裹塞耳中，每日1换。须白天塞耳夜晚去之。

功效：主治突发性耳聋。

备注

本方是河南洛阳名医黎培生经验方。

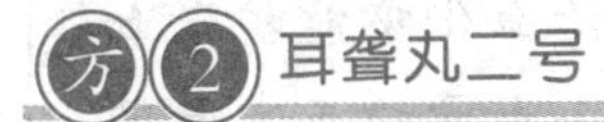

方2 耳聋丸二号

配方：石菖蒲、细辛、冰片各3克，人工麝香0.3克。

制用法：共研细末，麻油调和为丸，如枣核大。棉花裹塞耳中，每日1换。

功效：使用耳聋丸一号未治愈患者，可用此方。

备注

本方是河南洛阳名医黎培生经验方。

方3 菊花木通

配方：菊花、木通、石菖蒲各5克。

制用法：捣烂，酒服之。

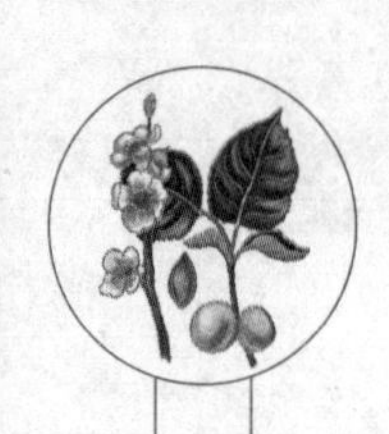

功效：用于治疗耳聋。

方4 柴胡汤

配方：柴胡12克，制香附9克，川芎、石菖蒲各12克，骨碎补9克，六味地黄丸(包煎)30克。

制用法：先把上药用水浸泡30分钟再放火上煎煮，开后15分钟即可。每剂煎2次，将2次煎出的药液混合。每日1剂，每日服2次。

功效：用于治疗肾虚耳聋。

方5 党参黄芪汤

配方：党参、黄芪各15克，丹参12克，川芎9克，骨碎补、补骨脂、淫羊藿各12克，五味子9克，灵磁石（先煎）30克，黄精、首乌各12克。

制用法：水煎服。每日1剂。

功效：益气活血，补肾填精。用于治疗神经性耳聋、老年性耳聋、药毒性耳聋。

方6 柴胡制香附

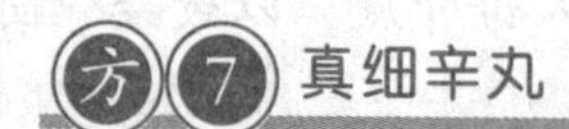

配方：柴胡、制香附各50克，川芎25克。

制用法：共研极细末。每日3次，每次9克，温开水吞服。

功效：用于治疗外伤性耳聋。

方7 真细辛丸

配方：真细辛、黄蜡各适量。

制用法：细辛为细末，溶黄蜡为丸，如鼠粪大，绵裹1丸入耳内，2次即愈。

功效：用于治疗耳聋。

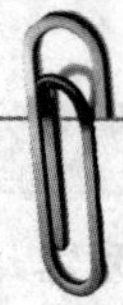

生活宜忌

多吃含铁丰富的食物，缺铁易使红细胞变硬，运输氧的能力降低，耳部养分供给不足，可使听觉细胞功能受损，导致听力下降。补铁，则能有效预防和延缓中老年人耳鸣、耳聋的发生；常吃有活血作用的食物，活血化瘀能扩张血管，改善血液黏稠度，有利于保持耳部小血管的正常微循环，可常食用黑木耳、韭菜、红葡萄酒、黄酒等。

鼻炎

鼻炎是鼻腔黏膜炎症，有急性和慢性两种。急性鼻炎大多因受凉后身体抵抗力减弱，病毒和细菌相继侵入引起，也可为某些以呼吸道为主的急性传染病的鼻部表现。急性鼻炎屡发可转为慢性，一些心脏病或肾脏病病人，因鼻腔长期或经常瘀血也可造成慢性鼻炎，还有某些其他病症及粉尘、气体、温湿度急剧变化均可引起此病。增强体质，注意冷热，加强劳动保护等是预防鼻炎的重要措施。

方1 鼻渊丸

配方：广藿梗125克，苦丁茶31克，青黛16克。

制用法：上药共研细末，以猪胆（10个）汁拌和为丸，如梧桐子大。

功效：主治慢性鼻窦炎。

备　注

本方是南通市名老中医喜海珊经验良方。

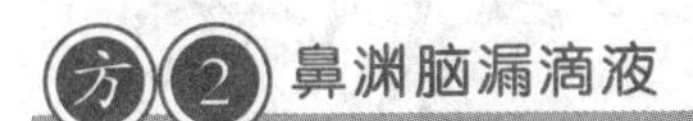

方2 鼻渊脑漏滴液

配方：新万年青根不拘量。

制用法：上药捣汁，滤去杂质。每日5次，每次2~3滴。

功效：主治慢性鼻窦炎。

备　注

本方是苏北地区民间验方。

方3 藿香丸

配方：猪胆1个，藿香5克（根茎叶同用）。

制用法：藿香研为极细末，以猪胆汁和丸，如梧子大。每日早晚各服6克，开水送服。

功效：主治慢性鼻窦炎。

备　注

本方是湖南地区民间验方，

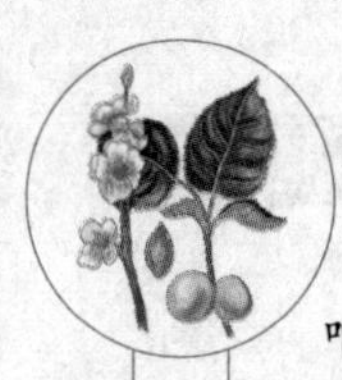

响誉当地。

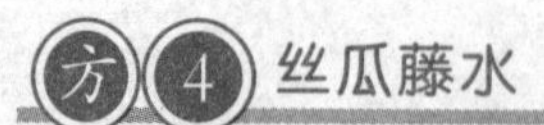

方4 丝瓜藤水

配方：丝瓜藤15克，荷蒂5枚，金莲花6克，龙井茶5克。

制用法：将上药加清水适量，煎煮30分钟，去渣取汁，与2000毫升开水一起倒入盆中，先熏蒸鼻部，待温度适宜时泡洗双脚。每日1次，每次熏泡40分钟，10日为1个疗程。

功效：清气理鼻。用于治疗慢性单纯性鼻炎。

方5 枇杷叶桔梗水

配方：枇杷叶、桔梗各25克，苍耳子、薄荷各18克，生甘草6克。

制用法：将上药加清水适量，浸泡20分钟，煎数沸，取药液与1500毫升开水同入盆中，趁热用鼻吸入蒸汽，待温度适宜时泡洗双脚。每日2次，每次40分钟，15日为1个疗程。

功效：疏风宣肺通窍。主治慢性鼻炎。

方6 苍耳子油

配方：苍耳子50克。

制用法：将苍耳子轻轻捶破，放入小铝杯中，加入麻油50毫升，用文火煮沸，去苍耳子。待油冷后，装入干燥清洁的玻璃瓶内备用。用时取消毒小棉签蘸油少许，涂于鼻腔内，每日2次或3次，2周为1个疗程。

功效：用于治疗慢性鼻炎有效。

方7 鹅不食草白芷散

配方：鹅不食草30克，白芷2克，羌活15克，菊花12克，冰片5克。

制用法：研粗末，倒入洗净的空葡萄糖瓶内，加开水，待瓶内放出蒸汽时，将病人鼻孔对准瓶口吸入蒸汽。每日2次，连用3～5日。

功效：用于治疗急性鼻炎。

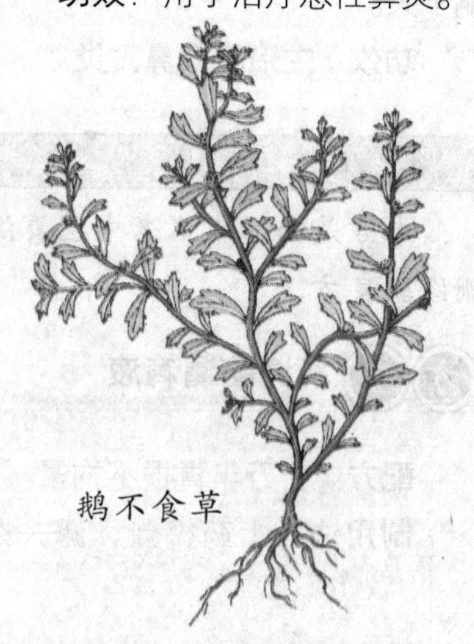

鹅不食草

方8 川芎炖猪脑

配方：猪脑（或牛、羊脑）2副，川芎、白芷各10克，辛夷花15克。

制用法：将猪脑剔去红筋，洗净，备用。将川芎等3味加清水2碗，煎至1碗。再将药汁倾炖盅内，加入猪脑，隔水炖熟。饮汤吃脑，常用有效。

功效：通窍，补脑，祛风，止痛。用于治疗慢性鼻炎之体质虚弱。

斑蝥藜芦散

配方：斑蝥25克，藜芦20克，雄黄、紫草茸、诃子、川楝子、栀子、白檀香各50克。

制用法：以上8味药粉碎成细末过筛，取适量放在无烟炭火上熏鼻。

功效：用于治疗急慢性鼻炎均有效。

芝麻油

配方：芝麻油适量。

制用法：以麻油滴入每侧鼻腔3滴，每日3次。

功效：清热润燥，消肿。用于治疗各种鼻炎。

鹅不食草细辛散

配方：鹅不食草2克，细辛6克，白芷、全蝎各2克，薄荷1克，川芎1.5克，青黛1克。

制用法：以上各药共研细末后代鼻烟用，每日数次，也可用湿药棉蘸药粉塞鼻约30分钟取出即可，每日2次。

功效：用于治疗鼻塞、各类鼻炎。

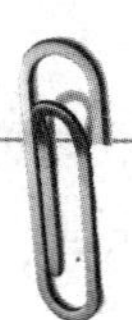

生活宜忌

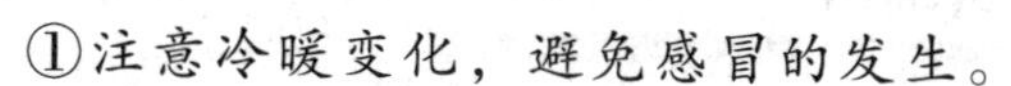

①注意冷暖变化，避免感冒的发生。

②使用冷水洗脸。

③不抽烟、不喝酒，保持愉快的心情。

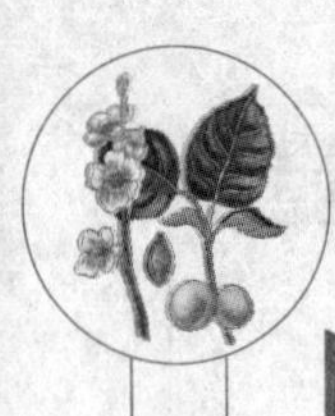

咽喉炎

咽喉炎是咽喉部位黏膜的急性炎症。发病初期，咽喉处感到发热，刺痒和干燥不舒服。病重者咽喉肿痛，舌本强硬、涎潮、喘急、胸膈不利、吞食疼痛，伴有畏寒、发热、全身不适的症状。声音变为嘶哑，严重时失声。喉内多痰而不易咳出，常黏附于声带表面。

方1 金银花饮

配方：金银花16克，夏枯草9克，桔梗6克，牛蒡子、野菊花各3克。

制用法：水煎服，头二煎组合，分3次服，每日1剂。

功效：消炎止痛。

备注

本方是云南石林地区苗族医生邓维凡经验良方。

方2 雪梅丹

配方：大青梅1枚，明矾3克，冰片、人工麝香各2克。

制用法：将青梅去核，明矾末入内，武火煅梅烬，去梅勿用，只用明矾，再加冰片、人工麝香，瓷罐收藏。吹喉内，吐痰涎而愈。

功效：对咽喉炎、咽喉肿痛者很有效果。

备注

本方是贵州布衣族彭苍天经验良方。

方3 醋调万年青叶

配方：万年青叶3～5片，醋50毫升。

制用法：将鲜万年青叶捣汁，加醋混匀，入口频频含咽。

功效：清热解毒，化瘀止血。适用于咽喉肿痛。

方4 鲜姜胡萝卜汁

配方：胡萝卜200克，鲜生姜100克。

制用法：捣烂绞汁。不计用量，频频含咽。

功效：适用于急性咽炎、失音、喉痛。

方5 绿豆芽木蝴蝶饮

配方：绿豆芽50克，木蝴蝶10克，冰糖适量。

制用法：滚开水150毫升，温浸10分钟，当茶饮。

功效：清肺利咽。适用于声音嘶哑、咽喉痹痛、咳嗽。

方6 醋调稻草灰

配方：稻草1把，醋适量。

制用法：将稻草烧成黑灰，研细用醋调，吹入鼻中或灌入喉中，吐出痰涎即愈。

功效：解毒利咽。适用于喉炎、咽炎、咽喉肿痛、失声。

方7 橄榄酸梅汤

配方：橄榄60克，酸梅10克，白糖适量。

制用法：将橄榄、酸梅分别洗净去核，加水600毫升，小火煮半小时，去渣，下白糖溶化。当茶饮。

功效：解毒利咽。适用于急性咽炎、扁桃体炎、咳嗽痰多、酒醉烦渴。

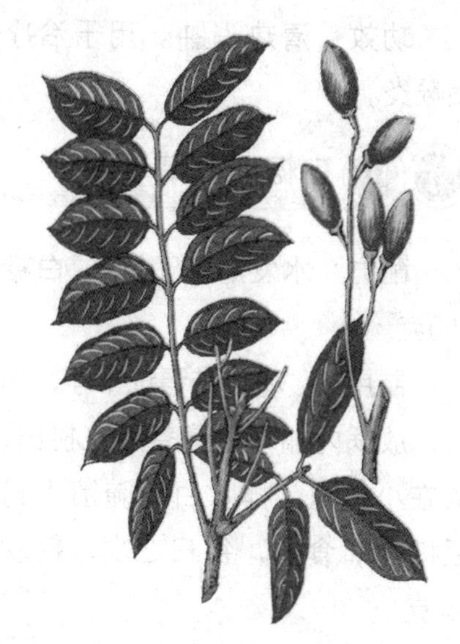

橄榄

方8 蒲公英板蓝根汤

配方：蒲公英50克，板蓝根30克。

制用法：水煎，每日1剂，分2次口服。

功效：清热解毒。用于治疗咽喉炎。

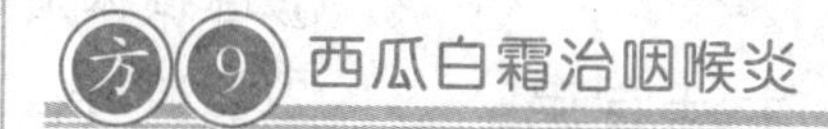

方9 西瓜白霜治咽喉炎

配方:大西瓜 1 个,朴硝适量。

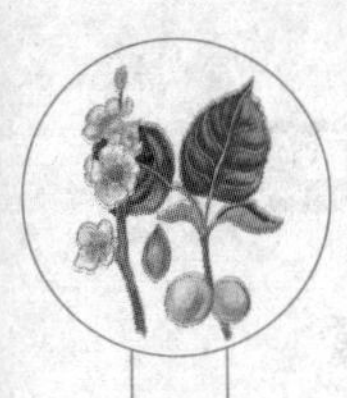

制用法：在西瓜蒂上切一小孔，挖去瓤籽，装满朴硝，仍以蒂部盖上，用绳缚定，悬挂于通风处，待析出白霜，以鹅毛扫下，研细，贮于瓶中备用。用时以笔管将白霜吹于喉部。

功效：清热消肿。用于治疗咽喉炎。

方10 白糖拌海带

配方：水发海带500克，白糖250克。

制用法：将海带漂洗干净，切丝，放锅内加水适量煮熟，捞出，放在小盆里，拌入白糖腌渍1日后即可。食用，每日2次，每次50克。

功效：软坚散结。用于治疗慢性咽炎。

方11 猫爪草

配方：猫爪草25克，绿豆50克。

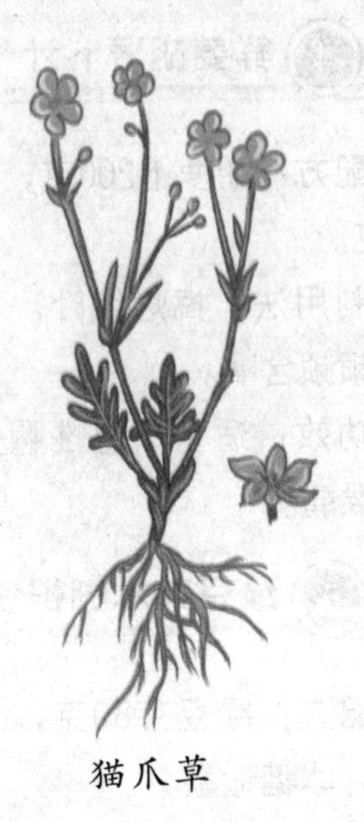

猫爪草

制用法：上药加适量水，煎取500毫升，分3次饮用。

功效：用于治疗慢性咽炎。

方12 点地梅汤

配方：点地梅30克。

制用法：水煎300毫升，分3次，早、中、晚各含服100毫升(即每次将煎好的汤药饮含于口中约1分钟，然后咽下)。每日1剂。

功效：用于治疗咽喉炎。

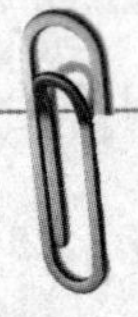

生活宜忌

①增强体质，预防感冒。

②禁烟酒，不吃辛辣食物。

③保持口腔清洁。

牙 痛

牙痛是由牙病引起，可分以下几种情况：龋齿牙痛为牙体腐蚀有小孔，遇到冷、热、甜、酸时才感到疼痛；患急性牙髓炎是引起剧烈牙痛的主要原因；患急性牙周膜炎，疼痛剧烈，呈持续性跳痛；急性智齿冠周炎，主要是第三磨牙位置不正，牙冠面上部分有龈覆盖和食物嵌塞，容易发炎而致该症。

方1 加味五女煎

配方：石膏（先煎）25克，生地黄16克，牛膝、麦冬、知母、玄参各9克，牡丹皮5克，薄荷1克。

制用法：用清水2碗煎1碗，加生盐1小撮顿服。

功效：主治牙龈红肿疼痛。

备　注

本方是浙江义乌原老中医卢德生经验方。

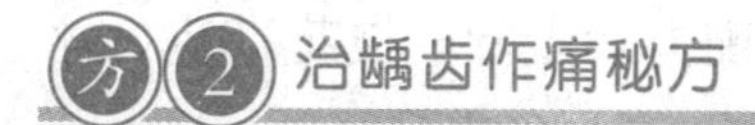

方2 治龋齿作痛秘方

配方：醋1碗，青矾16克。

制用法：用醋将青矾煮沸，取出待冷后含于口中，忌咽下，每含一次觉齿中微痛时，吐出再含再吐，如此5次或6次即可。

功效：主治龋齿作痛。

备　注

本方是广东儋县新州名老中医符启熊家传四世验方。

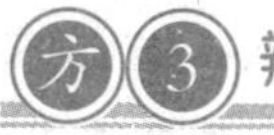

方3 辣椒皮

配方：辣椒皮。

制用法：将辣椒皮切开反卷。放入痛牙。

功效：用于治疗牙痛。

方4 仙人掌汤

配方：仙人掌30克。

制用法：将仙人掌去皮刺洗净，入铁锅内，加水500毫升，煮沸20分钟，趁热喝汤。可同时将煎过的仙人掌服食，效果更佳。

功效：用于治疗牙痛。

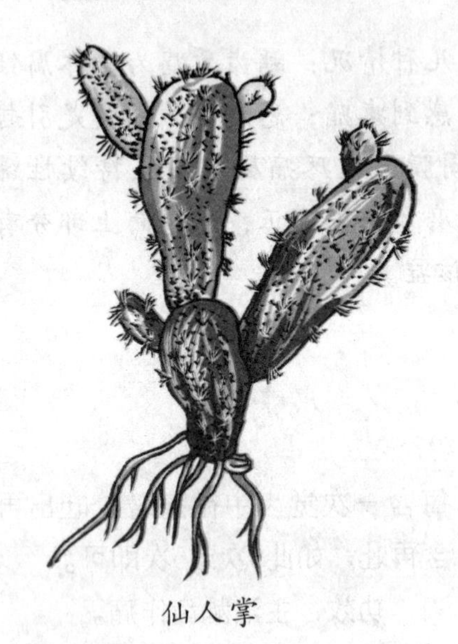

仙人掌

方5 茄子头散

配方：带把的茄子适量。

制用法：将带把的茄子头放入烤箱中烤，烤时火小一点，不要烤煳，煳了就失效。烤干后碾成粉末，装在密闭的器皿中。牙痛时，用制好的粉末撒一点在牙齿周围，一般10分钟就能止痛。

功效：用于治疗牙痛。

方6 生石膏玄参汤

配方：生石膏、玄参、升麻各9克，细辛3克。

制用法：每日1剂。冷水煎20分钟，取头汁，复用温水煎15分钟取2汁。两汁混合，早、晚饭后各服1次。入夜痛甚者，细辛可加至4.5～5克。

功效：用于治疗风火牙痛。

方7 大黄蜈蚣散

配方：大黄5克，蜈蚣1条。

制用法：共研细末，温开水冲服，1次服完。

功效：泻火解毒。用于治疗牙痛，尤其适用于胃火牙痛。孕妇忌用。

方8 松树叶汤

配方：松柏叶子适量。

制用法：洗净后用沙锅加水煎煮开一会儿，然后取汁水，每日含服和吞服3次。即先服、后含服各两汤匙。

功效：用于治疗各种牙痛。

方9 七叶一枝花散

配方：七叶一枝花10克，冰片1克，食醋20毫升。

制用法：前2药共研细末，装瓶备用。用时以适量药末，加醋拌匀，成团状，敷于患牙痛处，每日数次。

功效：用于治疗牙痛。

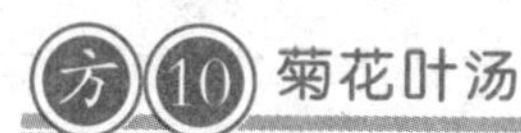

菊花叶汤

配方：菊花叶、地骨皮各30克。

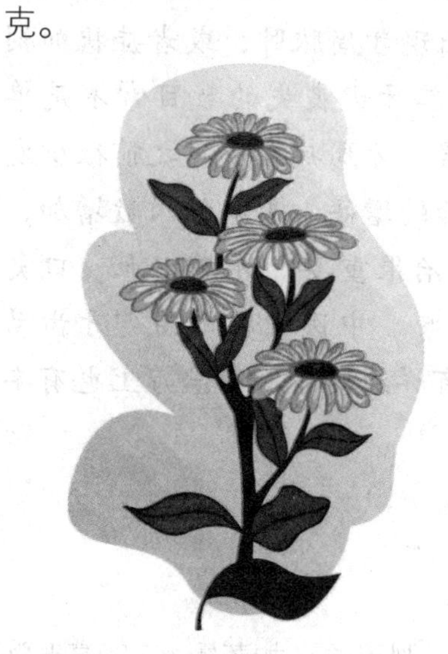

菊

制用法：水煎服。每日2次或3次。

功效：用于治疗各种牙痛。

荔枝灰

配方：荔枝1个。

制用法：连壳烧煅成灰，研末擦牙。

功效：消肿止痛。用于治疗牙痛。

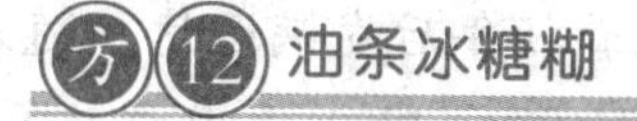

油条冰糖糊

配方：隔夜油条3根，冰糖100克，水2碗。

制用法：同煮至糖溶，1次服。

功效：用于治疗牙痛。

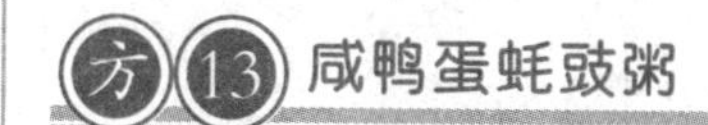

咸鸭蛋蚝豉粥

配方：咸鸭蛋2个，蚝豉100克，米150克。

制用法：用水煮粥吃。

功效：用于治疗牙痛。

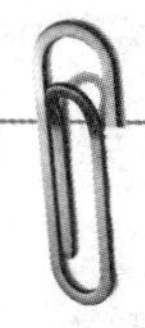

生活宜忌

①注意口腔卫生。早晚刷牙，饭后漱口。

②少吃或不吃辛辣食物或甜食等刺激性食物。

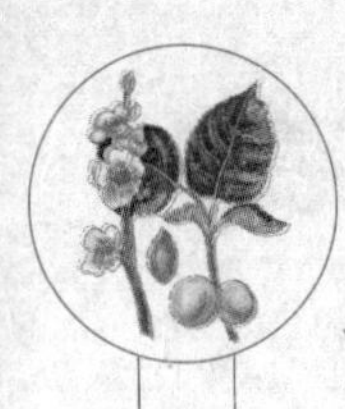

牙周炎

牙周病是人类疾病中分布最广的疾患之一，其特点是牙周组织呈慢性破坏，而自觉症状不明显，多为一般人所不注意，一旦发生牙龈出血、溢脓、牙齿松动、移位或出现牙周脓肿，或者症状加剧始来就医。若牙周病未经有效治疗，其牙齿丧失的数目常不是单个的，而是多数牙甚至全口牙同时受累。牙周病在成年之前很少发生，而在青壮年后发病迅速。随着年龄的增高，患病的人数增加，而且病情加重。因此牙周病的早防早治很重要。牙龈出血、口臭是它的早期症状，一旦发现应早做治疗。中医学称之为“牙齿动摇”“牙齿松动”“齿动”，古代就有详细描述，在治疗上也有丰富的记载。

方1 乌贼骨粉

配方：乌贼骨粉50克，槐花炭、地榆炭、儿茶各5克，薄荷脑0.6克。

制用法：以上5味药兑匀，装瓷瓶备用，每用时取少许刷牙，每日3次。

功效：用于治疗牙周病。

方2 白矾水刷牙方

配方：白矾、风化硝、食盐各15克。

制用法：加蒸馏水100毫升溶解过滤，刷牙用。

功效：用于治疗牙周病。

方3 丝瓜蔓藤散

配方：丝瓜蔓藤20克，阴干。

制用法：火煅存性研末，搽牙缝，即止。

功效：用于治疗牙周病。

方4 骨碎补粉

配方：骨碎补30克，黑桑葚

子、炒食盐各15克，胡桃24克去皮，煨去油。

制用法：上药共研细末。搽敷牙龈，每日早、晚各1次。

功效：有益肾固齿、凉血泻火之效。用于治疗牙齿动摇、牙龈红肿疼痛。

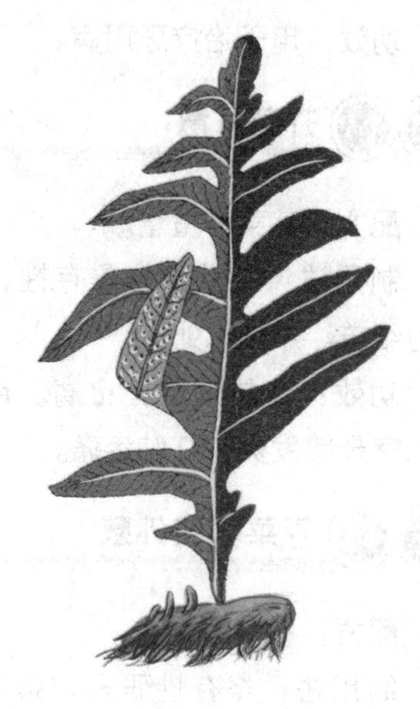

骨碎补

方5 鲫鱼五倍子散

配方：活鲫鱼1尾，去肠留鳞。五倍子、明矾各6克，研末，填入鱼腹。

制用法：以黄泥封固烧存性，研为细末(或为丸)，以黄酒送下，每服3克，每日3次。

功效：用于治疗牙周炎。

方6 马鞭草汤

配方：马鞭草30克。

制用法：水煎服，每日1剂。

功效：用于治疗牙周炎。

方7 五倍子粉

配方：五倍子、干地龙微炒各15克。

制用法：共研细末，用时先用生姜揩牙根，后撒上药末。每晚1次，7日之内不咬硬物。

功效：用于治疗牙齿松动。

方8 瓦松白矾汤漱口

配方：瓦松、白矾各适量。

制用法：水煎，徐徐漱之。

功效：用于治疗牙周病。

方9 野泽兰五香藤汤

配方：野泽兰、五香藤各30克。

制用法：水煎服。每次40毫升，每日3次。

功效：用于治疗牙周病。

方10 口含大黄浸醋

配方：大黄20克。

制用法：将上药浸醋含口

中，每日含3~4次。

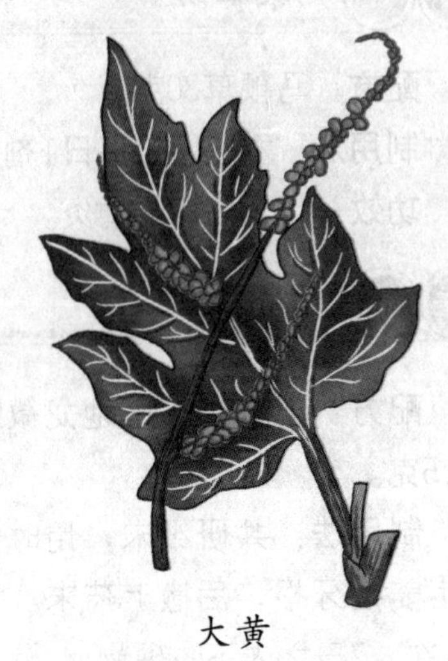

大黄

功效：用于治疗牙周病，齿龈脓肿，流脓。

方11 桃柳树皮酒漱口

配方：桃树皮、柳树皮各4克，白酒适量。

制用法：砂锅放入白酒，以文火煎煮桃柳树皮，趁热含酒液漱口。当酒液含在口中凉后即吐出，日漱数次。

功效：清热止痛，祛风散肿。用治风火牙痛和牙周发炎。

方12 爬岩姜汁漱口

配方：爬岩姜15克。

制用法：切细，泡开水含噙漱口，每日3次。

功效：用于治疗牙周病。

方13 芥菜秆散

配方：芥菜秆适量。

制用法：芥菜秆烧焦存性，研为细末。涂抹患处。

功效：清热消肿，止痛。用于治疗牙龈发炎、红肿疼痛。

方14 芥菜根散外敷

配方：芥菜根15克。

制用法：烧存性研末，频敷患处。

功效：用于治疗牙周病。

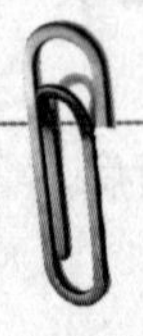

生活宜忌

①饭后用淡盐水漱口，减少病菌在口中存活的几率。

②使用正确的刷牙方法。

③少吃辛辣食物。

口疮

该病不同年龄的男女均可发生。多由上焦实热、中焦虚寒、下焦阴火、各经传变所致。口疮往往反复发作不愈，严重时可影响进食。其临床特征是：口腔内唇、颊、上腭等处黏膜出现淡黄色或灰白色之小溃疡面，单个或多个不等，呈椭圆形，周围红晕，表面凹陷，局部灼痛，反复发作。

方1 口炎散

配方：山豆根、大黄各30克，黄连15克，人中白2克，青黛20克，砂仁10克，孩儿茶、枯矾、没药各15克，冰片3克。

制用法：上药共研细末，过100目筛，装瓶消毒备用。口腔消毒，用2%龙胆紫调敷患处。

功效：消炎止痛。用治口疮。

备注

引自1985年《四川中医》第4期。

方2 外敷膏

配方：吴茱萸、胆南星、生大黄（按4∶1∶2比例配方）。

制用法：上药共研细末，与陈醋适量调成糊状，备用。俟患儿睡熟后，涂敷于两足心（涌泉穴），外加纱布包扎，12小时去之。可根据病情次晚再用1次。用量应按患儿年龄、病势而酌情变更。

功效：导热下行。用治口疮。

备注

引自1990年《浙江中医杂志》第7期。

方3 附子肉桂水

配方：附子、肉桂、吴茱萸各15克。

制用法：将上药加清水适量，浸泡20分钟，煎数沸，取药

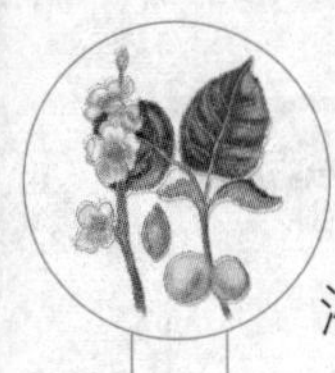

液与1 500毫升开水同入脚盆中，趁热熏蒸，待温度适宜时泡洗双脚。每日2次，每次40分钟，中病即止。

功效：适用于虚火口疮。

方4 三黄牛膝水

配方：川黄连、黄芩、生大黄各15克，牛膝9克。

制用法：将上药加清水适量，煎煮30分钟，去渣取汁，取1杯漱口，余液与2 000毫升开水一起倒入盆中，待温度适宜时泡洗双脚。每日1次，每次泡洗40分钟，10日为1个疗程。

功效：适用于实证口疮。

方5 苹果胡萝卜汁

配方：苹果250克，胡萝卜200克。

制用法：洗净，绞汁，混合均匀。分2次或3次服。

功效：用于治疗口腔溃疡，口腔炎。适用于热病初起、口舌生疮、口腔糜烂。

方6 雪梨萝卜汤

配方：雪梨250克，萝卜200克。

制用法：将雪梨去皮核，洗净切片，萝卜洗净切片，同放于沙锅中，加清水500毫升，大火烧开后，加入冰糖，煮至酥烂，分2次食梨和萝卜，喝汤。

功效：用于治疗口腔溃疡、口腔炎。适用于热病初期、口舌生疮、口腔糜烂。

方7 向日葵秆心

配方：向日葵秆内的心。

制用法：烧成炭，用香油调匀，搽于患处。

功效：用于治疗口疮、口腔炎。

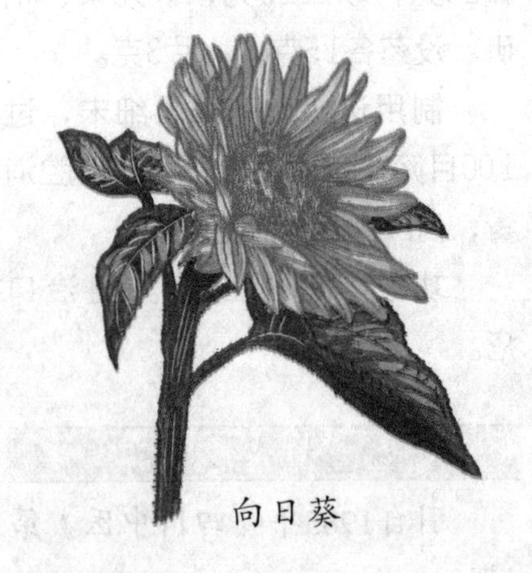

向日葵

方8 苋菜头

配方：苋菜头、籽适量。

制用法：烧存性研末，搽涂患处。或用香油调搽。亦可煎水作漱剂。

功效：用于治疗口疮、口腔炎。

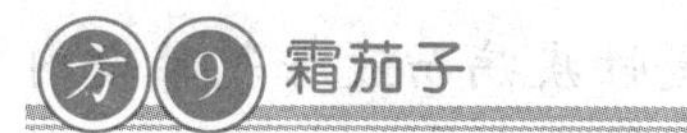

方9 霜茄子

配方：霜后茄子。

制用法：晾干研末，抹口内每日3次。

功效：用于治疗口疮、口腔炎。

方10 番茄汁

配方：番茄数个。

制用法：番茄洗净，用沸水泡过剥皮，然后用洁净的纱布绞汁挤液。将番茄汁含在口内，使其接触疮面，每次数分钟，每日数次。

功效：清热生津。用于治疗口疮。

方11 蛋黄油

配方：鸡蛋1个。

制用法：将鸡蛋煮熟，再取蛋黄放在火上炼油，用蛋黄油搽患处。

功效：用于治疗口疮。

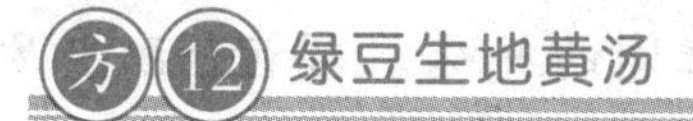

方12 绿豆生地黄汤

配方：绿豆60克，生地黄30克。

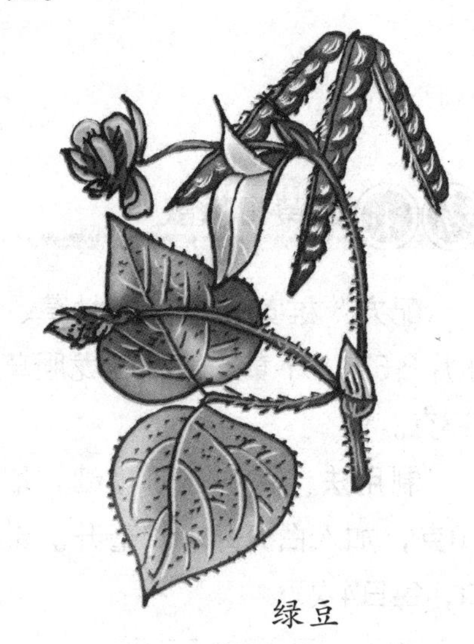

绿豆

制用法：水煮后去生地，食豆饮汤。每日1剂。

功效：用于治疗口疮。

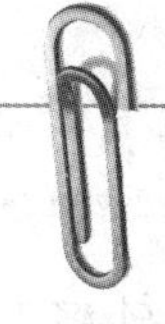

生活宜忌

①保持口腔卫生。

②生活起居有规律，保证充足睡眠。

③保持大便通畅。

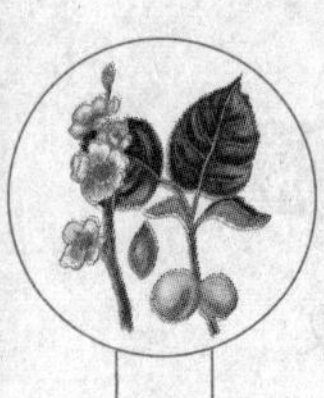

口臭

口臭是指因胃肠积热、口腔疾病、慢性疾病而致呼气时口内发出难闻的气味。龋齿(蛀)、牙龈瘘管或牙龈发炎、牙周炎、鼻窦化脓、扁桃体脓肿、消化道疾病、糖尿病、消化不良等都可引起口臭。

方1 雄黄青黛散

配方：雄黄、青黛、甘草、冰片各6克，牛黄、黄柏、龙胆草各3克。

制用法：将各药研极细，取10克，加入白开水100毫升。漱口，每日4次。

功效：用于治疗口臭。

方2 口臭难闻验方

配方：荔枝肉2枚。

制用法：每晚临卧时含于口中，次早吐出，连用半月。

功效：主治口臭。

备　注

本方是安徽名老中医余登甫经验方。

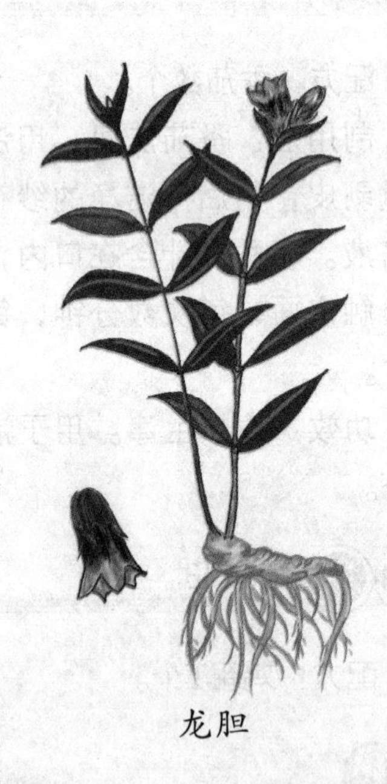

龙胆

方3 石膏煅硼砂散

配方：石膏煅、硼砂各1.5克，黄柏、甘草各0.9克，青黛0.6克，牛黄、冰片各0.3克。

制用法：共研极细末。先

以板蓝根、金银花各10克浸水漱口，再含药末少许，每日3～6次。

功效：用于治疗慢性口腔干燥及口臭。

方4 大黄冰片

配方：大黄、冰片各适量。

制用法：大黄炒炭为末，每日晨起用大黄炭末适量酌加少许冰片，刷牙漱口。

功效：用于治疗口臭。

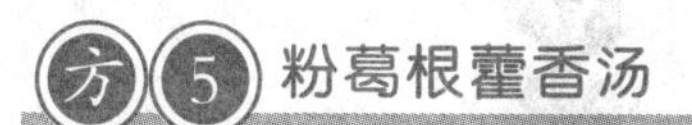

方5 粉葛根藿香汤

配方：粉葛根30克，藿香、白芷各12克，木香10克，公丁香6克。

制用法：加水煎汤，时间不宜久煎，分多次含漱。每日1剂。口腔溃疡者不宜采用。

功效：用于治疗口臭。

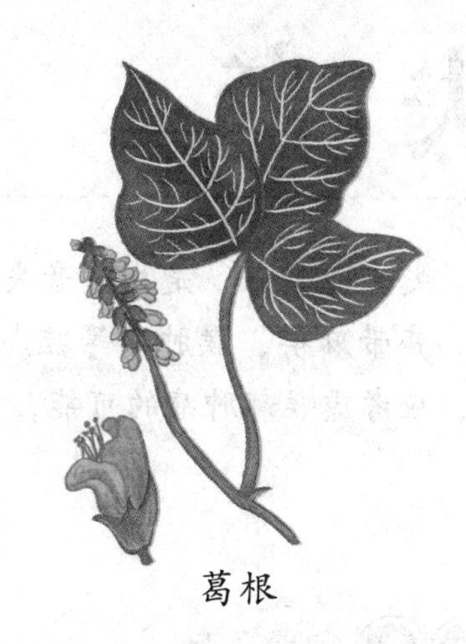

葛根

方6 荆芥穗薄荷汤

配方：荆芥穗、薄荷、薏苡仁、滑石、石膏各9克，桔梗、枳壳、生地黄、白僵蚕、黄柏各6克，防风、前胡、猪苓、泽泻各4.5克，黄连、竹叶各3克，青黛1.5克。

制用法：水煎服。每日1剂。

功效：用于治疗口腔干燥及口臭。

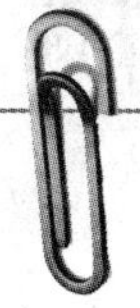

生活宜忌

①睡前刷牙，饭后漱口，养成良好的口腔卫生习惯。

②饮食宜清淡。少饮酒，戒烟。

③防治便秘，保持大便通畅。

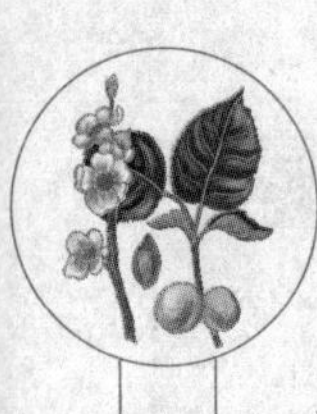

失音

失音即嘶哑，是指声音失去正常的圆润清亮的音调，常见于喉炎、声带麻痹、喉肿瘤等症。中年以上的患者，若声音嘶哑持续不愈，应考虑喉部肿瘤的可能，须及时就医诊治。

方 1 金嗓子方

配方：皮蛋2个，冰糖31克。

制用法：同煎一大碗汤服之，早、晚各服1次。

功效：主治声间沙哑。

备注

本方为昔日伶人所常用。将要演讲或歌唱者可预服，以防音哑。

方 2 天花粉丸

配方：天花粉、玄参各9克，青黛、地骨皮各6克，冰片1.2克，牛黄3克，知母、川贝母各18克。

制用法：上为细末，以藕汁熬膏为丸，如弹子大。噙化润下。

功效：主治失音。

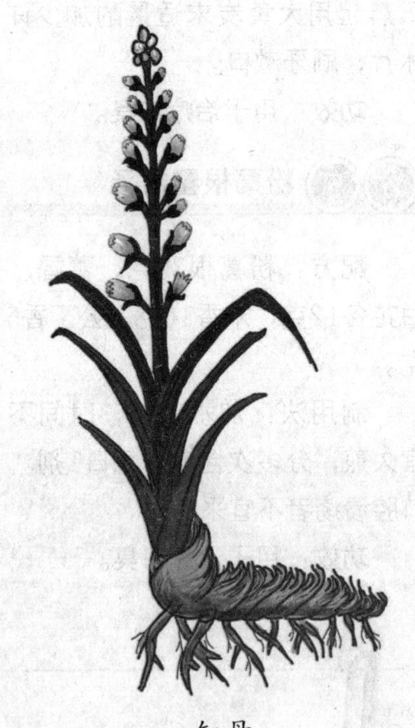

知母

方 3 腌雪里蕻

配方：腌雪里蕻（老腌菜最佳）茎30克。

制用法：将菜洗净，切碎，用开水冲汤。待水温后含漱多次，余汤可内服。

功效：宣肺利咽。用治声音嘶哑及风寒痰盛咳嗽。

备　注

本品辛散，凡患眼疾、痔疮者不宜食用。

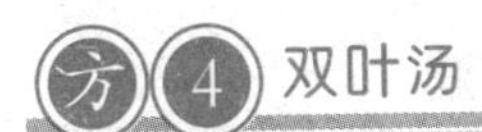

方4 双叶汤

配方：茶叶、紫苏叶各3克，盐6克。

制用法：先用沙锅炒茶叶至焦，再将盐炒呈红色，同紫苏叶加水共煎汤。每日服2次。

功效：清热，宣肺，利咽。用于治疗外感引起的声音嘶哑症。

方5 煮花生米

配方：花生米(连内皮)60克。

制用法：用1碗水煮花生米，开锅后改用文火煨熟。可吃可饮，一次用完，每日1次。

功效：润肺利咽。用于治疗外感引起的失音。

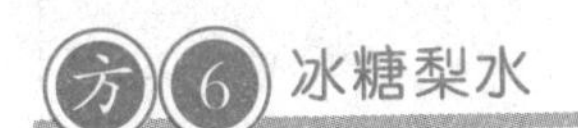

方6 冰糖梨水

配方：冰糖50克，梨(鸭梨、秋梨或雪梨)2个。

制用法：将梨洗净切块，同冰糖共放入锅中加水煮烂。每日分2次服。

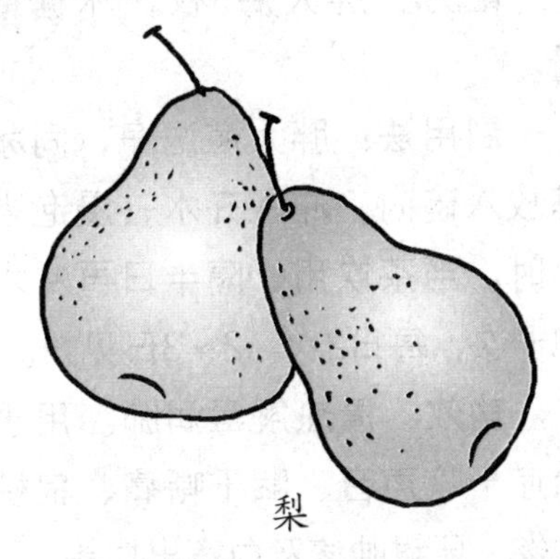

梨

功效：清肺润喉，消痰降火。用于治疗音哑，对嗓子有保护作用，对肺热久咳患者亦有较好疗效。

方7 青果膏

配方：鲜青果5 000克，胖大海120克，诃子锦灯笼60克，山豆根30克，天花粉、麦门冬、诃子肉各120克。

制用法：上药切碎，水煎3次，分次过滤后去，滤液合并，用文火熬煎浓缩至膏状，以不渗纸为度。每30克膏汁兑蜜30克。每服9～15克，每日2次，温开水调化送下。

功效：清咽止渴。主治咽喉

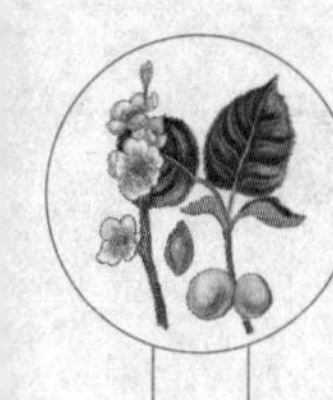

肿痛，失音声哑，口燥舌干。

方8 胖大海糖水

配方：胖大海5枚，冰糖适量。

制用法：胖大海洗净，同冰糖放入碗内，冲入开水，浸泡半小时。当茶饮用，隔半日再冲水泡一次，每日2次。2~3日见效。

功效：清热解毒润肺。用于治疗干咳声音、咽干嘶痛、扁桃体炎、牙龈肿痛及内痔出血等。

方9 甜蛋花汤

配方：生鸡蛋1个，砂糖10克。

制用法：将蛋打破置于碗中，放入砂糖，调匀，用少量开水冲沏，每晚睡前服。

功效：滋阴润燥。用于治疗声音嘶哑。

备　注

鸡蛋内膜衣性平、味甘，每晚睡前嚼碎咽下2个，亦有同等功效。

方10 公猪油

配方：公猪油500克。

制用法：炼去滓，入蜜500克，再炼，等冷成膏，每次10克，不拘时服。

功效：滋阴润喉，主治失音。

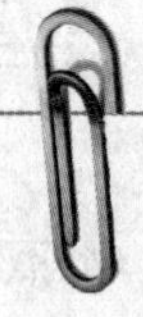

生活宜忌

①严格禁声，使声带充分休息。
②禁食烟、酒、辛辣食品。
③不宜食用过冷、过热的食物。
④少食重糖和多盐食物。

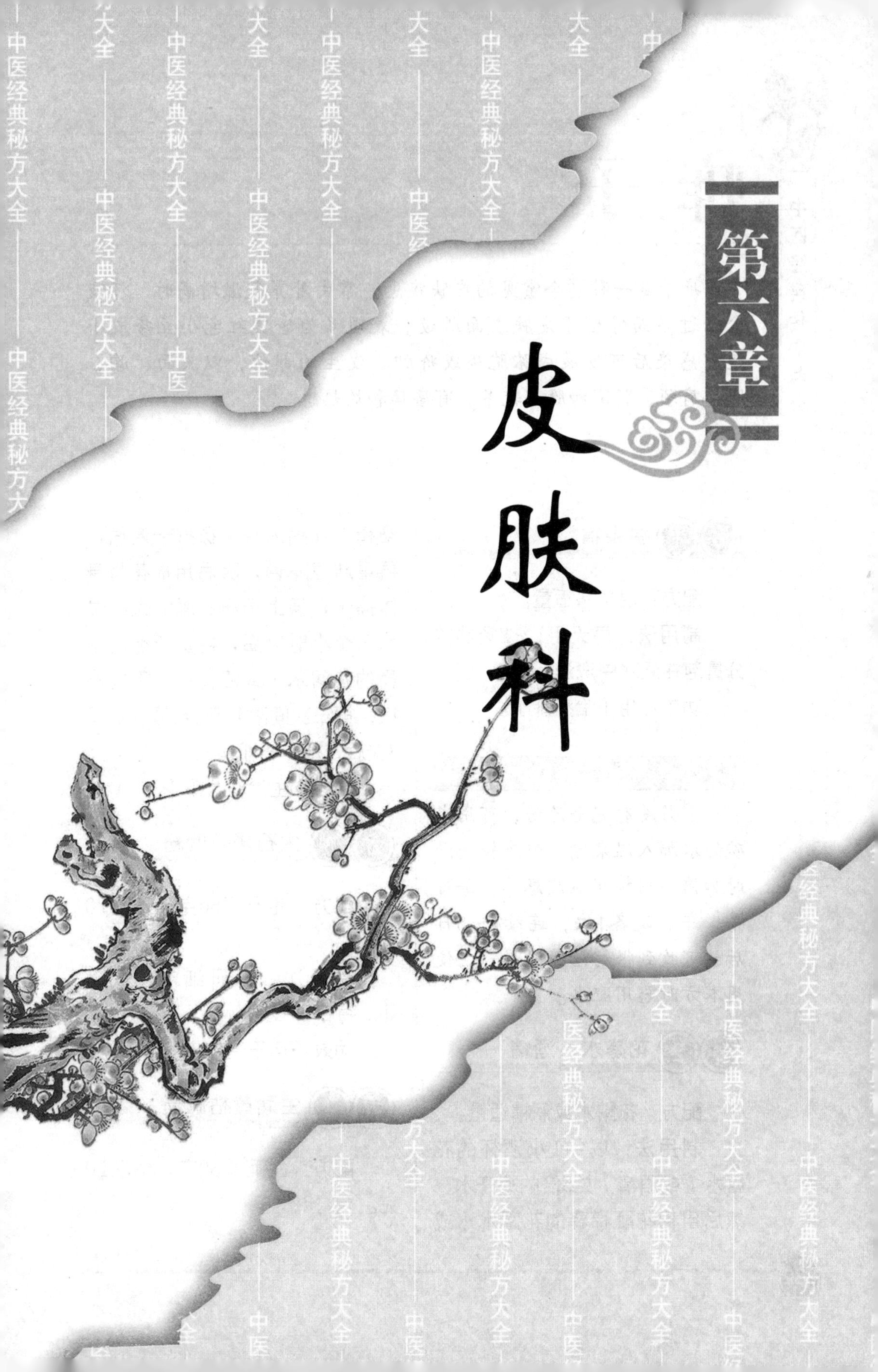

第六章 皮肤科

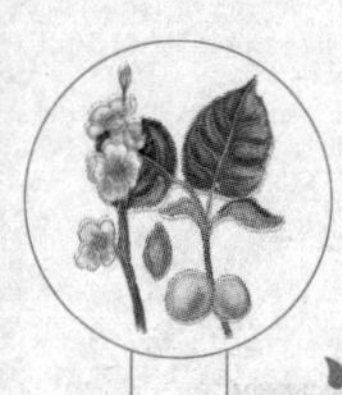

痱子

痱子是一种夏令常见的皮肤疾患。常由外界气温增高时，汗液分泌过多而停留于皮肤表面所致。表现多为密集红色小豆疹或小疱，感染后可发展成脓胞疮或疥肿。发生的部位，以头面、胸、腹、肩颈、肘窝和股部较多。有瘙痒和灼热感。

方1 温泉精

配方：温泉精适量。

制用法：每天用1～2汤匙的分量泡在温水中洗澡。

功效：用于治疗痱子。

备注

①若没有完全治好，可用半碗的水加入温泉精，浓度较洗澡时加倍，用棉花蘸濡患处，每日早、午、晚各1次，连续4～5日后就可收到很好治疗效果。②使用本方时忌用肥皂。

方2 花露水、酒精

配方：花露水或酒精适量。

制用法：以约1小酒杯的花露水（或酒精）兑5倍的凉开水，然后用棉花蘸稀释的花露水（或酒精）在病人身上擦拭一遍后，再重新擦一遍，随后用棉花将身体擦干，换上干净衣服。大约过两三个小时之后，再重新配制稀释的花露水（或酒精），重复擦拭；第三次间隔4小时再擦，擦了3次后，痱子随即消退。

功效：主治幼儿痱子。

方3 生石膏茶叶粉

配方：生石膏50克，茶叶10克。

制用法：共研细末，撒患处。每日1～2次。

功效：用于治疗痱子。

方4 生蒲黄枯矾汤

配方：生蒲黄30克，枯矾10克。

制用法：共研末，撒患处，每日2次。

功效：用于治疗痱子。

方5 丝瓜叶黄柏粉

配方：丝瓜叶100克，黄柏20克。

制用法：晒干研末，撒患处，每日1次或2次。

功效：用于治疗痱子。

方6 枇杷叶汤

配方：枇杷叶60克。

制用法：将枇杷叶洗净，加水煎汤，加水适量洗澡。

功效：用于治疗痱子。

方7 苦参浮萍汤

配方：苦参60克，浮萍30克。

制用法：水煎洗患处。每日2～3次。

功效：用于治疗痱子。

方8 苦瓜汁

配方：鲜苦瓜1个。

制用法：将苦瓜切丝，装碗中，加食盐1撮(0.3～0.5克)，搅拌，腌制几分钟，揉汁搽患处，每日1～2次。

功效：清热解毒。用于治疗痱子，1～2天即可见效。

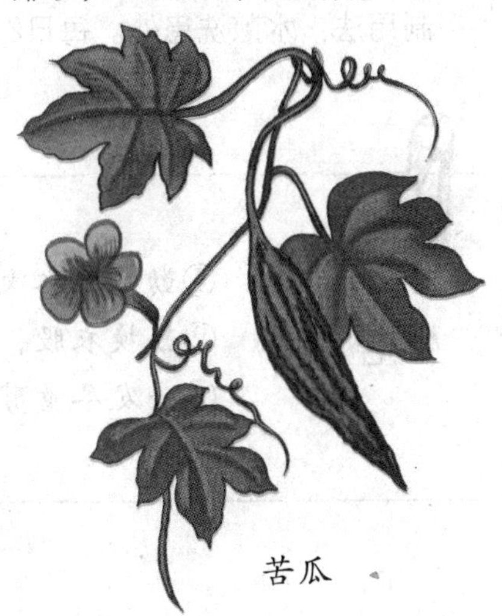

苦瓜

方9 丝瓜叶汁

配方：鲜嫩之丝瓜叶。

制用法：洗净，切碎，捣如泥状，用干净纱布绞挤汁液。以汁涂搽患处，每日1~2次。

功效：用于治疗痱子、疖肿、癣等。

方10 黄瓜片

配方：黄瓜1条。

制用法：洗净，切片。涂擦患处，每日洗澡后及临睡前各1次。

功效：清热解毒。用于治疗痱子。

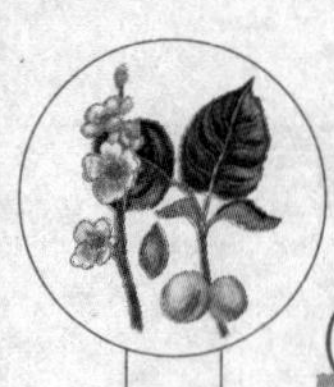

方11 芹菜花椒水

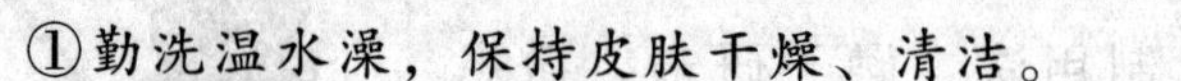

配方：芹菜100克，花椒6克

制用法：水煎洗患处。每日2次或3次。

功效：用于治疗痱子。

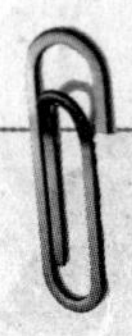

生活宜忌

①勤洗温水澡，保持皮肤干燥、清洁。

②勤换衣服，衣服要宽大、柔软。

③头发尽量剪短些。

冻疮

冻疮是指局部皮肤、肌肉因寒气侵袭、血脉凝滞，形成局部血液循环障碍，而致皮肉损伤的疾患。常由耐寒性差，或暴冷着热与暴热着冷等引起。多患于手、足、耳郭等暴露部位，初起局部皮肤呈苍白漫肿、麻木冷感，继则呈青紫色，或有斑块、边沿赤红、自觉灼痛、瘙痒。轻者10天左右自行消散，重者则疼痛加剧，可出现紫血疮，皮肤溃烂，一般收口缓慢，至天暖才愈。严重的有水疱，疱破后可形成溃疡，瘙痒和烧灼甚至痛感。

方1 黄芪桂枝汤

配方：黄芪、桂枝、芍药、生姜、大枣、鸡血藤、制附片各适量。

制用法：水煎服。每日1剂。

功效：温经散寒，活血消肿。

备注

有水疱加茯苓、乌梢蛇、苍术、玉米；病发于面部加白芷、川芎，发于上肢加片姜黄、桑枝；发于下肢加川牛膝、独活；有瘀斑肿胀加桃仁、炮山甲、当归；痛甚加细辛、晚蚕沙、乳香、葱白；麻木不仁加地龙、海风藤、全蝎；兼红肿热痛加土茯苓、红藤、败酱草、蒲公英、连翘。

方2 花生皮糊

配方：花生皮、醋、樟脑、酒精各适量。

制用法：先将花生皮炒黄，研碎，过筛成粉末，每50克加醋100毫升调成糊状，放入樟脑粉1克、酒精少许调匀。将药敷于患处，用纱布包好固定，一般轻症2～3日可愈。

功效：活血，消肿。用于治疗冻伤初起局部红肿发痒未溃烂者。

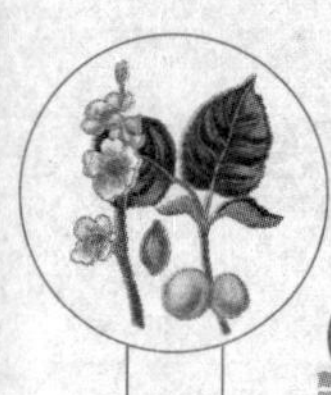

方3 当归肉桂粥

配方：当归20克，肉桂6克。

制用法：2味药煎浓汁去渣备用，取粳米150克，加水煮粥至熟，加入药汁和红糖适量，温服。

功效：预防冻疮。

方4 熟萝卜

配方：萝卜适量。

制用法：将萝卜切厚片，煮熟。敷患处，凉则换。每日数次。

功效：用于治疗冻疮未破者。

方5 山药泥

配方：山药1段。

制用法：将山药洗净，捣泥敷之，隔夜即效。

功效：适用于冻疮每年冬季复发者。

方6 活蟹粉

配方：活蟹1只，蜂蜜适量。

制用法：活蟹烧存性，研成细末，以蜂蜜调匀。涂于患处，每日更换2次。

功效：清热解毒，疗疡排脓。用于治疗冻疮溃烂不敛。

方7 熟大蒜

配方：大蒜1个。

制用法：将大蒜去皮放锅内蒸熟后取出。涂擦1～2次即可见效。

功效：用于治疗冻疮。

方8 鲜松针汤

配方：鲜松针适量。

制用法：将鲜松针水煎。浸洗患处，每日2次。

功效：用于治疗冻疮。

方9 山楂糊

配方：鲜山楂100克。

制用法：将山楂烧熟捣烂，敷患处。

功效：活血散瘀。适用于新旧冻疮。

方10 荆芥紫苏叶汤

配方：荆芥、紫苏叶、桂枝各15克。

制用法：将上3味加清水2 000～3 000毫升，煮沸后温洗患处。每日1～2次。

功效：用于治疗冻疮。

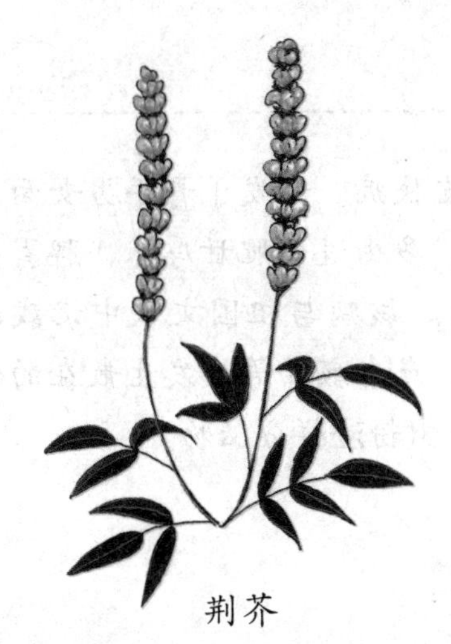

荆芥

方11 蛋黄油

配方：鸡蛋。

制用法：将鸡蛋煮熟，取出蛋黄放在铁勺中，以文火烤熬。取析出的蛋黄油敷患处，并用纱布包扎，几日后，溃烂处即会愈合结痂。

功效：解热毒，补阴血。用于治疗冻疮溃烂。

方12 煨生姜

配方：生姜1块。

制用法：将生姜煨热，切开搽患处。每日2次。

功效：用于治疗冻疮未溃。

方13 茄根汤

配方：茄根适量。

制用法：以茄根7～8枝劈碎用水煮沸，于临睡前煎汤熏洗患部，每晚1次，连续2次或3次。

功效：用于治疗冻疮未破溃。

方14 单味马勃

配方：马勃1块。

制用法：将疮面先涂以一层土霉素软膏，再敷上适量马勃，包扎3～4日。

功效：解毒，止血，收敛。适用于冻疮溃烂者。

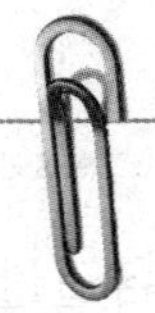

生活宜忌

①严冬季节应当保护皮肤暴露处，如出门时使用口罩、手套和耳套等。

②保持服装、鞋、袜的干燥。

③注意休息和增加营养，以增加抗寒能力。

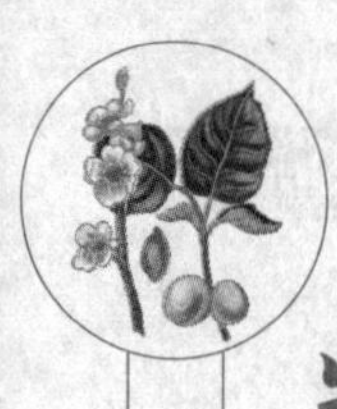

痤疮

痤疮又称粉刺，是青春期常见的皮肤病。好发于青年男女面、胸、背部的毛囊、皮脂腺的慢性炎症，多由过食肥甘厚味、脾胃虚热、内蕴上蒸、外受风邪等因素所致。该病与祖国文献中记载的“肺风粉刺”相类似。其临床特征是：患者颜面等处发生散在的针头或料粒大小的粟疹，或见黑头，能挤出粉渣样分泌物。

方1 丹紫黄白汤

配方：丹参20克，紫草10克，制大黄9克，白花蛇舌草20克，神曲15克。

制用法：每日1剂，煎2遍和匀，早晚分服。

功效：丹参活血化瘀，近代研究丹参酮抗菌消炎，有报告用以治疗痤疮；紫草凉血解毒，近代研究有抑菌消炎作用；大黄有泻火凉血、通便解毒之功；白花蛇舌草清热解毒为治疗疮疖肿毒之良药。因为以上4药均为寒凉之品，恐碍脾胃，故用神曲以保护脾胃。

备注

①脓疱严重者加野菊花、连翘各15克，清热解毒，黄芪20克，托里排脓；痒者加蝉蜕祛风止痒；同时外涂冰片三黄散：冰片3克，川黄连、生大黄、硫黄各10克，研极细末，香油调涂之，每日2次。②不能用手挤压损害，预防感染。保持皮肤清洁，常用温水香皂洗脸，以除去油垢。少吃脂肪和糖类，忌烟酒及辛辣激性食物，多吃蔬菜，纠正便秘。

方2 香油使君子

配方：香油、使君子各适量。

制用法：使君子去壳，取出种仁放入铁锅内文火炒至微有香味，晾凉，放入香油内浸泡1～2日。每晚睡前吃使君子仁3个（成人量），10日为1个疗程。

功效：健脾胃，润燥，消积，杀虫。用于治疗面部粉刺、酒糟鼻。

备　注

使君子不宜用量过大，否则可引起反胃、恶心、眩晕等不良反应。服用使君子时，不要饮茶，否则也会有上述反应。

方3 白果天仙子水

配方：白果、天仙子、赤石脂、密陀僧、硫黄、樟脑各10克，冰片3克。

制用法：将上药中的前6味加清水2 000毫升，煎至水剩1 500毫升时，澄出药液，倒入盆中，纳入冰片，先熏蒸擦洗患处，待温度适宜时泡洗双脚。每晚临睡前泡洗1次，每次40分钟，20日为1个疗程。

功效：收湿散结，清热化瘀。主治痤疮。

方4 桑白皮枇杷叶水

配方：桑白皮、生枇杷叶各125克，冰片3克。

制用法：将前2味加清水适量，煎煮30分钟，去渣取汁，与2 000毫升开水一起倒入盆中，纳入冰片，先熏蒸擦洗患处，待温度适宜时泡洗双脚。每日早、晚各1次，每次熏泡40分钟，10日为1个疗程。

功效：清热泻火。适用于痤疮。

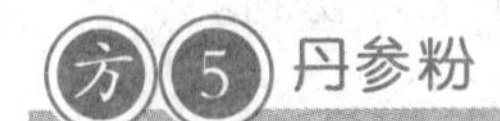

方5 丹参粉

配方：丹参100克。

制用法：将丹参研成细粉，装瓶备用。每次3克，每日3次内服。

功效：活血化瘀，治疗痤疮。一般服药2周后痤疮开始好转，约6～8周痤疮数减少。以后可逐渐减量(每日1次，每次3克)，巩固疗效后，可停药。

方6 丝瓜藤水

配方：丝瓜藤水适量。

制用法：丝瓜藤生长旺盛时期，在离地1米以上处将茎剪断，把根部剪断部分插入瓶中(勿着瓶底)，以胶布护住瓶口，放置1昼夜，藤茎中有清汁滴出，即可得丝瓜藤水擦患处。

功效：清热，润肤。用于治疗粉刺、痤疮。

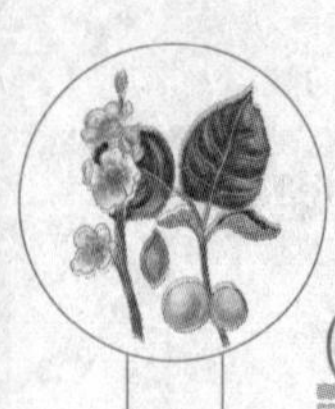

方7 白芷苦参汤

配方：白芷10～30克，苦参5～10克，白花蛇舌草10～30克，丹参20～30克，川椒3～5克，淫羊藿、甘草各5～10克。

制用法：水煎服。

功效：用于治疗粉刺。

方8 大黄黄连汤

配方：大黄、黄连、黄芩、黄柏、知母各10克，夏枯草15克，皂角刺、牡丹皮各10克，菊花20克，连翘12克。

制用法：加水煎沸15分钟，滤出药液，再加水煎20分钟，去渣，两煎药液兑匀，分服。每日1剂或2剂。

功效：用于治疗痤疮。

方9 土茯苓生地榆汤

配方：土茯苓30克，生地榆15克，赤芍药10克，黄柏15克，蒲公英、茜草各10克，地肤子、金银花、板蓝根各15克。

制用法：水煎服。每日1剂。

功效：清热解毒，活血祛湿，适用于痤疮患者。

方10 白果汁

配方：白果适量。

制用法：将药洗净，切开，绞汁，取汁频涂患部，干后再涂，直至汁尽。每日用2粒或3粒。

功效：用于治疗解毒排脓，平痤除皮。适用于痤疮患者。

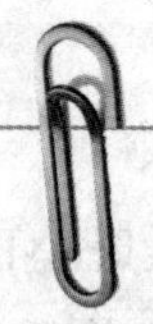

生活宜忌

①保持心情愉快、舒畅。

②远离紫外线、电磁辐射等不良因素。

③忌酒、忌辛辣刺激性食物。

雀斑

雀斑又名雀儿斑、雀子，是指皮肤暴露部位出现的褐色或淡褐色针头至黄豆大小的斑点，多见于女性，好发于面部，也可发生于颈部及手背部，只影响人的容貌。雀斑与阳光刺激有关，夏季表现更为显著。中医认为本病与遗传有关，多因肾水不足、火邪郁于经络血分、复感风邪凝滞所致。

方1 香菜汤

配方：香菜适量。

制用法：洗净后加水煎煮。用香菜汤洗脸，久用见效。

功效：主治雀斑。

备 注

在使用本方期间，不宜食用海带、可可粉、苋菜、胡萝卜、橘子、核桃、牛肝、猪肝等。因为食用后会使色素加重。

糯米膏

配方：糯米30粒，生石灰半酒杯，碱面6克。

制用法：先将碱用温水溶化，然后倒入石灰内拌匀成泥状，再倒入另一稍大的杯中，将糯米扎入石灰泥内1/2，把石灰泥杯覆盖在潮湿地上，12小时后，糯米已熟，将上半部熟米调匀成膏。用时针挑膏点涂在雀斑上。涂后稍有痒痛感，约10分钟可消失。

功效：祛黑消斑。

黑牵牛粉

配方：黑牵牛米、鸡蛋清各适量。

制用法：将2者调匀，备用，在临睡前将调好的黑牵牛粉，涂抹在脸上，晨起洗去。

功效：本方既可除雀斑，又能保护皮肤。

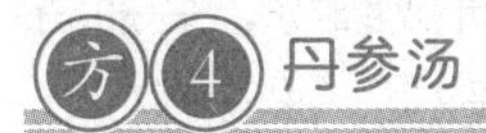

丹参汤

配方：丹参、浮萍、鸡血

藤各30克，生地黄20克，连翘15克，红花、川芎、荆芥穗、生甘草各10克。

制用法：水煎服。

功效：用于治疗雀斑。

方5 松脂白茯苓丸

配方：松脂500克，白茯苓250克。

制用法：为末，炼蜜为丸，梧桐子大。每次服30丸，白汤下。

功效：用于治疗雀斑。

方6 桃花蜜

配方：桃花、冬瓜仁各等份，蜂蜜适量。

制用法：将桃花阴干，研成细粉，冬瓜仁，研末，加入蜂蜜调匀，夜晚以此蜜敷面，每晨起洗净。每日1次。

功效：理气活血，润养祛斑。对雀斑有效。

方7 苍耳子粉

配方：苍耳子若干。

制用法：将苍耳子做成粉，洗净，焙干，研成细粉，装瓶备用。每次饭后服3克，米汤送下，每日3次。

功效：适用于因风邪袭面、气血失和而致的雀斑。

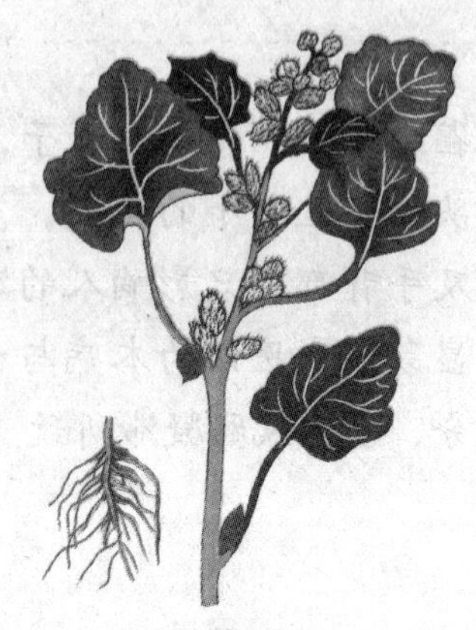

苍耳

方8 茵陈汤

配方：茵陈20克，生地榆、老紫草各15克，赤芍药10克，地肤子、土茯苓各15克。

制用法：水煎服。每日1剂。

功效：清热凉血，消斑美容。适用于雀斑。

方9 玉容散

配方：潮脑、藿香、密陀僧、茯苓各30克，白芷15克，玄胡粉、天花粉各3克。

制用法：上药共为细末，每用少许，临卧时水调搽面上，次早洗去，数日姿容可爱。

功效：主治男女雀斑、汗斑等。

方10 桃花冬瓜子仁

配方：桃花、冬瓜子仁各等量。

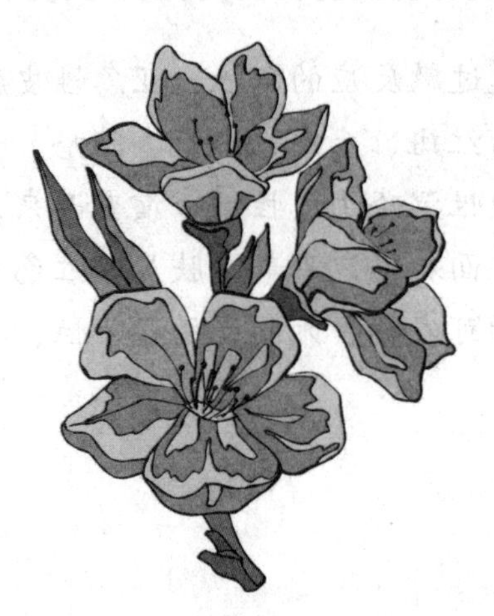

桃花

制用法：桃花阴干研末，冬瓜籽仁研末，共同和蜂蜜调匀，每晚以此涂擦面部，次晨洗净。

功效：理气活血，润肤祛斑。用于治疗雀斑。

方11 白牵牛天花粉

配方：白牵牛、甘松、香附、天花粉各30克，藁本、白蔹、白芷、白附子、宫粉、白芨、大黄各15克。

制用法：用肥皂500克捶粒，同药和匀。每日擦面，有效。

功效：主治雀斑、粉刺。

方12 牙皂散

配方：猪牙皂角、紫背浮萍、白梅肉各等份。

制用法：上共为末，每洗脸时搽洗，其斑自落，神效。

功效：主治雀斑。

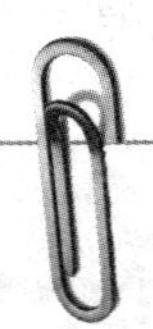

生活宜忌

①保持心情愉快。

②使用正确洗脸方法。

③注意护肤品的选择。

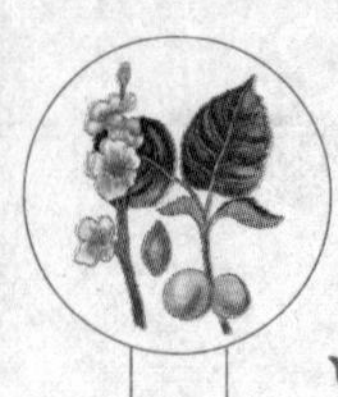

湿疹

湿疹是一种由多种内外因素引起过敏反应的急性、亚急性皮肤病。其临床特征分别为：急性湿疹为红斑、丘疹、水疱、脓疮、奇痒等，并在皮肤上呈弥漫性发布。慢性湿疹由急性湿疹演变而来，反复发作，长期不愈。皮肤肥厚，表面粗糙，患部皮肤呈暗红色及有色素沉着，呈苔癣样。男女老幼皆可发病，无明显的季节性，冬季较常发生。

方1 蜂蜜

配方：蜂蜜适量。

制用法：将蜂蜜放入1小杯水中溶化，用它来涂抹患部，每日2次或3次，约2～3日即可止痒，1星期后即可痊愈。

功效：有效治疗湿疹，且可防伤口化脓。

备　注

本方是民间验方。

方2 黄花菜饮

配方：黄花菜鲜根即苜蓿菜30克。

制用法：水煎去渣饮服。

功效：清热利湿。用于治疗湿疹。

方3 绿豆饮

配方：绿豆适量。

制用法：煎水饮用。

功效：清热解毒，清暑利湿。用于湿疹。

方4 荷叶粥

配方：粳米30克，鲜荷叶1张。

制用法：常法煮粥，待粥煮熟时，取荷叶洗净，覆盖粥上，再微煮少顷，揭去荷叶，粥成淡绿色，调匀即可。加食糖少许食用。

功效：用于治疗湿疹。

方5 菊花茶

配方：菊花5克。

制用法：开水冲泡，饮用。

功效：用于治疗湿疹。

方6 金银花茶

配方：金银花15克。

制用法：煎水，加糖适量，饮用。

功效：用于治疗湿疹。

方7 蝉蜕苦参汤

配方：蝉蜕5克，苦参10克，土茯苓15克，生薏苡仁、白蒺藜、地肤子、白鲜皮、焦山栀子各10克，生甘草5克，苍术10克。

制用法：水煎服。每日1剂。

功效：清热解毒，祛风化湿。用于治疗小儿急性湿疹。

方8 地榆马赤苋汤

配方：生地榆、马齿苋各10克。

制用法：水煎200毫升，用纱布取液于患部湿敷。干后再行浸药，每天敷3~6次。

功效：用于治疗婴儿湿疹，用于渗出液多的患儿。

方9 冬瓜粥

配方：粳米30克，冬瓜适量。

制用法：加水同煮食用。

功效：用于治疗湿疹。

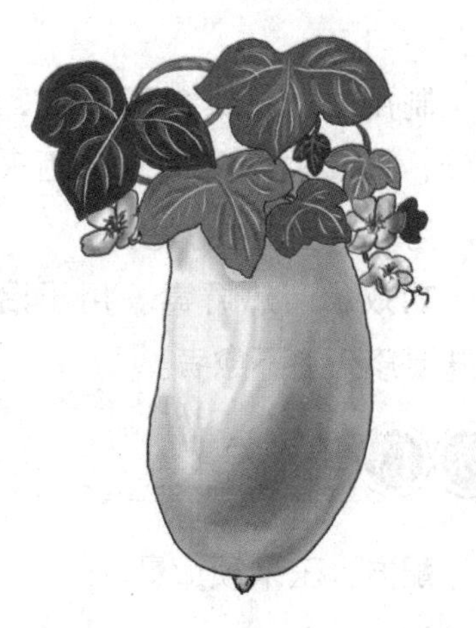

冬瓜

方10 食盐明矾汤

配方：食盐6克，明矾50克。

制用法：冲开水洗涤。

功效：用于治疗湿疹。

方11 米糠油

配方：米糠适量。

制用法：以碗1只，用粗纸(最好是韧性的纸)糊好，取细针在纸上刺无数小孔，再将米糠放上(可堆得稍高些)，加炭火1小块缓

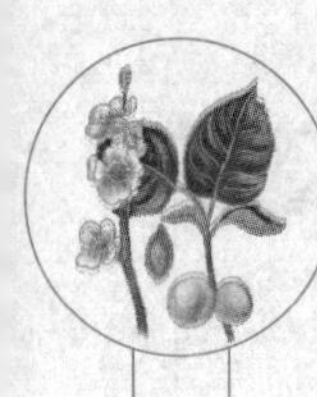

缓烧，等烧至接近纸面时，将米糠拨去，勿使纸烧破，油即下入碗中，用时取油涂患处。

功效：用于治疗湿疹。

方12 青鱼胆汁

配方：青鱼胆、黄柏各等份。

制用法：将青鱼胆剪破，取胆汁，与黄柏粉末调匀，晒干研细。用纱布包裹敷于患处。

功效：清热解毒。用于治疗皮肤湿疹久治不愈者。

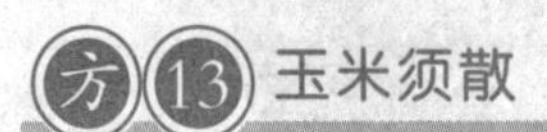

方13 玉米须散

配方：玉米须适量。

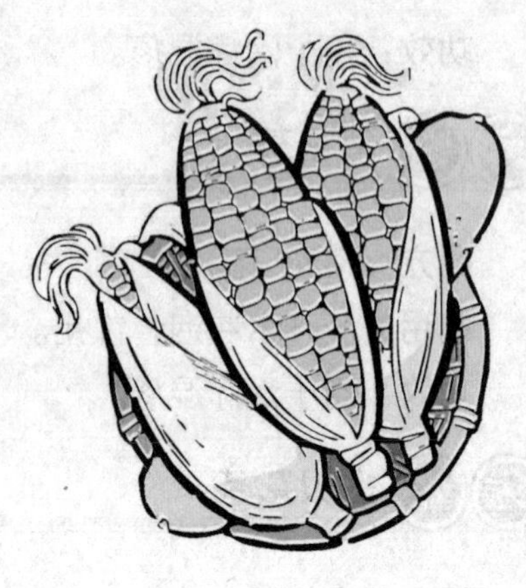

玉米

制用法：将玉米须烧灰存性，研为末，以香油调拌，外敷患处。

功效：清利湿热。用于治疗湿疹。

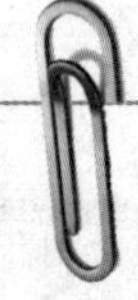

生活宜忌

①穿棉质衣服。棉质的衣物比较柔软，不会引起皮肤瘙痒。应避免合成的衣料以及紧身衣物。这些衣物不但沾身体，而且可能会导致皮肤瘙痒。

②用温水泡澡。湿疹患者可以定期用温水洗澡，这样能减少感染的几率，并有助于软化皮肤。但应避免过热或过冷的水。

③避免温度的快速变化。快速的温度变化可能是引起湿疹的原因。从热乎乎的屋内去到冰冷的户外，或从冷气房中进入热水浴，都可能引发皮肤瘙痒。

脱发

脱发是由多种原因引起的毛发脱落的现象，生理性的如妊娠、分娩；病理性的如伤寒、肺炎、痢疾、贫血及癌症等都可能引起脱发。另外，用脑过度、营养不良、内分泌失调等也可能引起脱发。在临床上分为脂溢性脱发、先天性脱发、症状性脱发、斑秃等。中医认为脱发多由肾虚、血虚不能上荣于毛发；或血热风燥、湿热上蒸所致。

方1 生发汤

配方：制何首乌20～30克，生地黄、菟丝子各15～20克，当归、天麻各10克，白芍药15克，川芎6克，蛇蜕8克（无蛇蜕可用蝉蜕10克代之，效果稍逊）。

制用法：每剂药煎3次，前一、二次煎液内服，第三次煎液洗头。每日1剂。

功效：用于治疗青年脱发。

备注

①头皮刺痒重者加百部、地肤子、白鲜皮各10～15克；头皮脱屑多者加白蒺藜15～20克；阴虚内热重（五心烦热或女子月经先期）加牡丹皮8克，地骨皮12克，女贞子10～15克，墨旱莲10克。②治疗期间要节制房事。若有手淫不良习惯者，要纠正。并忌食辛辣刺激性食物。

方2 野蔷薇汁

配方：野蔷薇嫩枝100克，猢狲姜50克。

制用法：将药水煎百沸，取汁刷头。

功效：本方尤适用于病后脱发。

方3 当归首乌粉

配方：当归、何首乌、白鲜皮、王不留行、白芷各等份。

制用法：上药经过粉碎、

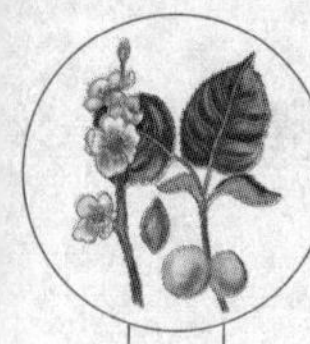

笼蒸消毒后密封保存包装，每包10克。每晚用该药撒于头皮发根上，次日清晨梳去。每包一般可用3次。1个月为1个疗程。

功效：用于治疗脂溢性脱发。

方4 侧柏叶

配方：侧柏叶若干。

制用法：将侧柏叶阴干研细，以春油浸之。每朝蘸刷头，头发长出后，用猪胆汁入汤洗头。

功效：本方尤适用于妇女脱发。

方5 榧子胡桃

配方：榧子3枚，胡桃2个，侧柏叶30克。

制用法：将药共捣浸雪水梳头，其头发不脱落，而且光润。

功效：本方尤适用于肾虚型脱发。

方6 何首乌粥

配方：何首乌30～60克，粳米100克，大枣5枚。

制用法：用何首乌在砂锅里煎取浓汁去渣，放入粳米、大枣，文火煮粥，将成粥时加入红糖或冰糖，再沸片刻即可，每日服用1次或2次。

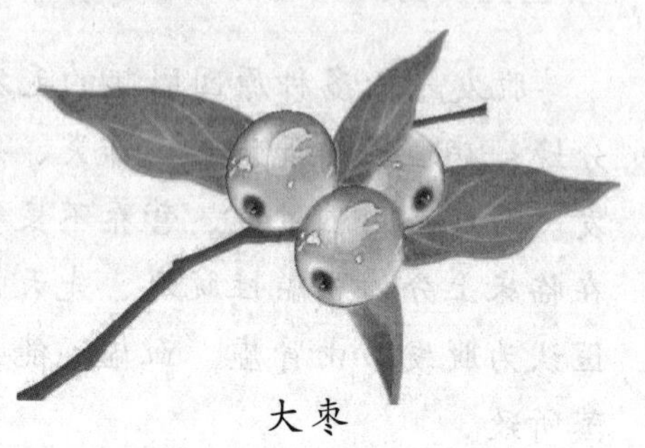

大枣

功效：用于治疗脱发。

方7 陈醋

配方：陈醋200毫升。

制用法：陈醋加水500毫升，烧热洗头，每早1次，宜常洗。

功效：主治头发脱落、头皮痒、头屑多。

方8 透骨草汤

配方：透骨草45克。

制用法：每日1剂，水煎，先熏后洗头，熏、洗各20分钟，洗后勿用水冲洗头发。连用4～12日。

功效：祛风除湿，活血祛瘀。用于治疗脂溢性脱发。

方9 柚子核

配方：柚子核25克。

制用法：将柚核用开水浸泡约1昼夜。用核及核液涂拭患处，每日2~3次。

功效：用于治疗头发枯黄、脱发及斑秃。

方10 干地黄山药丸

配方：干地黄、山药、枸杞子、女贞子、桑葚子各60克，神曲、蚕沙各30克。

制用法：研成细末，炼蜜为丸，每丸重9克。每日早、晚各服1丸，开水送服。

功效：滋肝益肾，凉血消风。用于治疗斑秃。

方11 黄芪益气汤

配方：生黄芪20克，党参15克，当归、炒白芍药、炒白术各9克，桂枝、桔梗各6克，茯苓9克，炙甘草3克。

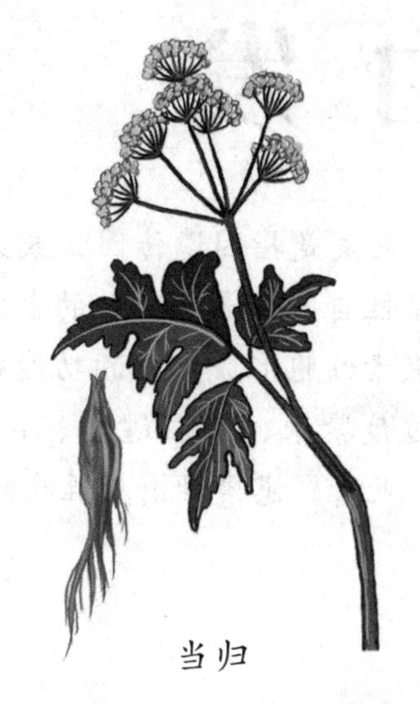

当归

制用法：水煎服。每日1剂。

功效：补肺益气养血。用于治疗脱发。

方12 食盐水

配方：食盐15克。

制用法：将食盐加入1 500毫升温开水，搅拌均匀，洗头，每周1～2次。

功效：长期应用，可防止脱发。

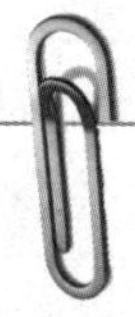

生活宜忌

①保持心情舒畅，适当减轻压力。

②戒烟、酒。

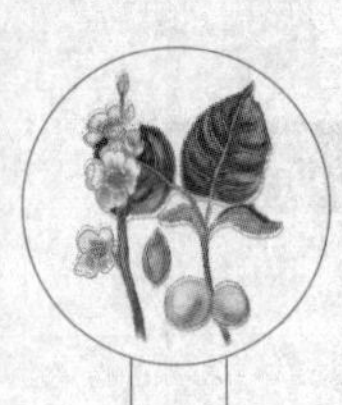

白发

白发是指因遗传因素或某些疾病所致的早年性白发症，不包括老年性自然衰老后所致的白发。现代医学认为，白发症主要是毛发中黑素细胞形成黑素的功能减弱，酪氨酸酶的活性降低所致。凡情绪过度紧张、用脑过度、忧虑、惊恐、神经外伤等都可能造成白发，此外，患慢性消耗性疾病时也可能出现白发。

方1 何首乌煮鸡蛋

配方：何首乌100克，鲜鸡蛋2个。

制用法：加水适量，蛋熟后去皮再煮半小时，加红糖少许再煮片刻。吃蛋喝汤，每3日1次。

功效：用于治疗白发。

方2 白埔姜子膏

配方：白埔姜子、苦茶油、白醋各适量。

制用法：将白埔姜子研成细粉，每次用约1小酒杯的姜粉，与苦茶油、白醋调成药膏，再用梳子蘸药膏梳理头发。每次让药膏在头发上停留2小时以上，然后用热水将头发冲洗一遍。不得使用洗发精。起初2日擦1次，1周后则每周擦2次。

功效：对白发有神奇效果。

方3 生熟地黄丸

配方：生、熟地黄各2 500克。

制用法：将两地黄研细，以蜜为丸，如绿豆大。每服10克，每日3次，白酒送下。

功效：可用于各个年龄组及不同性别的白发。

方4 牛膝汤

配方：牛膝2 000克。

制用法：牛膝每次煎服20克，每日2次。

功效：本方尤适用于青壮年

头发早白。

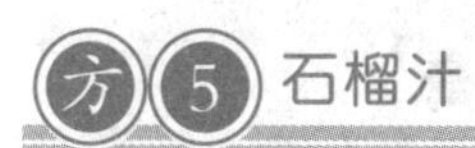

方5 石榴汁

配方：石榴适量。

制用法：连同皮核捣烂取汁液，涂于须发上。

功效：用于治疗白发。能使白发渐渐变黑。

方6 枸杞首乌汤

配方：枸杞子、何首乌各15克。

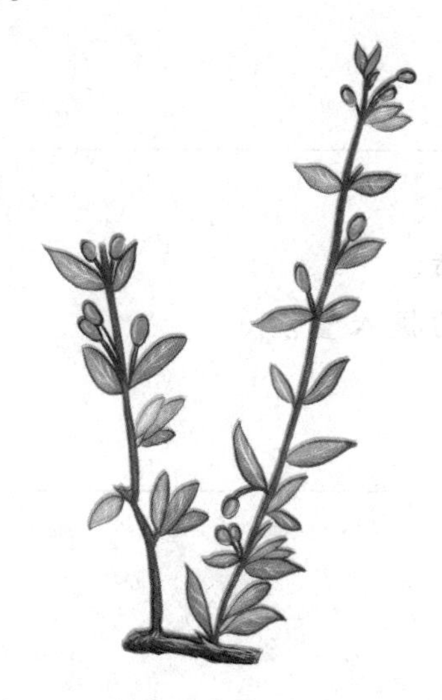

枸杞

制用法：冲泡代茶服，每天1剂。

功效：养阴补肾，乌发。用于治疗白发。

方7 生地桑葚末

配方：生地黄、桑葚子各30克，白糖15克。

制用法：将生地黄、桑葚子共捣末，每次服3～5克，每日2～3次。

功效：补肾乌发。用于治疗白发。

方8 米醋大豆糊

配方：米醋500毫升，黑大豆250克。

制用法：大豆用醋煮、去豆，再煎如糊状，染发。

功效：本方治女性白发尤其良好。

方9 巨胜子丸

配方：巨胜子、菊花、茯苓各1 000克。

制用法：将药研末，以蜂蜜为丸如绿豆大。吞服，每日3次，3个月为1个疗程。

功效：本方治疗高血压、白发病人尤良。

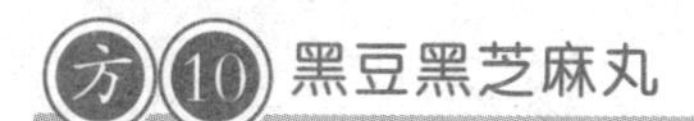

方10 黑豆黑芝麻丸

配方：黑豆、黑芝麻各250

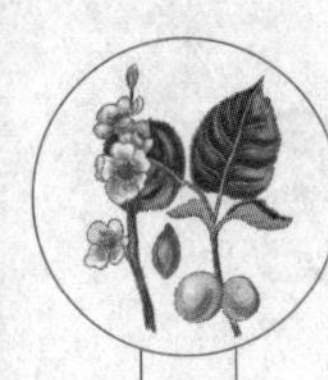

克，何首乌60克，熟地黄20克。

制用法：炒熟研末拌匀，炼蜜为丸，每粒大小如黄豆。每次服30～40粒，每天2次。

功效：养阴补肾，乌发。用于治疗白发。

方11 桐子首乌汤治白发

配方：梧桐子15克，何首乌25克，黑芝麻15克，熟地黄25克。

制用法：水煎服，代茶饮。

功效：用于治疗白发。

方12 桑葚膏

配方：桑葚子、蜂蜜各适量。

制用法：用纱布将桑葚子挤汁过滤，装于陶瓷器皿中，文火熬成膏，加适量蜂蜜调匀，贮存于瓶中备用。每次服1～2汤匙，每日1次，开水调服。

功效：养血脉，乌须发。用于治疗头发早白。

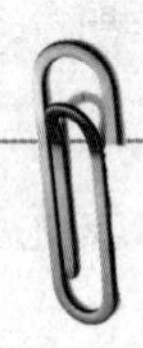

生活宜忌

①保持乐观情绪。
②加强维生素的摄入量。
③经常梳头。

鸡眼

鸡眼是一种多见于足底及足趾的角质增生物。呈灰黄色或蜡黄色，系足上较突出部分的皮肤长期受压或摩擦，发生局限性角层增厚，其尖端逐渐深入皮层，圆形基底裸露皮外，坚硬如肉刺，行走时因鞋过紧，或脚部先天性畸形，长期重心固定，使尖端压迫神经末梢，产生疼痛。

方1 茉莉花茶

配方：茉莉花适量。

制用法：在口中嚼成糊状，敷在患处，再用胶布贴盖，5日换1次。3~5次鸡眼自行脱落。

功效：用于治疗鸡眼。

方2 荔枝核粉

配方：荔枝核适量。

制用法：将上药在太阳下晒干，或置瓦片上(忌用铁器)焙干，碾压成粉，用不加色素的米醋混和如泥即成。将上药涂抹患处，荔核粉泥须把周围僵硬的皮盖严，上附脱脂棉，用纱布包扎，每晚将脚烫洗后换洗1次，轻者3~5日，重者10日均可治好。

功效：用于治疗鸡眼。

方3 贴橡皮膏

配方：橡皮膏适量。

制用法：用热水把鸡眼泡软发白后，将上边的老皮用小剪刀剪去，然后把橡皮膏剪成比鸡眼大些的方块贴上。过3~4日揭下橡皮膏后，重复进行，坚持至鸡眼彻底治好为止。

功效：用于治疗鸡眼。

方4 乌梅肉

配方：乌梅2个，米醋20毫升。

制用法：将乌梅去核取肉并切碎，放入米醋中密封24小时即可使用。

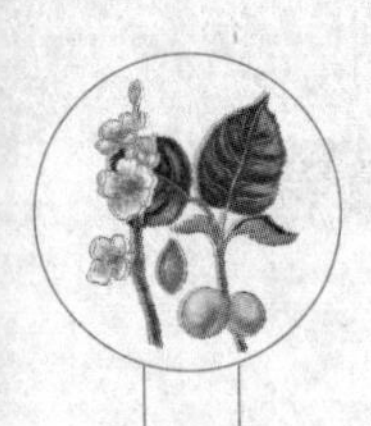

功效：用于治疗鸡眼。

方5 五倍子膏

配方：五倍子、生石灰、石龙脑、樟脑、轻粉、血竭各1克，凡士林12克。

制用法：各研细粉，调匀(可加温)成膏即成。先用热水泡洗患处，待鸡眼外皮变软后，用刀片仔细刮去鸡眼的角质层，贴上剪有中心孔的胶布(露出鸡眼)，敷上此药，再用胶布贴在上面。每日换药1次。

功效：用于治疗鸡眼。

方6 紫果

配方：紫果、鲜品各适量。

制用法：加食盐适量捣烂，先把鸡眼厚皮刮去后，用此药外敷患处。每日4～6次。

功效：用于治疗鸡眼。

方7 干蜈蚣

配方：干蜈蚣30条，乌梅9克，菜籽油或香油适量。

制用法：将蜈蚣、乌梅焙干，共研细末，装入瓶内，再加入菜籽油(以油浸过药面为度)，浸泡7～10日后，即可使用。用时先将1％盐水浸泡患部15～25分钟，待粗皮软化后，剪除粗皮(以见血丝为宜)，再取适量药膏调匀，外敷患处，用纱布包扎，每12小时换药1次。

功效：用于治疗鸡眼。

方8 无花果

配方：未成熟的无花果。

制用法：捣烂。敷于患处。每日换药2次，数日见效。

功效：用于治疗赘疣、鸡眼。

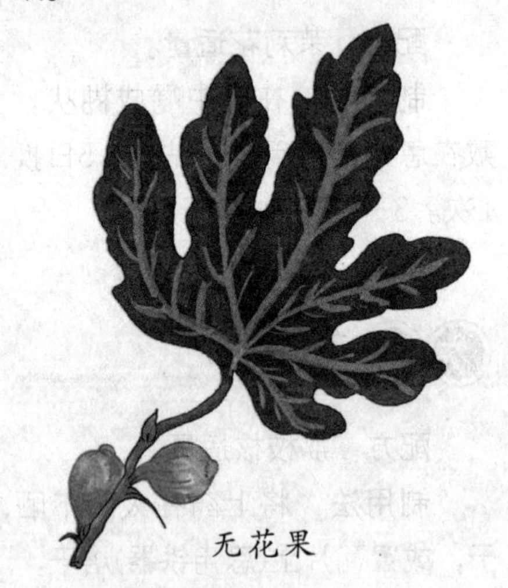

无花果

方9 糯米

配方：糯米100克，15％苛性钾液250毫升。

制用法：用糯米泡入上液，隔24小时后捣成透明药膏。用胶布控孔套在患处，保护皮肤，露出疣或鸡眼后，直接涂药，再盖胶布固定，每3日换药1次，脱落为止。

功效：腐蚀。用于治疗鸡眼、寻常疣。

方10 鸦胆子仁

配方：鸦胆子仁5粒。

制用法：先将患部用温开水浸洗，用刀刮去表面角皮层，然后将鸦胆子捣烂贴患处，外用胶布粘住。每3～5日换药1次。

功效：用于治疗鸡眼、脚垫。

方11 葱白液

配方：葱白液(即葱叶内带黏性的汁液)

制用法：取鲜大葱，将葱叶头割断，用手挤其液。缓慢涂擦数次可愈。

功效：用于治疗鸡眼。

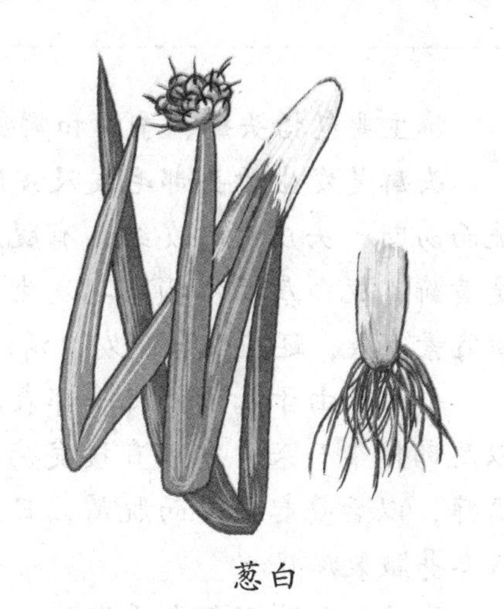

葱白

方12 荸荠葱白泥

配方：荸荠1枚，葱白1根。

制用法：将荸荠、葱白去皮，捣烂如泥。敷于鸡眼处，用卫生布包好。每晚睡前洗脚后换药1次。

功效：用于治疗鸡眼。

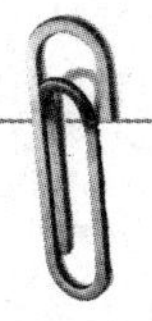

生活宜忌

①穿合适的鞋，减少局部摩擦和压迫。

②经常用热水泡脚。

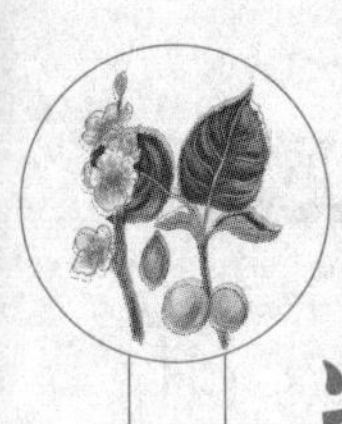

癣

癣主要包括头癣、手癣和脚癣等。

头癣是发生于头部毛发及皮肤的真菌病。表现为头发无光泽，脆而易断，头皮有时发红，有脱屑或结痂。结黄痂致永久性秃发的是黄癣，脱白屑而不损害毛发生长的是白癣，均有传染性。口服灰黄霉素有效，还应配合剃发、清洗和患处涂药。

手癣是由于真菌侵犯手部表皮所引起的浅部真菌性皮肤病，多以足部传染而来，亦可直接发病。其临床特点是，初起紫白斑点、瘙痒，以后叠起白皮而脱屑，日久则皮肤粗糙变厚延及全手。本病入冬易皲裂疼痛。

脚癣俗称脚湿气或香港脚，是由丝状真菌侵入足部表皮所引起的真菌性皮肤病。通过与病人共用拖鞋、脚布等传染。该病流行广泛，常发生在趾间或足底，表现为足趾间糜烂发白，奇痒难忍，抓破后露出红润面，常继发感染，可分为干性和湿性两种。干性主要表现为皮肤干燥、脱皮，冬季易皲裂。湿性主要表现为脚趾间有小水泡、糜烂、皮肤湿润、擦破老皮后见潮红，并渗出黄水。干性和湿性都会奇痒，两者也可能同时存在，一般为反复发作，春夏加重，秋冬减轻，常有继发感染引起疼痛、发热。中医认为其病因多为湿热下注，或因久居湿地染毒所致。

方1 藿香正气水

配方：藿香正气水1瓶。

制用法：置患足于温热水中浸泡洗净，揩干，再将藿香正气水涂于趾间患处，早、中、晚各1次。5日为1个疗程。

功效：治足癣。

方2 雄鸡睾丸

配方：雄鸡睾丸。

制用法：把雄鸡睾丸一端切

开少许，以暴露的横断面轻轻摩擦癣处，一颗可用2～3日，可贮放冰箱，以免腐化。如此每日摩擦4～5次，连续使用鸡睾丸3颗，即能发生效力。

主治：各种癣。

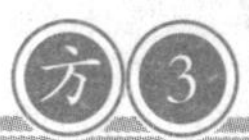

醋浸皂刺花椒方

配方：皂角刺30克，花椒25克，食醋250毫升。

制用法：将前2味放入食醋内，浸泡24小时即成。外用泡手脚，每晚临睡前泡10～20分钟。

功效：清热解毒，止痒。适用于手足癣。

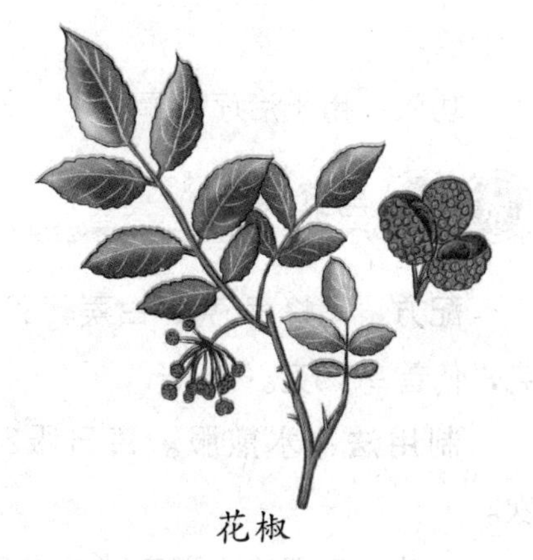

花椒

方4 葛根粉

配方：葛根、白矾、千里光各70克。

制用法：烘干研为细末，密封包装每袋40克。患者每晚取药粉1袋倒入盆中，加温水3 000毫升混匀，浸泡患足20分钟，7日为1个疗程。

功效：主治足癣。

马料豆油

配方：黑豆适量。

制用法：用长形铁皮桶装满豆粒，两头盖封，一头铁盖上钻小孔若干，用细铁丝缚定斜向悬架，于炭火盆上烧灼，有孔一头向下，下接以碗，黑豆烧灼后有油滴下，色如胶漆，这就是马料豆油，用来涂擦患部，有效。

功效：主治各种癣。

鸡蛋

配方：鸡蛋1个。

制用法：取1个新鲜鸡蛋，打破后将其薄膜块撕下，贴在洗净的足癣破溃处，保留12小时。

功效：一般连续贴3～5次可治愈。如果在贴蛋膜前，用淘米水浸泡患脚数分钟，效果更佳。

皂角

配方：大皂角4条，陈酸醋

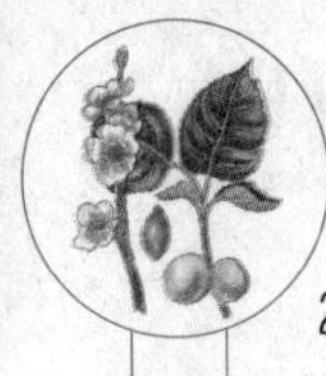

240毫升。

制用法：将大皂角连籽打碎，入醋内煎开熏手，如痒先熏后洗，如痛单熏不洗。

功效：豁痰祛风，杀虫散结。用于治疗脚癣和灰指甲、痈肿、疥癣。

方8 丝瓜叶苍耳叶汤

配方：丝瓜叶20克，苍耳叶15克，土茯苓30克。

制用法：水煎服。日服1～2次。

功效：用于治疗脚癣。

方9 川楝子浮萍汤

配方：川楝子18克，浮萍、荷叶各30克，甘草10克。

制用法：水煎服。每日服2次。

功效：用于治疗脚癣。

方10 冬瓜皮汤熏洗

配方：冬瓜皮(干者为佳)50克。

制用法：熬汤，趁热先熏后洗，每日1次。

功效：适用于足癣顽固不愈之患者。

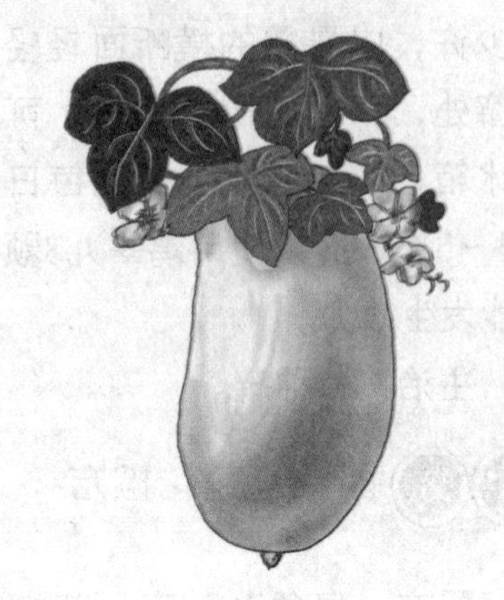

冬瓜

方11 紫荆皮汤

配方：紫荆皮100克。

制用法：将药打为粗末，加水煎煮30分钟，用药液浸泡患部30分钟。每日2次。连续浸泡3日可治愈。

功效：用于治疗手癣。

方12 马蜂窝汤

配方：马蜂窝6克，白蒺藜30克，何首乌15克。

制用法：水煎服。每日服2次。

功效：用于治疗脚癣。

方13 醋煮侧柏叶

配方：鲜侧柏叶250克，醋500毫升。

制用法：将鲜侧柏叶用醋煮沸，冷却即成。取其敷于患处，每日1次，每次20分钟，1周为1个疗程。

功效：凉血解毒。适用于手足癣。

方14 地骨皮白矾水

配方：地骨皮30克，白矾15克。

制用法：将地骨皮、白矾同时放入盆中，加沸水2 000毫升，盖严闷10分钟，趁热先熏再浸泡患处，约30分钟，每日1次。阴虚内热，舌红少苔者，在外洗的同时用生地黄20克，水煎内服，每日2次，疗效更佳。

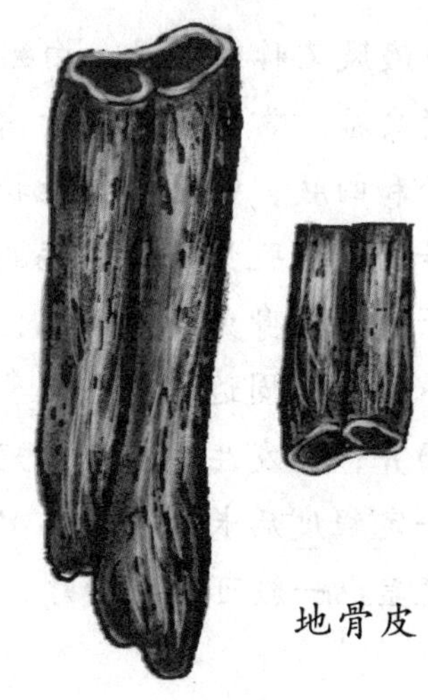

地骨皮

功效：主治手癣。

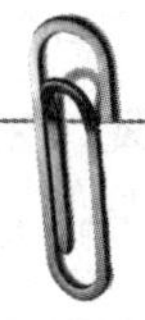

生活宜忌

①注意保持皮肤干燥、卫生。

②不用公共浴巾、拖鞋等。

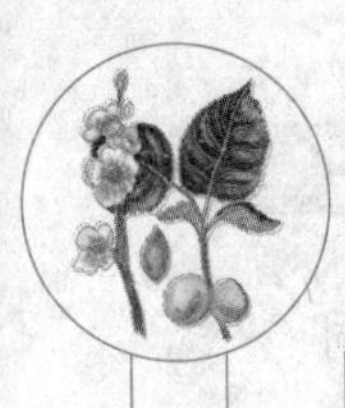

白癜风

白癜风又称白驳风、白癜、斑白，是一种后天性的局限性皮肤色素脱失症。常因皮肤色素消失而发生大小不等的白色斑片，好发于颜面和四肢，常无自觉症状。白斑部皮肤正常，只有对称性的大小不等的色素脱失症状。病因不明，可能是一种酪氨酸酶或其他酶受到干扰的自身免疫性疾病，并且与遗传因素和神经因素有一定的关系。白癜风周边常可见黑色素增多现象，皮损大小、形状、数目因人而异，可发生于人体表皮任何部位。此病少数可自愈，多数发展到一定程度后长期存在，只影响容貌，不影响身体健康，可用染色剂遮盖，一般可不予治疗。

方1 木蝴蝶泡酒

配方：木蝴蝶30克，白酒500毫升。

制用法：将木蝴蝶浸泡2～3日后，酒变色后开始擦患处，坚持每天早、晚各擦1次。

功效：本方主治白癜风。

方2 柠檬硫黄粉

配方：柠檬、硫黄各适量。

制用法：在中药房购得硫黄粉，每日以柠檬沾硫黄粉擦患处，慢者10日，快者1星期可痊愈。

功效：本方主治白癜风。

方3 大黄膏

配方：生大黄50克，甘油、酒精各适量。

制用法：将大黄研末，过120目筛后加甘油20克，95％酒精适量，调匀成糊状，瓶装密封备用。用时先将患处用温开水洗净，晾干后用药膏涂擦，每日早、晚各1次。

功效：破积行瘀。用于治疗白癜风。

方4 无花果叶酒

配方：无花果叶、烧酒各适量。

制用法：将果叶洗净，切细，用烧酒浸5日。以此酒涂擦患处，每日3次。涂擦此药后晒太阳半小时。

功效：用于治疗白癜风。

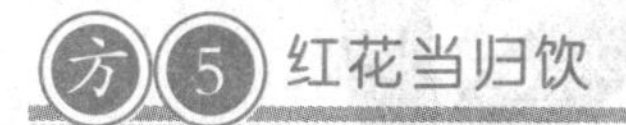

方5 红花当归饮

配方：红花、当归各10克。

制用法：水煎。分2次服，每日1剂。

功效：活血祛瘀。用于治疗白癜风。

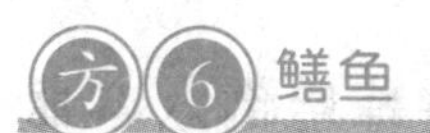

方6 鳝鱼

配方：鲜活白鳝鱼适量。

制用法：将膳鱼洗净、晒干，放油中煎枯，取油外搽患处。

功效：用于治疗白癜风。

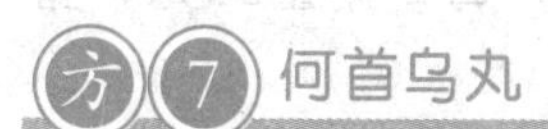

方7 何首乌丸

配方：何首乌、荆芥穗、苍术米泔浸1宿，焙干、苦参各等份。

制用法：上为细末。用好肥皂角1 500克（去皮、弦），于瓷器内熬为膏，和为丸，如梧桐子大。每服30～50丸，空腹时用酒或茶送下。

功效：用于治疗白癜风。

备　注

服药期间，忌食一切动风之物。

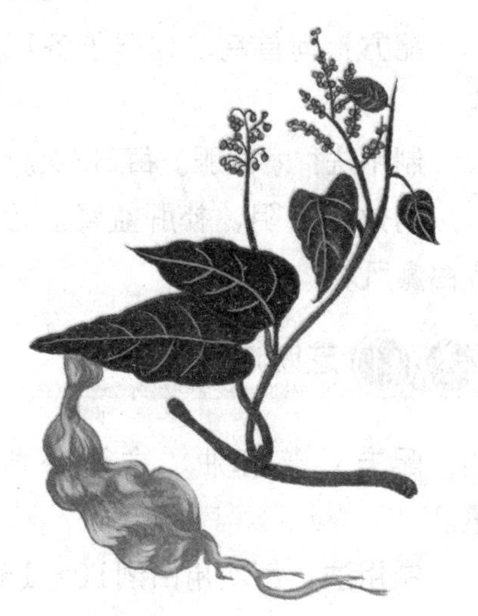

何首乌

方8 当归柏子仁丸

配方：当归、柏子仁(去壳)各250克。

制用法：将两味分别烘干研细粉，炼蜜为120丸，每次1丸，每日服3次。

功效：活血养血。用于治疗白癜风。

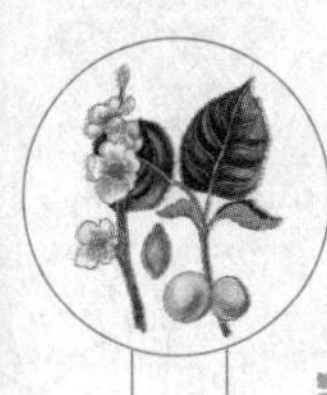

方9 枯矾防风粉

配方：枯矾、防风各等量。

制用法：共为细面，以鲜黄瓜切片蘸药面搽患处，每天2次。

功效：收敛，燥湿解毒。用于治疗白癜风。

方10 首乌枸杞汤

配方：何首乌、枸杞子各15克。

制用法：水煎服。每日2次。

功效：滋阴，补肝益肾。治疗白癜风。

方11 芝麻油

配方：芝麻油、白酒各适量。

制用法：每次用白酒10～15毫升，送服芝麻油10～15毫升。每日3次。连服2个月以上。

功效：润燥，祛瘢。用于治疗白癜风。

方12 硫黄

配方：硫黄10克，白茄子30克。

制用法：白茄子切片沾硫黄擦患处。每日1次或2次。

功效：用于治疗白殿风。

方13 野茴香白鲜皮膏

配方：野茴香222克，除虫菊根、白鲜皮、干姜各44克，蜂蜜1 100克。

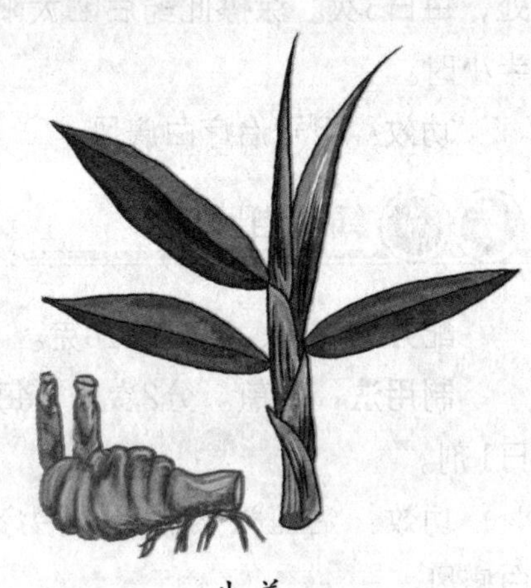

生姜

制用法：将蜂蜜倒入容器内，置沸水中溶化水浴，搅拌除沫；将上药共研细过筛之药面，徐徐倒入蜜内，充分搅拌成糊状，放置成膏。每日3次，每次服15克。10日后，每次增加5克，一直加至30克，每日用量90克，直至痊愈。

功效：用于治疗白癜风。

方14 苦参膏

配方：苦参、盐各0.3克。

制用法：上2味药捣烂为末，

先以酒1升煎至100毫升，入药2味，搅匀，慢火再煎成膏，每次用之前先以生布揩患处，令赤，涂之。

功效：用于治疗白癜风、筋骨痛。

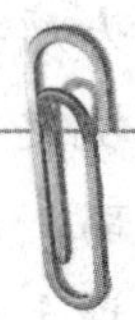

生活宜忌

①保持乐观的情绪。

②多晒太阳。

③多吃一些含有酪氨酸及矿物质的食物。

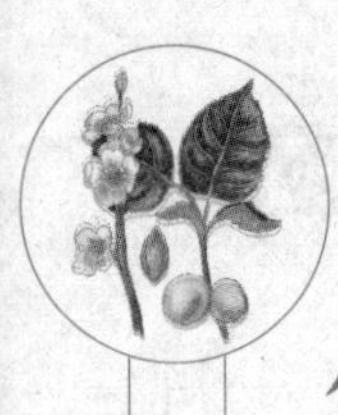

尖锐湿疣

尖锐湿疣是由病毒引起的性传播疾病，病原体是人乳头瘤病毒，多半通过性交感染，在上皮细胞内生长，温暖潮湿的环境更易繁殖。其好发部位在皮肤、黏膜交界的温暖湿润处，如阴部、肛周、阴茎等。初起为小而柔软的疣状淡红色丘疹，以后逐渐增大增多，表面凹凸不平，呈乳头样或菜花样，根部可有蒂，表面湿润，可因潮湿刺激浸渍而破溃、糜烂、出血。疣体巨大，可覆盖整个阴部。尖锐湿疣偶可见于生殖器以外的部位，如腋窝、脐窝、乳房、趾间等。

方1 黄连素粉

配方：黄连素粉2克，轻粉1克，冰片5克，薄荷脑3克，茶油50毫升。

制用法：将上药共调成糊状，装瓶，同时以棉签蘸药点在患处(药不宜多)，再配合西医治疗。

功效：去腐生肌，消炎，止痒。

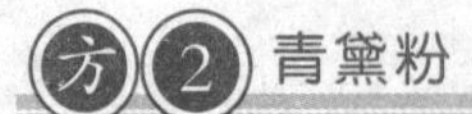

方2 青黛粉

配方：青黛、苍术、黄柏各40克。

制用法：上药共研细末，用花生油调匀，涂搽患处。每日2次。

功效：用于治疗尖锐湿疣。

方3 千金散

配方：千金散、青黛散、二妙散、三妙散各适量。

制用法：用上药外敷患处。

功效：用于治疗尖锐湿疣。

方4 黄芪粉

配方：黄芪、黄柏、苦参、薏苡仁各15克。

制用法：上药研细末，用

竹板敷于患处，轻轻用力摩搽使药粉与患处紧贴。每次用0.5～1克，10次为1个疗程。一般1～2个疗程可愈。

功效：用于治疗尖锐湿疣。

方5 马齿苋败酱草水

配方：马齿苋30克，败酱草、土茯苓、板蓝根、萹蓄、芒硝各20克。

制用法：上药加水煎，取药液500毫升，倒入干净盆中，搽洗患处，然后再坐浴10分钟，早、晚各1次，1周为1个疗程。

功效：用于治疗尖锐湿疣。

方6 马齿苋大青叶水

配方：马齿苋60克，大青叶30克，明矾21克。

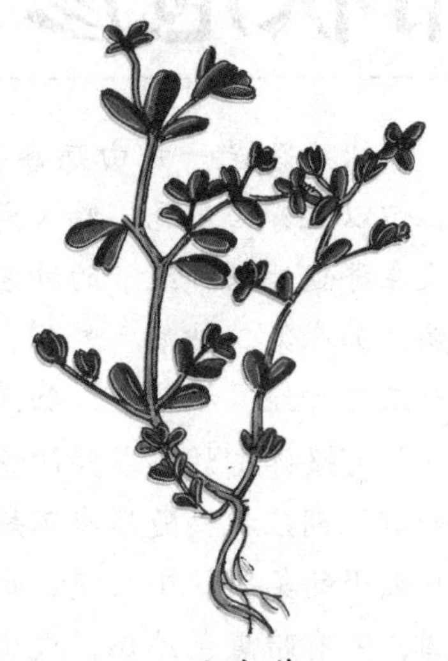

马齿苋

制用法：煎水先熏后洗，每日2次，每次15分钟。熏洗后，外用六一散30克，枯矾粉9克，混合后撒疣体上。

功效：用于治疗尖锐湿疣。

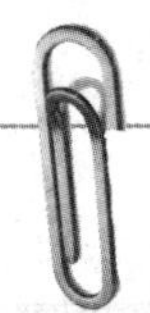

生活宜忌

①注意个人卫生，保持阴部清洁干燥。
②节制性生活。

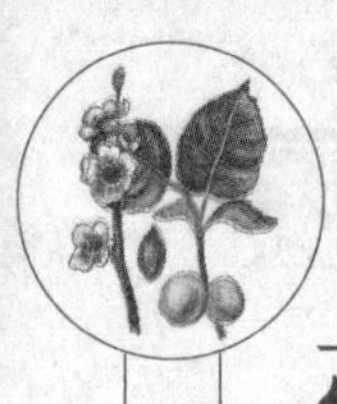

带状疱疹

带状疱疹是一种由病毒引起的皮肤病，可发生于身体任何部位，但以腰背为多见。病人感染病毒后，往往暂不发生症状，病毒潜伏在脊髓后根神经节的神经元中，在机体免疫功能减退时才引起发病，如感染、肿瘤、外伤、疲劳及使用免疫抑制剂时等。本病好发于三叉神经、椎神经、肋间神经和腰骶神经的分布区，初起时患部往往有瘙痒、灼热或痛的感觉，有时有全身不适、发热、食欲不振等前驱期症状，随后有不规则的红斑、斑丘疹出现，很快演变成绿豆大小的集簇状小水疱，疱液澄清，周围绕以红晕。数日内水疱干涸，可有暗黑色结痂，或出现色素沉着；与此同时不断有新疹出现，新旧疹群依神经走行分布，排列呈带状；疹群之间皮肤正常。有些患者皮损完全消退后，仍可留有神经痛，多数病人在发病期间疼痛明显，少数病人可无疼痛或仅有轻度痒感。中医认为，本病的发生多因情志内伤，肝郁气滞，日久化火而致肝胆火盛，外受毒邪而发。中医学属缠腰火丹、缠腰龙、蜘蛛疮范畴。

方1 马齿苋膏

配方：新鲜马齿苋100克。

制用法：将新采的鲜马齿苋洗净、切碎、捣成糊状涂敷患处，每日换1次或2次。如已破溃用野菊花煎汤洗净后再敷药。

功效：本品具有清热解毒、凉血消肿之功，对热毒疮疡内服外敷均佳，故用以治疗本病亦有良效。

备　注

①如已破溃者加黄连粉10克同敷。②疱疹切勿刺破，以防继发感染。

方2 龙胆草粉

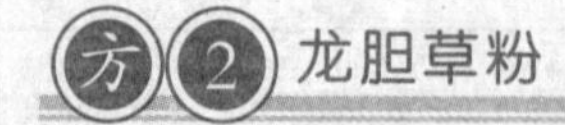

配方：龙胆草、当归、王不

留行各等份。

制用法：将龙胆草、当归粉碎后过120目筛，每次内服4克，每日3次。同时王不留行用文火炒黄研细末，用麻油调匀，每日3次。敷患处。

功效：主治带状疱疹。

方3 艾灸

配方：艾绒条、二味败毒散、雄黄、白矾各等份。

制用法：围绕红肿及簇集水疱群的周围皮肤，用艾绒条点灸，每隔1～2厘米点灸一下，每日点灸1次。再在患处外敷2味药败毒散，每日1次。

功效：用于治疗带状疱疹。

方4 老茶树叶粉

配方：老茶树叶适量。

制用法：将茶树叶晒干，研细，以浓茶汁调和。涂患处，每日2~3次。

功效：清热，利尿。用于治疗带状疱疹。

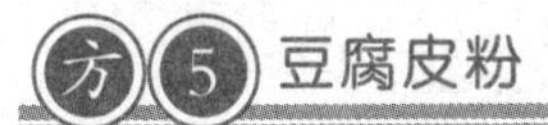

方5 豆腐皮粉

配方：豆腐皮30克。

制用法：焙干研末。麻油调涂。每日1～3次。

功效：用于治疗腰、肩、胸胁部疱疹。

方6 番薯叶泥

配方：鲜番薯叶100克，冰片少许。

制用法：共捣如泥，调患处。每日2次。

功效：用于治疗带状疱疹。

方7 黄瓜叶泥

配方：鲜黄瓜叶100克。

制用法：捣如泥，涂敷患处，每日2次。

功效：用于治疗带状疱疹。

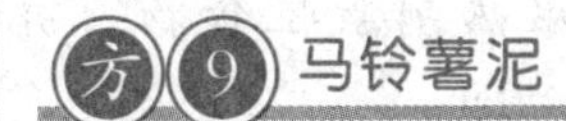

方8 当归粉

配方：当归50克。

制用法：研成细末。每次服1克，每日4次。

功效：用于治疗带状疱疹。

方9 马铃薯泥

配方：马铃薯500克。

制用法：捣如泥。涂敷患处。每日2～4次。

功效：用于治疗带状疱疹。

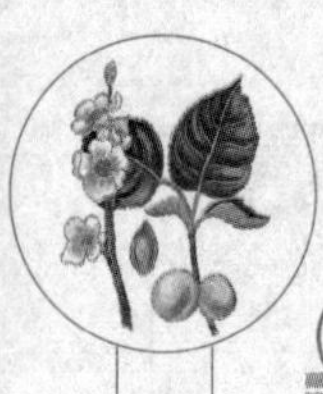

方10 菊花叶汁

配方：菊花叶适量。

制用法：将菊花叶洗净，捣汁，调白酒抹患处。

功效：清热解毒。用于治疗带状疱疹。

方11 青蒿汤

配方：青蒿草半斤(1次量)。

制用法：将青蒿草煎汤洗患处。每日洗3次。

功效：清热凉血。治疗带状疱疹。

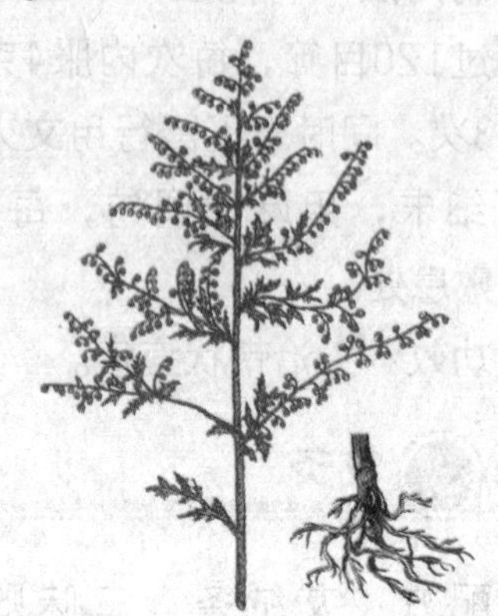

青蒿

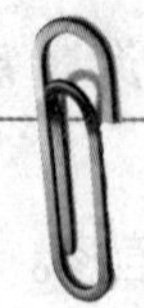

生活宜忌

①宜多吃蔬菜。尤其多吃具有清热解毒、滋阴退火作用的水果和新鲜蔬菜，如苹果、西瓜、青菜、冬瓜、苦瓜等。

②慎食发物。慎用蟹、虾、鸡、羊等发物，以免加重病情，延长病程。

③忌食辛辣食物。患病期间忌葱、蒜、辣椒、胡椒等温热刺激性食物，并忌酒类、浓茶和咖啡，以免加重症状。

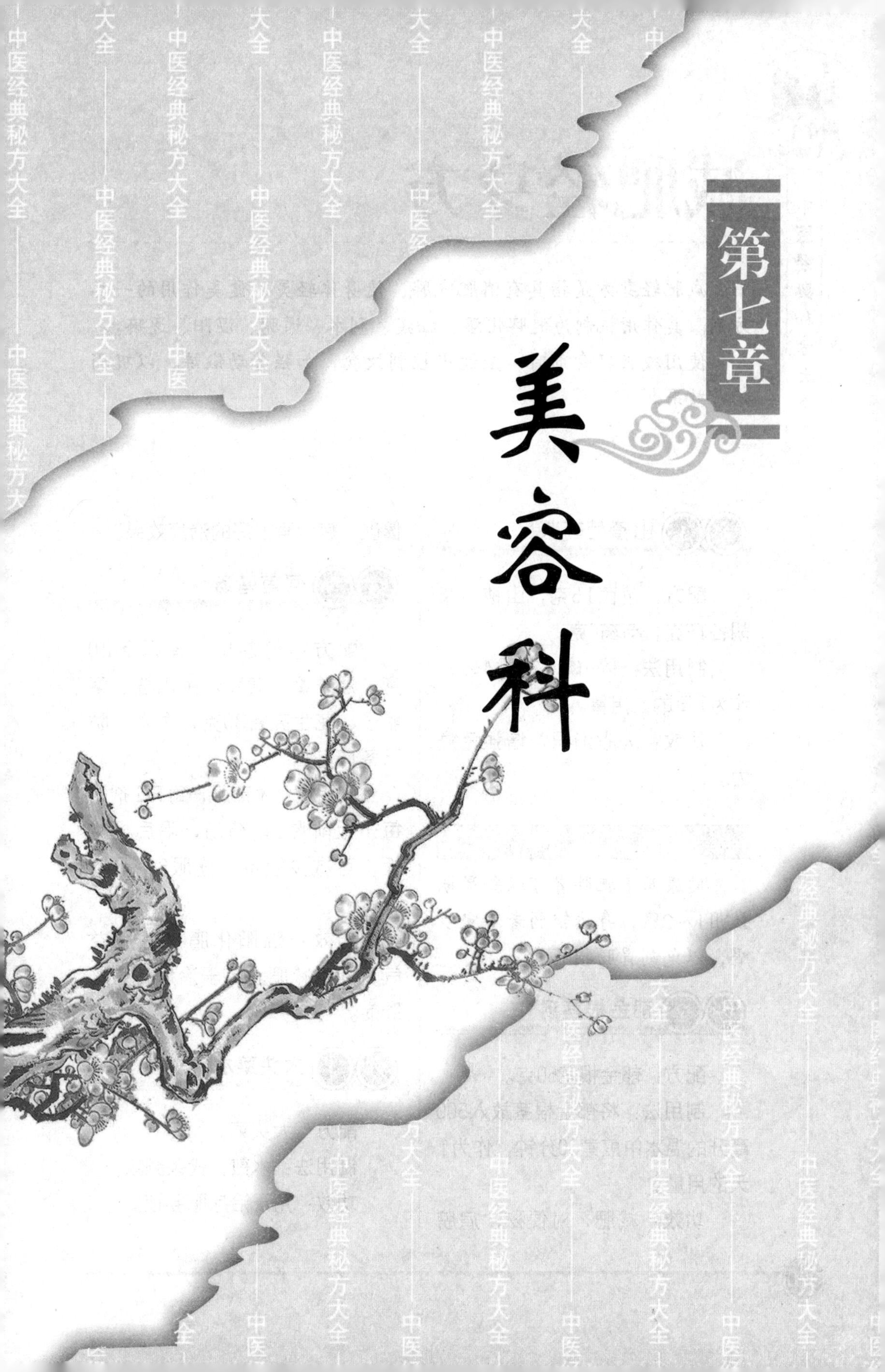

第七章 美容科

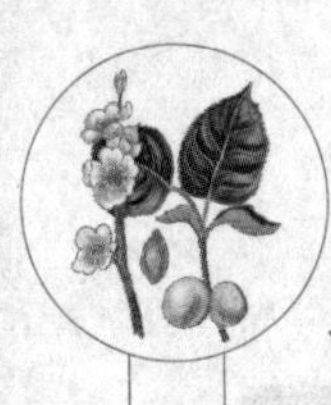

减肥轻身方

减肥轻身方是指具有消肥减胖，使身体轻灵、健美作用的一类方剂。其作用机制为健脾化湿、祛痰、利水、通腑、温阳、逐瘀。

使用减肥轻身剂时，应适当控制饮食，加强劳动锻炼，以巩固治疗效果。

方1 山楂芍药茶

配方：黄芪15克，山楂、柴胡各12克，芍药6克。

制用法：以6碗水煎成4碗，作为1日的饮用量。

功效：去脂消积，增强免疫力。

备　注

健康而不肥胖者可以每星期饮用1～2服，身体较弱者不宜多喝，以免刮胃肠损筋骨。

方2 郁金根茎汤

配方：郁金根茎50克。

制用法：将郁金根茎放入500毫升的温水中煎煮30分钟，作为1天的用量。

功效：减肥，对便秘、肩膀僵硬、疲劳有很好的治疗效果。

方3 何首乌汤

配方：何首乌、泽泻各20克，淫羊藿、黄芪、生山楂、莱菔子、花生壳各30克，白术、防己各15克。

制用法：水煎服，每日1剂，每于饭前喝1碗药汤，喝后再吃饭，可减少饭量，连服2个月以上。

功效：温阳化脂，健脾益气，利水减肥。用于治疗各型肥胖症。

方4 大头菜水

配方：大头菜。

制用法：水煎，代茶频饮。

功效：用于治疗肥胖症。

方5 保健减肥茶

配方：茶叶、山楂、麦芽、陈皮、茯苓、泽泻、六神曲、夏枯草、炒黑牵牛子、炒白牵牛子、赤小豆、莱菔子、草决明、藿香各适量。

制用法：共研粗末，每次用6～12克，泡开水当茶饮。15日为1个疗程。

功效：利尿除湿，降脂降压，减肥。用于治疗高血压、血脂高的肥胖患者。

方6 饭前吃水果

配方：各种水果不限。

制用法：饭前30～45分钟先吃一些水果或饮用1杯果汁。

功效：降体重，减肥胖。

方7 三花减肥茶

配方：玫瑰花、茉莉花、玳玳花、川芎、荷叶各等份。

制用法：每次服1包，放置茶杯内，用80℃～100℃开水冲泡(不要放在保温杯内，杯中温度不宜过高过长)，饮2～3次，一般在晚上服。如减肥效果不显，可早、晚各饮1包。

功效：宽胸利气，祛痰逐饮，利水消肿，活血养胃，降脂提神。用治肥胖症。

方8 黑白牵牛子丸

配方：黑、白牵牛子各10～30克，炒草决明、泽泻、白术各10克，山楂、制何首乌各20克。

制用法：将上药碾为细末，炼蜜为丸，如梧桐子大，早、晚各吞服20～30粒。

功效：消食化瘀，减肥去脂。

方9 乌龙茶

配方：乌龙茶3克，槐角18克，何首乌30克，冬瓜皮18克，山楂肉15克。

制用法：将后4味中草药共煎，去渣，以其汤液冲泡乌龙茶。代茶饮用。

功效：消脂减肥。适于肥胖病人饮用。

方10 玉米须饮

配方：玉米须适量。

制用法：以开水冲沏。代茶饮。

功效：利湿轻身。对慢性肾炎、膀胱炎、胆囊炎、风湿痛、

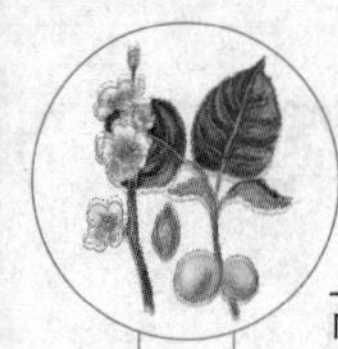

高血压、肥胖病等均有疗效。

方11 白萝卜黄瓜菜

配方：白萝卜、韭菜、黄瓜、绿豆芽。

制用法：任选一种或多种，按常法炒食、配制菜肴均可。长期食用，并尽量节制吃高脂肪食品。

功效：白萝卜含有芥子油等物质，能促进脂肪类物质更好地新陈代谢，从而起到防止脂肪在皮下堆积的作用。韭菜含纤维素较多，有通便作用，能排出肠道中过剩的营养物。黄瓜含有丙醇二酸，能够抑制食物中的碳水化合物在体内转化成脂肪。绿豆芽含水分较多，被身体吸收后产生热量较少，不容易形成脂肪堆积在皮下。这4种蔬菜很适宜肥胖者食用，常食可使人轻身减肥，体壮健美。

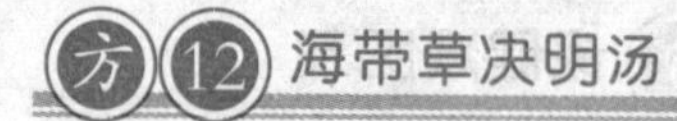

方12 海带草决明汤

配方：海带10克，草决明15克。

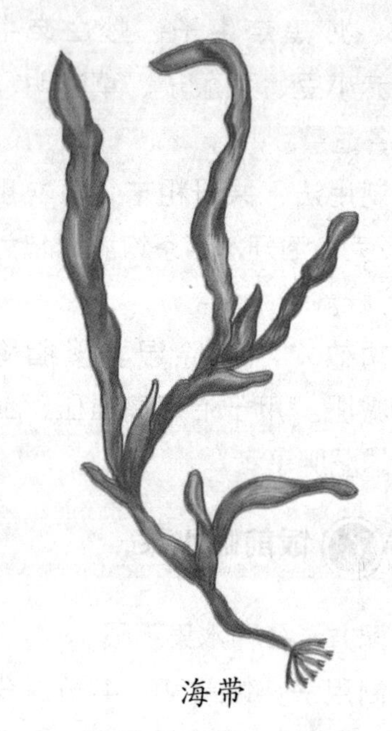

海带

制用法：水煎，滤除药。吃海带饮汤。

功效：祛脂降压。适用于高血压、冠心病及肥胖人减肥食用。

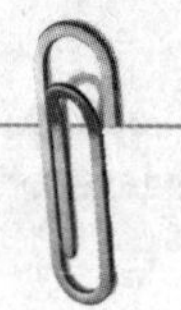

生活宜忌

①控制饮食，尤其要少食脂肪、糖类食物。

②运动锻炼时，必须循序渐进、持之以恒、长期坚持、注意安全。

③运动时注意保持身体正确姿势。

润肤白面方

润肤白面方是指具有柔润皮肤、白皙面部作用的一类方剂。其作用机制为温通活血，祛风散寒，香泽膏润，白皙皮肤。

使用润肤白面剂时应尽量避免风吹日晒。

方1 栗子炖白菜

配方：栗子去壳、白菜各200克，鸭汤、调味品各适量。

制用法：栗子切成2半，用鸭汤将栗子煨熟透，再放入白菜及调味品炖熟即可食用。

功效：栗子健脾肾，白菜补阴润燥，常食滋阴补虚，可改善因阴虚所致面色黑黄，并可以消除皮肤黑斑和黑眼圈。

方2 梨汁白菊花

配方：白菊花、白果、白蜜各31克，人乳、白酒酿各半盅，梨汁半碗。

制用法：将白菊花、梨汁、白酒酿蒸浓汁，再将白果捣烂，和蜜、乳研在一处，卧时搽面，次日早上洗去，颜如童子。

功效：白润皮肤，效果颇佳。

方3 冬瓜膏

配方：冬瓜1个。

制用法：去青皮，肉、瓤、籽均用。瓜肉切片，以酒1升半，水1升，同煮烂，用竹筛滤去渣，再以布滤过，熬成膏，入蜜500克再熬，稀稠得所，以新棉再滤过，用瓷器盛。用时取栗子大，以唾液调涂面上，用于擦面。

功效：润肤白面。适用于颜面不洁，苍黑无华。

方4 橘皮瓜子桃花粉

配方：橘皮、白瓜子各3份，桃花4份。

制用法：共捣筛为末；饭后用酒送服1汤匙(约1克)。

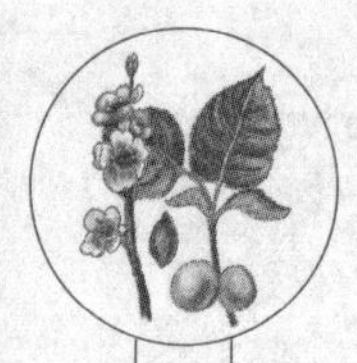

功效：祛瘀活血，白嫩皮肤。

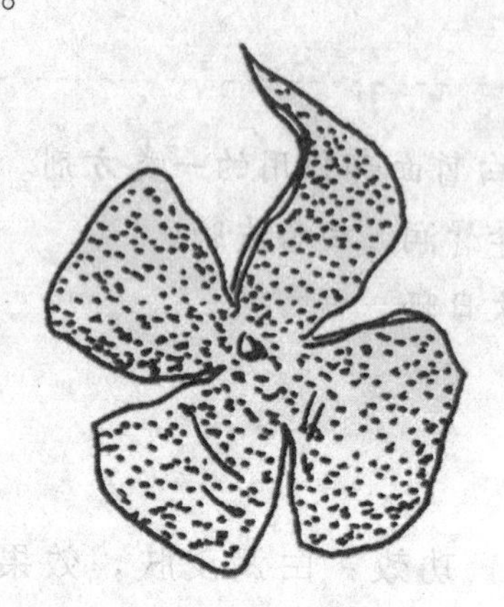

橘皮

方5 桂圆肉泡酒

配方：白酒1瓶，桂圆肉100克。

制用法：将桂圆肉泡在酒瓶内封存1个月后可饮。

功效：充养肌肤，滋养面容，效果颇佳。

方6 米醋洗面

配方：米醋适量。

制用法：先用香皂或洗面奶洗脸，再用加醋的温水洗脸，然后用清水洗干净。常洗有效。洗脸时要紧闭双眼，以免伤害眼睛。

功效：养颜嫩肤。适用于皮肤粗糙。

方7 陈醋蛋清面膜

配方：鸡蛋1个，陈醋适量。

制用法：先将鸡蛋浸于陈醋中72小时，待蛋壳变软后取出鸡蛋，取蛋清备用。每晚用软毛刷将蛋清均匀涂于面部，次日早晨用温水洗净。

功效：润肤增白，除皱。适用于面部黑斑、消除粉刺。

方8 甘油米醋搽脸

配方：甘油1份，米醋5份。

制用法：先将以上2味混合，涂擦皮肤。每日2次或3次，久涂有效。

功效：养颜嫩肤。适用于皮肤粗糙、黝黑。

方9 蜂蜜醋

配方：蜂蜜20克，醋20毫升。

制用法：将上2味加温开水冲服。每日服2次或3次，久服效佳。

功效：养颜嫩肤。适用于皮肤粗糙、黝黑。

方10 薏苡仁浸醋

配方：薏苡仁300克，醋500

毫升。

制用法：先将薏苡仁浸于米醋中，密封10日后即成。每日服醋液15毫升。

功效：祛斑增白。适用于面部皮肤色素沉着。

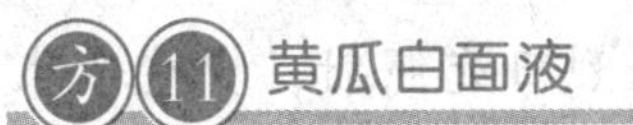

方11 黄瓜白面液

配方：黄瓜1个。

制用法：洗净，切成两瓣，捣取其汁，涂搽面部，10分钟后洗去。每日2次。

功效：润肤白面。用于治疗面部黑斑。

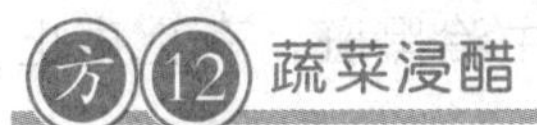

方12 蔬菜浸醋

配方：胡萝卜、白菜、卷心菜、南瓜、黄瓜各等量，醋适量。

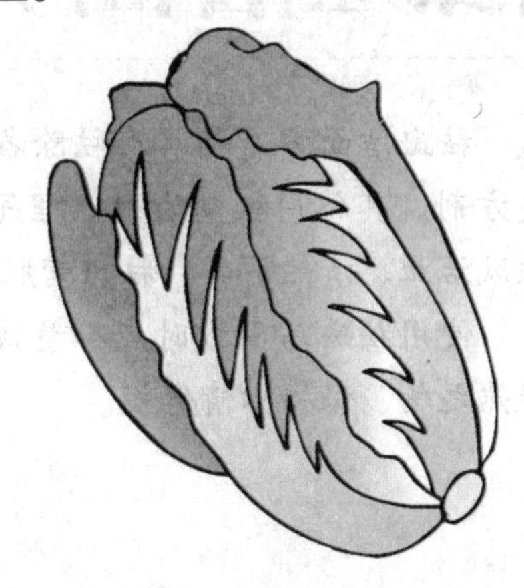

白菜

制用法：先将以上5种新鲜蔬菜洗净，放在盆内加少许盐压实，6小时后加醋凉拌。经常食用。

功效：祛斑增白。适用于面部皮肤色素沉着。

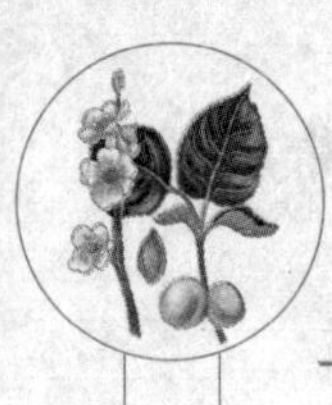

祛斑洁面方

祛斑洁面方是指具有祛除各种色斑，使面部洁净光润作用的一类方剂。其作用机制为内以理气活血、疏肝清热、宣肺补肾，外以祛风活血、清热解毒、祛斑莹肌。

使用祛斑洁面方时应尽量减少或避免强烈日光照射，少吃辛辣燥热之物，保持心情舒畅。

方1 黑牵牛子面膜

配方：黑色牵牛花种子、蛋白各适量。

制用法：将黑色牵牛花种子研成粉末，加入蛋白，睡前涂于脸上，翌晨洗去，连续1星期。

功效：可消除雀斑。

备注

如以李子的种子代替牵牛花的种子，效果是一样的。

方2 消石灰糯米糊

配方：消石灰、木灰各100克，糯米20粒，清水适量。

制用法：将消石灰、木灰用水调成泥状，其间纵植糯米，加热蒸24小时，糯米即成透明状，以竹筷子挑出，放于木板上，并调成糊状贴于面部。

功效：主治黑斑，有止痛止痒的功效。

方3 茯苓膏

配方：白茯苓、蜂蜜各适量。

制用法：将茯苓研成细粉，加少许蜂蜜搅拌调成膏状。每晚洗脸后以膏涂面，次晨洗去。

功效：去面黑干，消雀斑。用治面色暗黑、雀斑。

方4 醋浸白术

配方：醋500毫升，白术50克。

制用法：用醋浸泡白术7日。

以醋涂擦面部，每日数次，应连续使用。

功效：消斑洁面。用治黑斑、雀斑。

方5 香菜水

配方：香菜(即芫荽、胡荽带根的全草)适量。

制用法：洗净后加水煎煮。用香菜汤洗脸，久用见效。

功效：用于治疗雀斑。

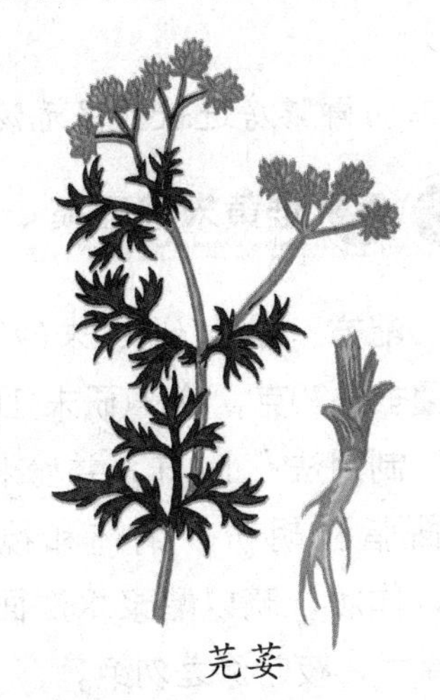

芫荽

方6 杏仁蛋清面膜

配方：杏仁、鸡蛋清、白酒各适量。

制用法：杏仁浸泡后去皮，捣烂如泥，加入蛋清调匀。每晚睡前涂搽，次晨用白酒洗去，直至斑退。

功效：杏仁含杏仁甙、脂肪油、杏仁油及葡萄糖等，蛋清含多种维生素、烟酸，都有促进皮脂腺分泌，滋润皮肤之作用。适用于治面部黑褐斑及面暗无光泽。

方7 生杏仁面膜

配方：生杏仁、鸡蛋清各适量。

制用法：生杏仁去皮，捣以鸡蛋白和如煎饼面，入夜洗面后涂脸，旦以水洗之。

功效：用于治疗面上雀斑。

方8 蜂蜜

配方：蜂蜜(以天然的未经加工的为佳)。

制用法：搅匀。涂于斑点处。

功效：蜂蜜含有蛋白质、多种矿物质、天然香料、色素、有机酸、多种酶、多种维生素等，对治疗面部皮肤粗糙、黄褐斑、老人斑有一定的作用。

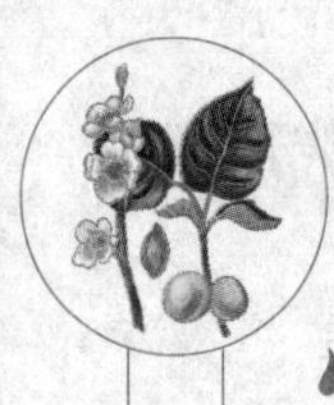

悦颜去皱方

悦颜去皱方是指具有悦泽容颜、除去皱纹作用的一类方剂。其作用机制为内服补益气血，调理脏腑；外用疏通经络，营养肌肤。

悦颜去皱方的外用品多具有一定化妆作用，须注意其颜色的调配，使用时，一般先试洗或涂一小块于不显著部位，以防过敏反应。悦颜去皱应以补益气血、滋养脏腑为主，不能只偏重于外用品的使用。

方1 美容保元汤

配方：活鲤鱼1条（约500克重），瘦牛肉250克，大猪蹄1个，生山楂50克，小枣10枚。

制用法：先将鱼洗净去鳞去内脏，把瘦牛肉洗净去肥剁馅，猪蹄洗净去毛，山楂、小枣去核；然后加2升水，倒入上述5种东西，用小火熬一天，去掉渣子，留取清汤，再冰镇一夜。第二天早晨去掉汤上浮油，再加热；然后分成3小碗，早、中、晚各服1碗。

功效：可使皮肤美白去皱，防癌，补气消食。

备注

本方是清朝乾隆年间太医刘良玉向御膳房进献的保元汤药。

方2 雄黄朱砂面膜

配方：雄黄(研)、朱砂(研)、白僵蚕各30克，珍珠(研末)10枚。

制用法：上4味，并粉末之，以面脂和胡粉，纳药和搅，涂面，作妆，晓以醋浆水洗面讫，乃涂之，夜常涂之勿绝。

功效：悦泽面肤，30日如凝脂，50岁人涂之，面如弱冠。

方3 大猪蹄胶

配方：大猪蹄1具。

制用法：净治如食法，以水1 000毫升，清浆水500毫升，煮成胶，洗面，且用浆水洗。

功效：使面皮紧致，去老皱，令人光净。

方4 桃仁蜜

配方：桃仁(汤浸去皮尖、研如泥)不拘多少。

制用法：用研烂之桃仁加蜜少许，用温水化开，涂摩面部，后用玉霄膏涂贴。

功效：活血润肤，去皱益颜。

方5 桃花荷花汤

配方：桃花、荷花、芙蓉花各等量。

制用法：春取桃花，夏取荷花，秋取芙蓉花，冬取雪水煎3花为汤，频洗面部。

功效：活血，润肤，去皱。

方6 栗子蜜

配方：栗子上薄皮。

制用法：共研为末，用蜜调和，涂面。

功效：活血，润肤，展皱。

方7 鲜芦笋汁

配方：鲜芦笋1枝，胡萝卜、苹果、芹菜各100克，柠檬汁20毫升。

制用法：芦笋、胡萝卜、苹果、芹菜洗净，切碎，榨汁去渣与柠檬汁混合搅拌匀。

功效：容颜养肤，抗皱增白。

方8 莲子汤

配方：莲子、芡实各30克，薏芯仁50克，龙眼肉8克，蜂蜜适量。

制用法：各药加水煮1个小时后食用。

功效：消除皱纹，白面美容。

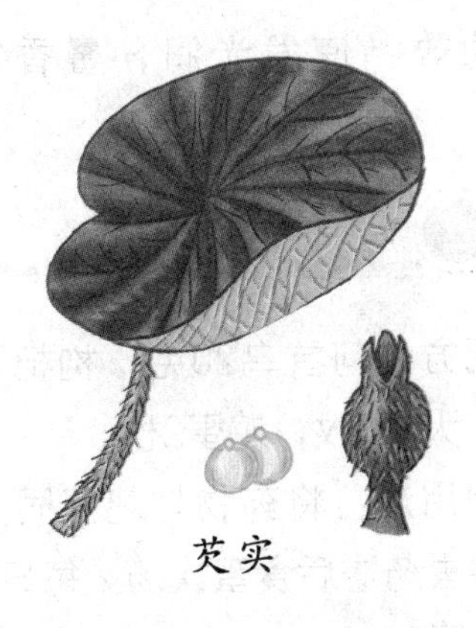

芡实

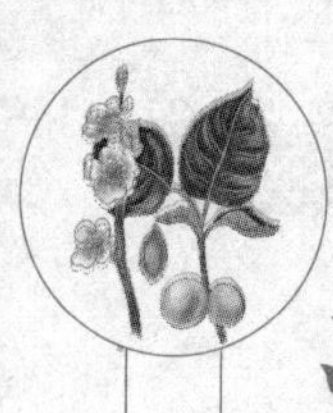

润发香发方

润发香发方是指具有使毛发润泽芳香作用的一类方剂。其作用机制为内以滋补肝肾、补血填精、荣养髭发，外以疏风清热、除垢洁发、香散润泽。

润泽毛发，关键在于保持人体脏腑气血旺盛，经络畅通。使用润发香发剂时，应常梳发、洗发，保持头发清洁卫生。

方1 菩根树玫瑰水

配方：菩根树汁75毫升，玫瑰水50毫升，甘油45毫升，精制火油45毫升，柠檬油30滴。

制用法：上药调和至匀，涂发。

功效：使发光润，馨香宜人。

方2 何首乌汤

配方：何首乌20克，枸杞子15克，大枣6枚，鸡蛋2枚。

制用法：将药物与鸡蛋同煮至熟，去药渣后食蛋饮汤。每日1剂，连服10~15日。

功效：滋阴补肾，有乌须发之效。

方3 猪胆汁水

配方：猪胆1枚。

制用法：取汁倾水中，以水洗头。

功效：清热祛风，润发生辉。洗发后，自然如漆光泽。

方4 菟丝子粥

配方：菟丝子、茯苓各15克，白莲肉10克，黑芝麻15克，紫珠米100克，食盐适量。

制用法：将以上药物洗干净，与紫珠米加适量的水，在旺火上煮开后，移至微火上煮成粥，加少许食盐食用。

功效：滋阴补肾，乌发美发。

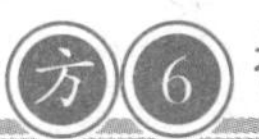

黑豆雪梨汤

配方：黑豆30克，雪梨1～2个。

制用法：将梨切片，加适量水与黑豆一起放锅内旺火煮开后，改微火烂熟。吃梨喝汤，每日2次，连用15～30日。

功效：滋补肺肾，为乌发佳品。

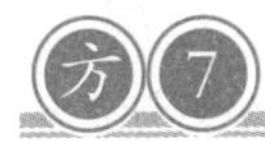

杏仁乌麻子汁

配方：杏仁、乌麻子各适量。

制用法：2味共捣，以水煎滤取汁。

功效：用之沐发，可治头发不润。

方7 鸡苏汁

配方：鸡苏。

制用法：煮汁或灰淋汁(即先将鸡苏烧灰存性，再用棉布包灰于清水中，反复揉搓，让药物溶于水中)，取汁洗头。

功效：具有香发作用。

桑葚黑芝麻乌发

配方：桑葚(或桑叶)、黑芝麻若干。

制用法：取适量桑葚或桑叶洗净，晒干，研末与4倍的黑芝麻粉拌匀，贮存于瓶中；用时取桑、麻粉适量，加入蜂蜜，揉成面团，再分成约10克重的小丸。每日早、晚各服1丸。

功效：乌发养发。

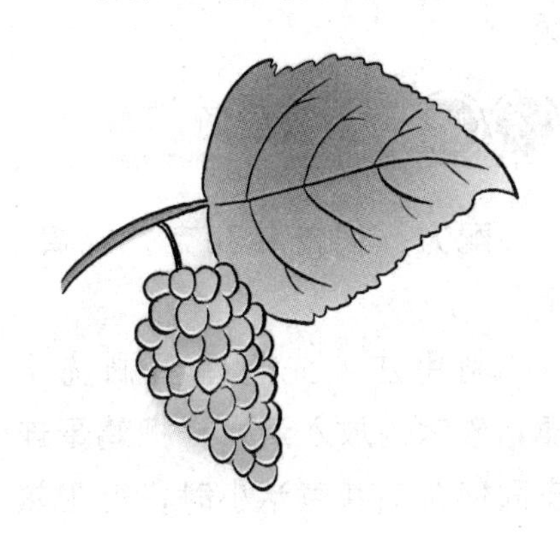

桑葚

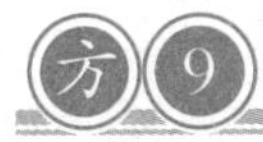

芝麻粉

配方：芝麻、白糖各适量。

制用法：将黑芝麻洗净晒干，用文火炒熟，碾磨成粉，配入等量白糖，装到瓶中，随时取食。早晚用温水调服2羹匙。也可冲入牛奶，豆浆或稀饭中随早点食用，或做馅蒸糖包，也可作芝麻盐烧饼。

功效：养血润燥，补肝肾，乌须发。

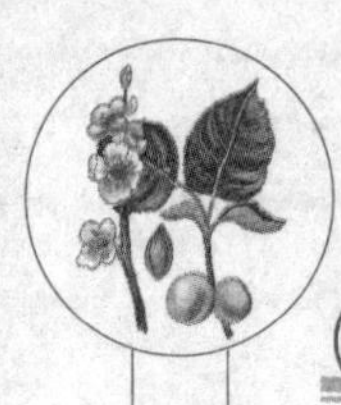

方10 桂圆肉莲子粥

配方：桂圆肉10克，莲子15克，大枣10克，粳米50克。

制用法：以上4物共煮成粥，每日2次，连服15～30日。

功效：气血双补，乌发荣颜。

方11 何首乌蛋汤

配方：何首乌30克，鸡蛋2个。

制用法：先将鸡蛋刷洗干净，砂锅内放入清水，把鸡蛋连皮同何首乌共煮半小时，待蛋熟后去壳再放入沙锅内煮半小时即成。先吃蛋，后饮汤。

功效：滋阴养血。用治须发早白、脱发过多、未老先衰、遗精、白带过多、血虚便秘、体虚头晕。更适用于虚不受补者服用。

方12 黑豆雪梨汤

配方：黑豆30克，雪梨1～2个。

制用法：将梨切片，加适量水与黑豆一起放锅内旺火煮开后，改微火烂熟。吃梨喝汤，每日2次，连用15～30日。

功效：滋补肺肾，为乌发佳品。

洁齿白牙方

洁齿白牙方是指具有使牙齿洁白莹净作用的一类方剂。其作用机理为祛风清热、芳香避秽、洁齿涤垢。

使用洁齿白牙方时，应经常漱口、刷牙，保持口腔清洁卫生，并积极治疗牙齿及口腔各种疾患。避免大量吸烟、饮酒、喝茶、食糖等。

方1 白矾除烟黄白牙

配方：白矾适量。

制用法：研细，用牙刷蘸此粉刷牙。

功效：除烟黄，白牙。

方2 小苏打牙膏

配方：盐、小苏打各等份。

制用法：将盐、小苏打调成牙膏。每周用1～2次。

功效：使牙齿洁白。

方3 浓茶

配方：茶叶(红、绿、花茶均可)。

制用法：开水冲泡，以浓为佳。漱口。

功效：去油污，爽口腔，除杂滓。可使口腔清爽，提神醒脑。

方4 陈醋

配方：老陈醋1瓶。

制用法：每晚刷牙前，含半口食醋，让醋在口腔里蠕动2～3分钟，然后吐出，再用牙刷刷牙(不用牙膏)，最后用清水漱净。一般2～3日见效，最多进行8次，即可除去牙垢、牙结石。

功效：除牙垢牙结石。

方5 寒水石散

配方：寒水石、白石英、石膏各30克，细辛、朱砂、沉香各15克，川升麻、钟乳各30克，人工麝香、丁香各0.3克。

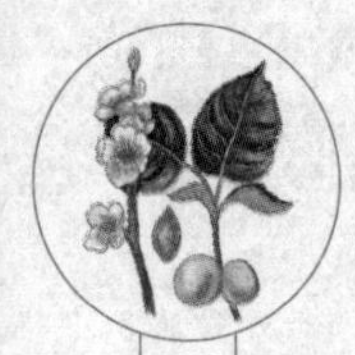

制用法：诸药捣细过筛为散，研令匀。每日早晨及夜间用以揩齿。

功效：令齿光白。

方6 盐杏仁膏

配方：盐120克(烧过)，杏仁30克(汤浸去皮尖)。

制用法：将药研成膏，每用揩齿。

功效：使牙齿白净，防龋。

方7 升麻粉

配方：升麻15克，白芷、藁本、细辛、沉香各1克，寒水石(研)2克。

制用法：药为末，每用先以温水漱口，再以本药擦之，能洁齿白牙。

功效：令齿香而光洁。